おたく神経サナトリウム

斎藤環

二見書房

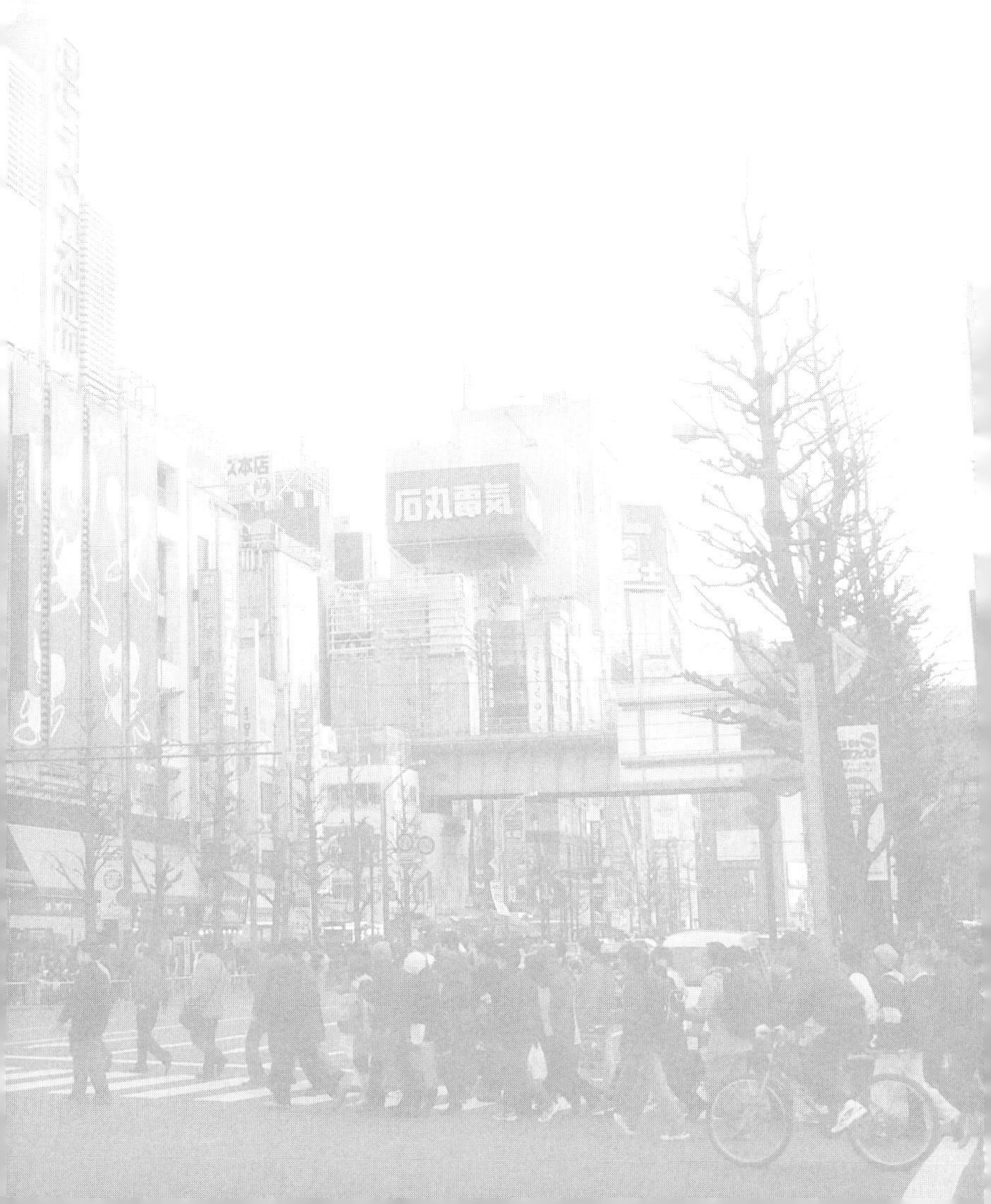

目次

Chapter.13　2013

Chapter.14　2014

本書は、二〇〇一年四月から二〇一四年九月まで、「月刊ゲームラボ」（三才ブックス）に連載されていたコラムから選りすぐり、一部を加筆・修正して単行本化したものです。人名や出版社名、法律、サイトなど現在変更されたものもありますが、初出掲載時点のものをそのまま掲載しました。

Chapter.1 2001

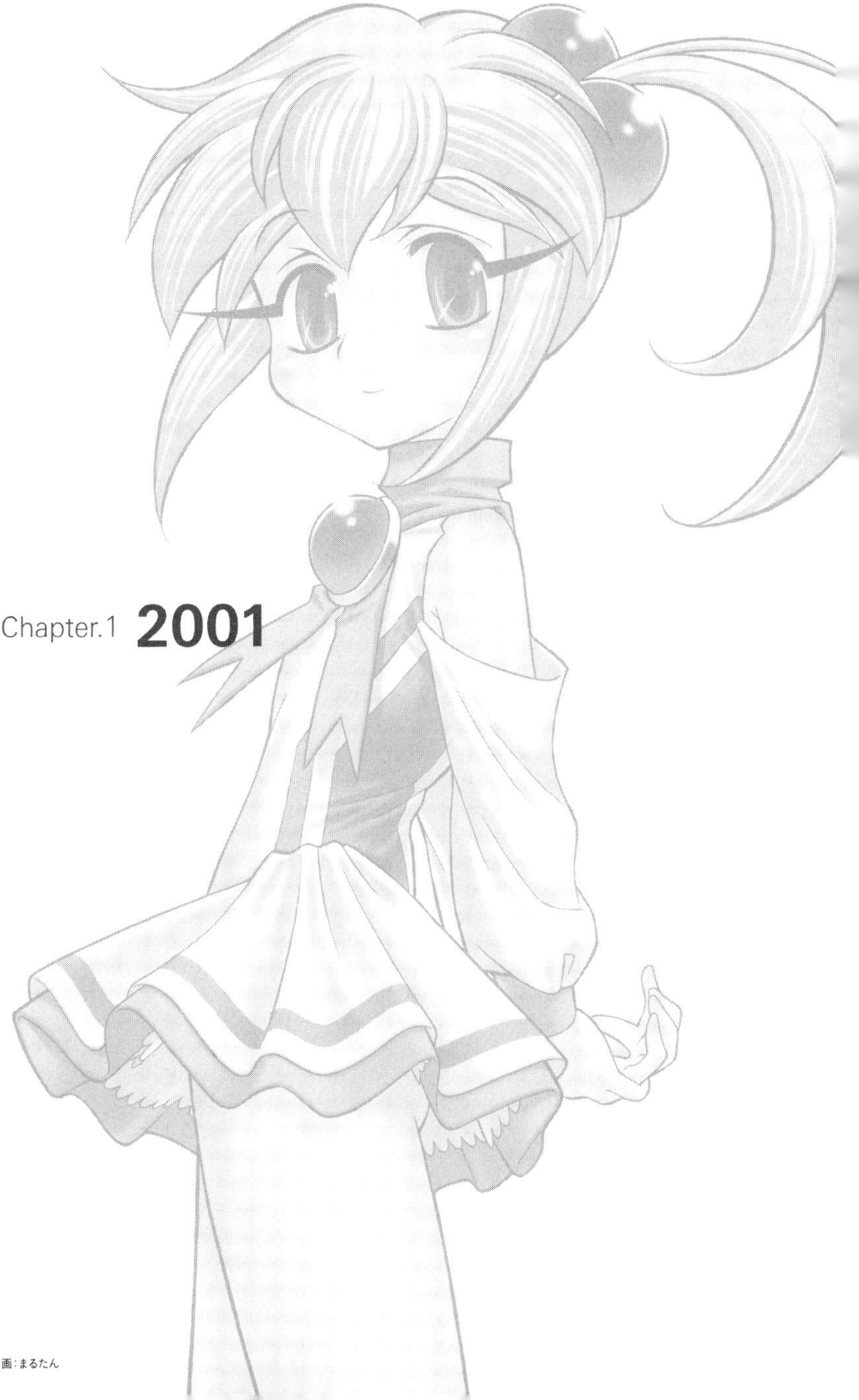

画：まるたん

『エイリアン9』に驚け！

やあ。日本一「萌え」にくわしい精神科医だよ。今度から連載なんだそうだ。だからこのイカした連載タイトルも自分で考えた。せいぜい期待してくれたまえ。

それにしても、惜しまれつつ終了した『地球少女アルジュナ』、みんな観てたかな？　いやあ、こんな素晴らしいものを毎週テレビで観られるなんて、せんせいはひさびさに感動したよ。とりあえず、あの変なクリオネみたいなコスチュームに敬意を表して、ハンバーガー断ち。「愚かな……」とか「いただきます」とかも、しばらく口グセになりそうだ。

ところで、この河森正治って監督は、同時進行で『地球防衛家族』もやっている。ＦＡＸで地球防衛の指令が来たりテレカで変身したりとシャレの効いた演出をするこのヒトが、シャレにならない『アルジュナ』をやっているのはなんとも不思議な話。インタビューでも自然農法とかインド神話とか話しているから、やっぱり本気みたいだ。「プロパガンダにはしない」と言っているけど、こんなストレートなプロパガンダ作品、いまどきめずらしいって。ああじつにユカイ、っていうかカユいよ、これ。

エイリアン対策係の少女たち

それはそうと、今回メインで取り上げようと思うのはバンダイビジュアルから六月に発売予定のオリジナル・ビデオ・アニメーション（以下、ＯＶＡ）『エイリアン９』だ。これは一九九九年にヤングチャンピオンで連載された、富沢ひとしの同名漫画が原作となっている。連載当時から傑作との評判が高く、アニメ化の噂は聞いていたが、まずは無事完成を寿《ことほ》ぎたいね。

漫画好き、アニメファン、ゲーマーは重なり合いつつ棲み分けているから、漫画ファンには認知度が比較的高かったこの作品のことも、まだ知らない人が多いだろう。物語の基本フォーマットは、簡単に言えば「戦闘美少女」もの。近未来の「第9小学校」を舞台に、「エイリアン対策係」に選ばれた三人の少女、「ゆり」「くみ」「かすみ」たちが活躍する。次々に学校に飛来する謎のエイリアンを捕獲するのが彼女たちの任務だ。この係に選ばれると、共生型エイリアン「ボウグ」を体に寄生させなければならない。ところがエイリアンが苦手な「ゆり」は、この係が嫌でしかたない。それでも学級委員長タイプでしっかり者の「くみ」や、天才肌だけど寂しがり屋の「かすみ」たちに支えられ、エイリアン退治に精を出すが……。

原作も単行本が三巻出ているから、まあ読んでみてくれ。傑作と思うかどうかはともかく、なんとも奇妙な作品なんだ。アニメ絵っていうか、ちょっと前に「ぷに」ってあったよね、キャラはまさにあんな感じ。スパッツ姿の小学六年生という設定も「萌え」狙いでなければ何だろうか？　寄生エイリアンの「ボウグ」は、彼女たちの垢を食べて生きているという設定なので、風呂場や保健室でのトップレスシーンも満載。なんだかこう書いてみると、ありがちのロリ作品に思われるかもしれないが、どうしてさにあらず。

せんせいは戦闘美少女研究家でもあるので判るのだが、戦闘美少女ものにしても、これはちょっとめずらしいタイプの作品ではないかな。少女三人組という設定は『セーラームーン』みたいな「チーム系」だし、エイリアンを退治するという目的がはっきりしている点は『はいぱーぽりす』みたいな「ハンター系」、戦闘の学習や才能の差が問われるあたりは、ちょっと「スポ根系」も入っているか。でも問題はやっぱり「寄生」だな。

戦闘美少女にはそれこそ、宇宙人もいたしサイボーグもいた。けものもいれば小学生もいた。でもね、「寄生」ってのは、さすがに思い当たらない。もちろんちょっと「変身」っぽくもあるし「念力」や「魔法」っぽい面もある。

でも、「寄生」ってのは、かなり特異な設定だ。これからは「寄生萌え」ってのもありだな、うん。ないとは思うが。

読めばわかるが、とにかく可愛いし、おそろしくグロテスクだ。「不気味可愛い」なんて生やさしいもんじゃないね。キュートな小学生たちが、カエルの頭に羽根が生えたような生き物を頭にのっけて戦う姿は、血と漿液まみれの天使といったところ。おまけに漫画の語り口が、妙に引いた視点と外したリズムをキープしていて、一種の離人感（現実味が感じられないこと）めいたもどかしさが続く。

これでアニメ化できるのかなあという不安もあったが、プロモーション・ビデオを観て安心した。これはいい。すごいハマっている。むしろアニメ向きだったんだ。声優の演技も違和感ないし、ローラースケートでエイリアンを狩る躍動感とか、ほんと素晴らしい。ボウグの武器は羽根から無数に繰り出される、ワイヤー状の「ドリル」。瞬時に放射状に展開するドリルが「カカカカ」と壁に突き立つ絵なんか、じつにアニメ映えしてゾクゾクするなあ。まあ、グロの部分は多少薄まるだろうが、うん、これなら買いですよ。

萌えのないところに思想もない

そもそもこの作品、物語自体がすごく寓話的、というか抽象的で、いくらでも深読みができるのもいいところ。本来、戦闘美少女ものでは、「敵」はしばしば大人の女性だったし、少女の「変身」は「成熟」の隠喩だった。この作品についても、そうした図式は部分的にはあてはまる。そう、ここに描かれるのは、思春期の少女たちのとまどいなんだ。エイリアンとの共生は「成熟」を意味している。「くみ」は断念とともに成熟を受け入れ、「かすみ」は孤独を逃れるために成熟を楽しもうとする。そして「ゆり」は、いつまでも成熟を恐れ、拒否し続ける。ね、ハマる解釈でしょ？

しかし、ここにはもう一つのテーマが見て取れる気がする。それは「共生」の問題だ。『エイリアン9』の世界では、エイリアンはもはや敵ではない。それどころか、一部の人間にとって「共生」は避けられない選択なんだ。それじゃあ、なぜ「ボウグ」だけが味方で、ほかのエイリアンが敵視されるのか。それはたまたま、「ボウグ」が先に共生をはじめたからに過ぎない。ところが「共生」を積極的に受け入れた「くみ」も「かすみ」も、エイリアンに取り込まれて一体化してしまう。こうなると、もはや「共生」じゃなくて「乗っ取り」だね。

皮肉にも、「共生」への不安や嫌悪感を最後まで捨てきれなかった「ゆり」だけに希望が託されたということ。まあ、それが希望なのか不安なのかは、簡単には言えないけどね。しかし希望も不安も、「未知」に対する感情という点では同じこと。そして、「未知」と向かい合うための倫理があるとしたら、それは「知れば知るほど、未知は増していく」という謙虚さを保つことじゃないだろうか。

話を戻すと、『アルジュナ』のカユさというのは、アニメで正論を説かれる辛さだ。正論というのは、いきなり結論を見せちゃうんだ。そこには未知への謙虚さが欠けている。だいたい正論からは、ダイナミックな物語が生まれない。同じエコものでも『もののけ姫』（一九九七年）のほうに分があるのは、宮崎監督が結論が出せない迷いをそのまま物語の原動力にしてしまったところなんだろうな。この『エイリアン9』にも、「共生」することの難しさにかかわる、未知のヒントが沢山つまっている。でも、作品では結論なんか出していない。そう、「共生」が本当によいことかどうかなんて、誰も知りゃしないんだから。

ただ、楽しげに共同生活をする女の子たちの姿を見て、束の間ほっとすること。そして、期待とも不安ともつかないラストシーンに戦慄すること。このシーン、たぶん文章や実写じゃ無理だろうなあ。だから、せんせいはあらためて痛感したね。「萌え」のないところに「思想」もないんだってことをさ。つまり、こういう驚きこそが、漫画やアニメに固有の論理で描かれた「思想」そのものなんだな。

二〇〇一年五月号

「ガンパレード・マーチ」はどこが新しいか？

やあ。日本一「萌え」にくわしい精神科医だよ。ゲーム雑誌の連載なのに、これまでそっち関係の話題はあんまり出さなかったね。今回は満を持して、ゲーム話が全開だ。

今回取り上げるのは、あの話題作「ガンパレード・マーチ」（以下、「GPM」）。正直に言うと、せんせいはまだサワリのとこしかやってません。でも、周辺の情報をいろいろと集めてみると、なかなか興味深いゲームではあるね。ある意味、ゲームの極北、という気がしないでもない。とはいえ知らない人もいるだろうから、まずは概略を説明しておこう。

第二次世界大戦は「幻獣」の出現で終結した。五〇年後の一九九九年、人類と幻獣との戦いはまだ続いている。人類最後の砦、それが熊本県（制作したアルファ・システムは熊本にある）尚敬高校。ここで高校生たちが、戦闘員としての特訓を受けている。そんな人類存亡の危機を背景に、主人公の速水厚志は二六人のNPC（クラスメイト）に出会いつつ、恋愛や喧嘩に精を出したり、ときには刺されたりしながらも、ぞんぶんに青春を謳歌する。え？　ありがちな話だって？　まあ確かに、いちいち『エヴァ』とか「サクラ大戦」とか出さなくても、このテの設定にはもう目新しさはない。もっとも、メディアワークスの設定資料集『電撃ガンパレード・マーチ』をみると、七つある世界のうちの第五世界で起こったことだの、幻獣を生み出す黒い月を設置したのは第五世界の支配をたくらむセプテントリオンという組織だのと、イロイロ複雑な設定が背景にあるにはあるんだ。

このゲームがヘンなのは、設定と物語がそんなに関係ないってところかもしれない。ある作家の言葉を借りれば、物語＝設定ってことになるんだが、その点からみれば、このゲームは完全に反則だ。だって、世界観や設定を知らなくても楽しめるんだもの。じっさい、設定やゲームバランス、シナリオなんかは評判が良くない。じゃあなんで、地方の中堅メーカーが制作したゲームが、これほどまでに大ヒットしたのか？　おまけに、第五回日本ゲーム大賞優秀賞（二〇〇一年三月）とか受賞しているし。

　公式HPによると、「GPM」のウリはとにかく自由度が高いこと。これまでのRPGと異なり（っていうか、すでに純粋なRPGじゃないけど）、シナリオ分岐方式ならぬキャラクターの「AI化」がそれを可能にしたという。これも説明し始めると長くなるんだけど、ようするにNPCは、プレイヤーの選択する行動とは独立に、ある程度自分で考えたり行動したりすることができるわけだ。いや、もちろんプレイヤーの行動に影響は受けるんだけどね。比較的、自律性が高いってことだな。

　あと、「GPM」には育成ゲーム的な要素も含まれている。主人公は授業に出たり独自にトレーニングしたりして、戦闘や恋愛に備えて能力を高めることになる。魅力向上のためにはどうするか？　男子トイレの鏡で自分を見る（笑）。この「恋愛」においても、AI化のメリットはぞんぶんに生かされている。なにしろ、相手が男でも女でも恋愛対象になるうえに、Hしたりもできるんだから。あ、ちなみにエロなグラフィックはナシね、当然だけど。

　ファンのBBSとか見ていても、ゲームそのものの設定がどうとかよりは、「今日は●●●が言い寄ってきた」とか「トイレで〝Hな雰囲気〟になっちゃって……」とか「モテモテで困った」などなど、主人公・速水（プレイヤー）とNPC（他の登場キャラ）の関係性を楽しんでいるみたいだ。「原素子」っていう、キレると刺しにくるキャラクターに、わざと刺されてみる、とかね。まあ要するに「GPM」って、ゲームとしての出来はそこそこだけど、AI機能を持ったキャラとのやり取りが、とにかくおもしろかったんだろうな。

　当然予想されたことだけど、このゲームは同人誌人気がむちゃくちゃ高い。「GPM」限定の同人即売会まであるらしいし。メーカーも同人には理解があって、公式HPでは登録も受け付けている。そりゃそうだろうな。アニメやゲームには、同人のみならず「SS（サイド・ストーリー、二次創作）」が付き物だけど、このゲーム、ある意味SS自動生成ソフトみたいなもんだものなあ。おたく心がくすぐられるのは、当然といえば当然なのだ。

キャラと設定の間にあるもの

せんせいもこのゲーム、かなり画期的なものだと思う。とりわけ「キャラ文化」というものを考える場合に、歴史的にかなり重要な意味を持つんじゃないか？　よく小説家なんかが言うことだけど、作品を書いているうちにキャラが立ってきて、勝手にキャラが動き出したらその作品は成功だ、っていう話があるよね。要するにそこでは、リアルなキャラを作り込めれば、あとはそのキャラが勝手に物語を引っ張っていってくれるんだね。「GPM」のAI化されたキャラっていうのは、それを逆に応用したのかもしれない。文字通りキャラに自律性を与えて、物語を生成させる試みなのかも。

じゃあ、キャラのリアリティはどのように生ずるのか？　これには、いろんなアプローチがあるだろう。わかりやすいのは図像的なもの。つまり「猫耳」とか「メイド服」とか「メガネ」とかね。あるいはスペック、つまりキャラの性格をしっかり記述してキャラを立てるという方向もある。アニメやゲームキャラは、大体このいずれかの方法を採ってきたし、「GPM」も基本的にはそうだ。

ただし、このゲームには、もう一つの次元が加わっている。それがAI、つまりキャラの予測不可能で自律的な動きだ。もちろんコンシューマーゲーム機で動くAIなんてのは、たかが知れてるし、単に予測困難というだけなら、シナリオ分岐方式でも、ある程度は可能だろう。AI化は、こうした分岐をきわめて複雑化するため、この不随意性が確率論的なレヴェルまで高まってしまう。そして、予測できない動きをする相手とコミュニケーションを試みることは、それだけで相手キャラのリアリティを高めることになる。

　人工知能では古典的な思考実験に、アラン・チューリング（コンピュータの基本を作ったイギリスの数学者）の「チューリング・テスト」というものがある。二つの密室を用意して、一つの部屋にはテレタイプとそれを打つ人、二つめの部屋にはコンピュータを入れておく。外からテレタイプを用いて双方にいろいろと語りかけ、どっちの部屋に人が入っているかの区別がつかなかったら、そのコンピュータは人間と同等の思考能力を持っていると言える。もちろんいまのところ、このテストに合格するコンピュータは開発されていない。チェスでは勝てても会話はダメなんだ。

　ゲームってのは、ある意味でチューリング・テストの思想を引き継いでいるところがある。画面上に映し出されるのは、とっくにリアリティなど放棄したようなアニメ絵と、紋切り型のテキストだけ。たったそれだけの情報を操作して、どんな風にリアルな「人間」を描き出すか。この種のＲＰＧないし育成タイプのゲームは、この課題をクリアする宿命を負わされているわけだ。ハードのスペック的制約は、まだ人間的なＡＩを生み出していない。しかし、おたく文化には、それを補ってあまりある資産の蓄積がある。それが第一にキャラ萌え文化であり、世界設定のパターンであり、「お約束」と呼ばれる物語素だ。その周囲には、さらに厖大な同人文化、あるいはＳＳの伝統がある。「ＧＰＭ」はここに、分岐型ＲＰＧの洗練された極北としての、キャラのＡＩ化を付け加えた。

　ある意味で「ＧＰＭ」は、ひとつの兆候なのかもしれない。キャラと設定の間にあるもの、僕らはそれをまだよく知らないのだ。もしそれが進化の袋小路でないのなら、僕らが立ち会おうとしているのは「物語」生成の新しい次元なのかもしれない。

二〇〇一年九月号

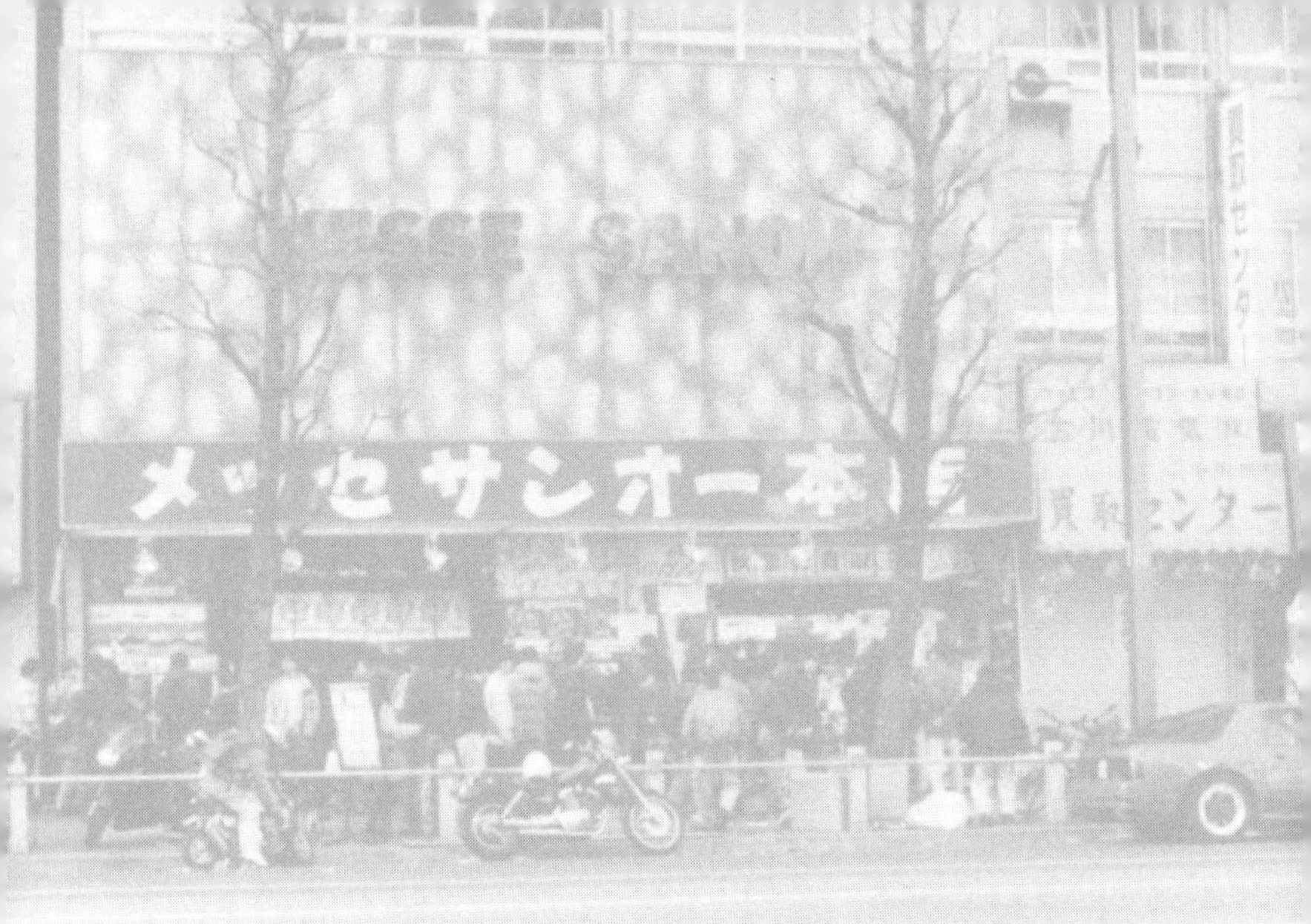

Chapter.2 **2002**

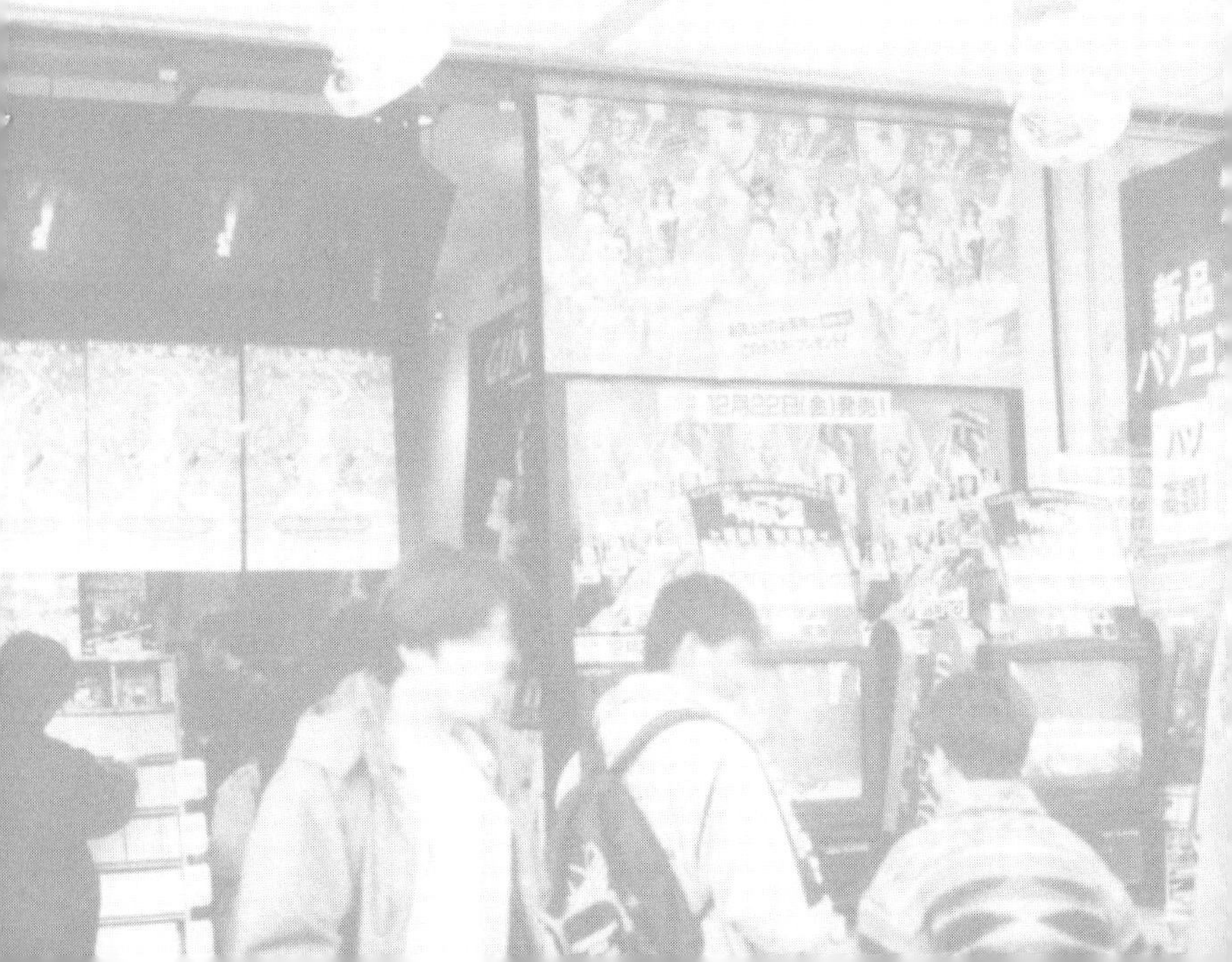

萌えアニメ、泣きアニメ

やあ。日本一「萌え」にくわしい精神科医だよ。こないだ久し振りに「月刊アニメージュ」（徳間書店）の取材を受けたんだけど、「泣きゲー」ばやりかと思っていたらアニメにも泣ける「切ない」系の作品が増えているんだってね。『ちょびっツ』とか『藍より青し』とか、あとコゲどんぼ先生の『ぴたテン』とかね。みんなアレかな、もう抜きより泣きっていう感じですか？　いみじくも評論家の伊藤剛さんが「Ｐｉｔｙ萌え」って言っているように、「かわいそう」と「萌え」ってのは、かなり近い感情だ。「かあかいそうだたほれたってことよ」と夏目漱石先生も言ってるしね。この世界もだんだんココロ系に傾いていく、という、大きな流れがあるのかもしれないな。そう考えると、トラウマ・アニメの先駆けともいえる『エヴァ』ってのは、やっぱり偉大な作品だったんだなあ…。

でもまあ、『藍より青し』とか、確かに切ないのかもしらんが、こういう「ハーレムもの」っていうのは、やっぱり漢ドリームの基本なんだね。もうあの系統は『ラブひな』（講談社、一九九八年）で終わりか、と思ってたけど。ところで切ない系といえば、高橋しんの『最終兵器彼女』（小学館、二〇〇〇年）がアニメ化されるんだってね。でもあの作品、はっきり言ってクライマックスでのＨシーンがストーリーの鍵を握りまくってるから、これをどう処理するか見物だね。まあともかく、作者が途中で原作から降りちゃった『いいひと。』（小学館、一九九三年）の二の舞だけは避けてほしいな、うん。

腐女子パワーの源

以前、男と女の「萌え」の違いをボーイズラブ系のゲームを例にとって説明したけど、少しわかりにくいという感想もあった。で、今回はまず、そこを解説するところからはじめてみよう。

　とくに、腐女子の「萌え」について、せんせいはこう書いた。「あらゆる物語の人間関係は非対称的であり、それは非対称的であればあるほど、性的な人間関係をはらむ」「腐女子は関係性の落差に萌える」。これはねえ、よく「腐女子は茶碗が二個あれば何杯でもお代わりできる」っていうでしょう。「お代わり」の意味はわかるよね。要するに、そのへんに並んでいる茶碗二個でも、大小があったり優劣があったり、夫婦茶碗だったりと、ちょっとでも特徴に差があれば、腐女子のみなさんはそこに性的な関係を想像して「萌え」ることができるんですな。まあ、半分はからかいまじりの冗談なんだろうけど。

　こういうちょっとした落差、つまり非対称性を性的な関係に置き替えて「萌え」を生み出す想像力こそが腐女子パワーの源にある。だからファンタジーでも『銀河英雄伝説』

みたいに、登場人物の身分差がはっきりしていたほうがおもしろい。これに攻め×受けが加わって、いっそう萌えるわけだね。

　そういえば、昔せんせいが、まだいたいけな子どもだった頃、『バビル2世』（一九七三年）ってアニメがあった。この作品の主人公の学ラン少年と、しもべの一人（?）のロデムっていう黒豹の関係にエロスを見出した少女たちが、けっこう大勢いたらしいね。これだって「主」と「しもべ」の落差が重要だったんだろう。そんなわけで、やおいの「萌え」を「関係萌え」とか「位相差萌え」なんて言うこともある。

美少女キャラを俺様のものに

　一般に男性作家の作品は物語の設定や美少女キャラの造形にこだわるけれど、女性作家の場合は、むしろ人物間の関係性をすごくていねいに描く傾向があるよね。はじめに挙げた『ちょびっツ』や『ぴたテン』なんかもそうだ。こういう女性の手による作品では、キャラクターの関係性のなかで、辛さや痛さが徐々にはぐくまれるという感じかな。

　これに比べれば『ラブひな』や『藍より青し』は、ぐっと単純になる。あんまりぱっとしない受け身の主人公と、迫り来る各種美少女キャラの群れ。そこでは「痛さ」も物語とともにはぐくまれるというよりは、主人公の過去として、最初から設定ずみというわけだ。

　ただ、いかに単純な男性おたくといえども、緑色の巨大な瞳を持つロリ美少女に猫耳、メイド服、あるいは巨大な麻雀牌とかを装着すれば、たちまち萌えキャラ一丁上がり、というわけにはいかない。「ＡＩＲ」や「Ｋａｎｏｎ」［★1］といった作品を通じて発見された巨大な萌え鉱脈、それが「感情」だ。「感動」じゃないよ。喜怒哀楽とかの「感情」。「泣き」も「痛さ」も、この大いなる感情鉱脈の一部に過ぎない。この感情要素を膨大に取り込むことで、「萌え」は一挙に新たなリアリティを獲得したわけだ。なぜかって？

それは「感情」には虚構も現実もないから。偽物の感情というものはない。たとえ感情の原因がフィクション、つまり偽物であっても、感情そのものは、それだけでリアルな本物なんだね。

　男性の欲望は、女性と比べた場合に、より「所有欲」、つまり「持ちたい」という形をとりやすい。たとえば、よく男性は女性を「モノにする」とか「お持ち帰り」とか、ちょっと下世話になると「食った」とか言うよね。これが所有欲。つまり「萌え」っていうのは、つきつめれば「美少女キャラを俺様のものにしたい」という欲望なんだね。これに対して女性の場合は、どちらかといえばキャラになりきりたい、という気持ちが強いんだけど、この「持ちたい」と「なりたい」の違いっていうのは、けっこう大きいんだよ。

「持ちたい」願望が強い男性にとって、キャラのリアリティは重要だ。この話を始めると長くなるんだけど、ここでは、ゲーマーに強い感情をひきおこしてくれるキャラほどリアルなんだ、というくらいに考えてほしい。で、こういうリアリティが強いほど、おたく人間の所有欲は満たされる。そう、そのとき強い萌力が喚起され、多くの人々を萌え死にへと導くことが可能になるのだ（そうか?･）。

「泣き」から「葛藤へ」

こういう視点から考えたとき、現在せんせいが注目しているソフトが、二〇〇一年八月にアージュから発売された18禁ギャルゲー「君が望む永遠」だ［★2］。このゲーム、とにかくキャラクター人気が高くて、キャラごとにファンサイトがあったり（とりわけかなり典型的な妹属性キャラ、涼宮茜の人気がすごい）、「大空寺あゆ」というキャラの口癖「あんですと〜!?」が流行ったりと、いまだに大変な盛り上がりをみせている。

公式HPにあるとおり、この作品は「『選択肢のどれが正解か』で悩まずに、『どちらのヒロインを選ぶべきなのか』で悩む作品」だ。「その結果、主人公＝プレイヤーという究極の一体感を提供いたします」と、アージュの人は自信たっぷりに宣言している。で、これがまた、目論見通りに当たったというわけ。これはひょっとすると、「泣き」からのさらなる進化かもしれない。

一人のヒロインを選ぶことで別のキャラが傷つくという状況は、キャラへの感情移入が深いほど痛いものとなる。重要なのは、ここで生まれる「葛藤」だ。葛藤は、一人のキャラを独占したいという願望と、ほかのキャラを傷つけるべきではないという道徳観とのあいだで生まれる。もちろん人間関係から生まれる葛藤にはいろいろなものがあるけれど、これはあくまでも「所有をめぐる葛藤」であるところに特徴がある。そして、この葛藤こそが、この作品のリアリティをになう、もっとも大きな要因の一つなのだ。ゲームは感情から葛藤へ。そして、ゲームを通じてキミたちが向き合うリアルとは、まさにキミたち自身の欲望のリアルなのかもしれない。

★1　共にＫｅｙから発売された18禁ＰＣゲーム。
★2　ドリームキャストやプレイステーション2用ゲームにも移植され、ＰＣ版も含め累計三〇万本を越えるヒットとなる。テレビアニメ化もされた。

二〇〇二年四月号

秋葉原巡礼記　～取材編～

やあ。おそらく日本一「萌え」にくわしいかもしれない精神科医だよ、たぶん。え？　なんか自信なさげですか？いやちょっと、今回は色々とカルチャーショックだったのでね。

今回のお題は「秋葉原探検」。そう、いまやすべてのオタクが会社や学校を休んでは巡礼に赴くという、萌えの聖地だ。「汝その土を踏まずして、萌えを語るべからず」とまで言われては（誰に？）、行かぬわけにはいくまい。でもまあ、秋葉原は個人的にもよく行くので、私にとってはおなじみの場所だ。だから今回は、ふだん行かないような特殊濃厚スポットを編集さんに教わりながら、ピョコタン先生のマンガのような、楽しいルポを心がけるとしよう。と思いきや――いやもちろん、楽しくもおもしろくもあったんですけど、なんというかな、自分がまだ秋葉原のことを何も知らない、という事実に圧倒されてしまったんですね。まあ、気を取り直してレポート開始。

軽く打ち合わせをした後にわれわれが向かったのは、中央通り沿いにある「メッセサンオー」［★1］。せんせいも名前だけは知っていたんだけどね。

コンシューマゲームを扱う本店A館には目もくれず、まず潜入したのはギャルゲーの館。いや、これはすごい。商品のディスプレイが整然としている。愛があるね、そこには。商品のほとんどは「18禁」なわけだけど「怪しいモノを扱ってます」という淫靡《いんび》なムードは皆無。明るい店内で黙々と商品をチェックする男たちの頭上では、BGMと声優さんの喘ぎ声が交錯する。いくつかの新作のデモ、つまりゲームの大切な場面をチェックできるマシンで遊んだり、メッセサンオー名物のゲーム販促用限定テレカを眺めたりした後、われわれは今日の本命である、地下一階の同人館へ向かう。

いざ同人ショップへ!!

こちらでもヘタなマンガ専門店以上に、行き届いた商品管理に驚かされた。すべての同人誌がビニールでパッケージされており、内容見本のコピーが裏に貼り付けてある。もちろん万引き防止用のタグも。それにしても数年前の『エヴァ』みたいなキラータイトルがないせいか、けっこう内容的にはバラバラだなあ。なんたって、一番目立ったのが「月姫」（TYPE－MOON）の同人だもの。そんなに多いのか、アルクェイド萌えは。ヒット作品とはいえ、オリジナル自体が同人ゲームということは「同人の同人」ということだわね。うーむ、この閉塞ぶりは……。

そこで、同店の店長さんにアポなし取材を敢行。彼はこの道二年目という爽やかな青年で、ぶしつけな質問にも丁寧に答えてくれました。感謝。

で、やっぱり一番聞きたかったのは著作権法と児童ポルノ禁止法案がらみのこと。野暮なことを言うようだけど、オリジナル作品と区別がつかないほどそっくりな絵柄と似たような設定で「商売」することは、厳密にいえば違法には違いない。ディズニーや『サザエさん』の同人誌が存在しないのは、なにも「ムーラン萌え」や「ワカメちゃん萌え」がいないせいばかりじゃない。すぐ摘発されるからだ。でも、同人業界が日本のマンガ文化の大きな土壌であることも事実。このへんのジレンマには、なかなか良い回答がみつからない。店長さんも、こういう法律関係については臨機応変に対応するみたいだ。まあ商売上、法に逆らっても仕方ないものね。でも、プロとして活躍する作家の同人作品もあるようだし、著作権についてはこういう緩やかな棲みわけが当分は続くんだろうな。

　不況の影響はさほどでもないそうだけど、売り上げの波はけっこう激しいらしい。とりわけコミケのシーズンは多忙を極めるそうな。お客さんは大体二〇歳から四〇歳くらいまで。すごい人になると、店内の同人誌を何十種類もまとめて買い上げたり（二〇万円ほどかかったらしい）、あるいはお気に入りの同人誌を一〇冊ずつ購入していったりする強者もいるとのこと。もっとも、後者は転売することが目的だったようだけど。

　店内には「コミュニケーションノート」が用意されていて、お客さんたちが、てんでに好きなことを描き込んでいく。もう六四冊めになるこのノートの内容がおもしろい。オタク研究家なら、一日眺めていても飽きないだろうな。メッセージだけじゃなくて、かなり達者なイラストも多い。さすが同人専門店、という感じ。常連らしき書き込みのひとつに、アニメ雑誌のカラーコピーをそのまま貼り付けて、その周囲にびっしり批判的コメントをつけたものが繰り返し出てくる。ちょっと電波が聞こえた気がしたので店長さんに尋ねたら、どうも大変な人らしい。三〇代の男性で、「コピーの貼り付けはやめてほしい」と何回注意しても聞き入れないので強く注意したら、なんと店内で土下座して謝りだしたという。「出入り禁止にしないで!」とね。まあ、どこの世界にも濃すぎる人はいるものだけれど。

じつはもう一軒、某大手同人ショップを、匿名を条件にＦＡＸ取材したんだけど、店の姿勢やお客さんの動向はあまり変わらないようだ。客の年齢層や流行の細分化という傾向も共通している。ただ、こちらのショップのほうは、一日平均一〇人程度の外国人が来店するという。これにはびっくり。わかってて来てるのかなあ。

オタクはどこに居る!?

ここまで来たら、もちろん「消費者の動向」も押さえなければなるまい。というわけで、お店の前でお客さん四人に声を掛けてみた。驚いたことに、全員即ＯＫ。あのう、ここはエロゲーとエロ同人誌ショップの店先なんですけど……。ともあれ、この気軽さは嬉しい誤算。しかも四人中三人が「ゲームラボ」読者。いやホント、手当たり次第に声掛けただけなんだけど、すごいぞ「ゲームラボ」。メッセサンオー前では「週刊ファミ通」に勝ってるぞ、たぶん。まあそれはいいとして、四人の年齢層は二〇代前半から三〇代前半、同人ではなくてギャルゲーのファン。趣味嗜好は、けっこうバラバラな感じだった。アニメも意外に見ていないし、むしろネットゲームやトレカのファンだったりする。全員に共通しているのは、ゲームはやはり「絵」だってこと。一人は特定の原画師に入れ込んで、その人の手がけたゲームを中心に買っていたし、別の一人は店頭でパッケージ買いをすることもある、と。いずれにしても「絵」が重要なことはよくわかった。

今回のルポはこれで終わり。なんだか、聖地の入り口でびっくりして引き返したような感じだけど、「オタク」の浸透と拡散がゲームを中心に進行中であることは、よくわかった。オタク＝アニメファンという図式は、とっくに過去のモノなんだね、今更だけど。そして、それを推し進める原動力のひとつがゲームだったわけだ。いまやコアなオタク集団が消滅して、たとえばごく普通のサラリーマンの趣味嗜好の一部として、オタク的なものが拡散しているのかもしれないな。

しかし、さすがに驚きすぎて疲れたなあ。今日はもう帰って、同人ショップで入手した「アン○ンマン」の素晴らしい同人誌でも眺めて癒されるとしようか。

★1　三桜無線として開業。九〇年代に「メッセサンオー」と会社名を変え、PCゲーム、同人誌・同人ゲーム、輸入ゲーム・中古ゲームを販売。二〇一二年に閉店。

二〇〇二年六月

秋葉原巡礼記　～分析編～

やあ。日本一「萌え」にくわしい精神科医だよ。

このところ、同人業界でいうところの「押し掛け」が話題になっているようだ。念のために説明すると、コミケなどのイベント前に知らない人から「○月×日に行くから泊めてね（はぁと）」みたいなメールが届くわけ。ビックリして相手を確かめると、チャットや掲示板で二言三言かわしただけの相手。その時の会話を好意的に思っているらしく、お互いの顔も知らない関係を「私たち親友！」に脳内変換しちゃってる。

驚いてやんわり断っても「またまた照れちゃってぇ」「遠慮しなくていいのよ」とくる。キッパリ断ろうとすると「前世であなたと私は恋人同士だったじゃないの!!　黙って私の言うことを聞きなさい!!」などと電波増強。挙げ句には「恋人の私をそこまで頑なに拒むなんて、呪いをかけられているんだわ。呪いを解きに行ってあげるわね」。そして「食事とオヤツと寝床、あとオミヤゲよろしくね♪」で仕上げだ。そして予告当日深夜、アパートのドアが激しくノックされる。「〇〇さん（ハンドルｏｒペンネーム）、泊まりに来たわよ〜。友達五人連れて来ちゃった。疲れたから早く入れて〜」

他人事ならネタにもなるけど、我が事として考えたら、こんなに怖い経験もないだろうなあ。ほとんどストーカーと一緒だもんね。あるいはイジメの宅配版か。せんせいが考えるに、「2ちゃんねる」などの掲示板で他人に相談できる人はまだいいほうで、おそらく水面下では相当の人が被害に遭いながらも泣き寝入りしているとみた。だから味をしめて、行動がどんどんエスカレートするんだろうな。もちろん強引な「押し掛け」は犯罪だから、断っても帰らないようなら警察に通報していいし、じっさいに通報されるとあっさり退散、ということも多いらしい。もっと知りたい人は、日本で二番めに「萌え」にくわしい精神科医が分析してくれているので、そちらを読んでくれ（風野春樹ウェブサイト「サイコドクターあばれ旅」、「私家版・精神医学用語辞典」コーナー内「押しかけ厨」）［★1］。

虚構との付き合いかた

でも、せんせいからもちょっとだけ。「押し掛け」の加害者も被害者も、どうやら女性同人界に多いらしい。そこだけをみると、「やおい」好きを中心とする女性オタクには「現実と虚構の区別がつかない」、あるいは「虚構が現実よりも重要になる」タイプが多いように思えてくる。「キャラクターの〝攻×受〟の組み合わせが私のイメージと違う！」と怒ってサークル同士が喧嘩になったりするのも「やおい」系くらいのようだしね。

ただ、男性と女性とでは欲望のありかたがずいぶん違う。

だから、虚構との付き合いかたもかなり違って当然だ。考えてみれば、男性の「押し掛け」もけっこういるわけだし、そもそも男性オタクの一部には別の「問題行動」があるよね。ホームレスなみの異臭を漂わせて店に入ったり、成人向けアニメの新作発売日にカウンターを取り囲んでビデオ争奪戦を演じたり。前号で紹介した同人ショップの電波書き込みクンもその一人だ。おそらく、男性にも女性にも「虚構と現実混同チャン」は同人数くらいいるんだろう。違いは、それがどんな行動に現れるかということかもね。ああ、ちょっと「押し掛け」にスペース取り過ぎちゃったな。

秋葉原は巨大な「萌えの共同体」

さて、前号の「秋葉原巡礼記」ではシッカリした分析をする前にスペースがなくなっちゃったので、今号ではその補足をしておこう。まず、なぜ秋葉原が急速にオタクのための都市と化していったのか。この街の発展史については、森川嘉一郎さんの分析（「森川嘉一郎のホームページ」の「秋葉原研究」コーナーの「電気街とオタクの力学　——秋葉原の考現学」）に詳しい［★2］。これを読むと、やっぱり『エヴァ』が巨大なターニングポイントだったってことがよくわかる。「渋谷はコギャルの個室」「秋葉原はオタクの個室」と化してきているという分析も、なるほどと思う。でも、せんせいはもうちょっとこれに付け加えたい。それは、秋葉原におけるマッキントッシュの衰退だ。

せんせいはもともとマカー（マッキントッシュ愛好者）だったんで、周辺機器は秋葉原の某ZONEという店でよく買っていた。マッキントッシュを前面に出していた店だ。ところがこの店、店舗拡大したらマッキントッシュのフロアは縮小。ウィンドウズフロアが幅をきかすようになって寂しい思いをしたものだ。これに限らずマッキントッシュの衰退は進行中で、せんせいにはこれが秋葉原のオタク街化と連動しているように思えてならないんだ。オタクや「ゲームラボ」読者にマカーはほとんどいない。ギャルゲーできないんだから当然だって？

確かにそれも一因だ。でも、それだけじゃない。キーワードは「カスタマイズ」だ。マッキントッシュのコンピュータは自由度が低く、「カスタム」するためのパーツも「カスタム」できる部分も少ない。さまざまな部分がブラックボックスになってるってわけ。でも、ウィンドウズ陣営はどうだ。自作も改造もやり放題。ウィンドウズがそれほど融通の利くＯＳだとは思わないけど、ＭａｃＯＳよりは自由度が高い。こういう感覚って、同人誌やガレージキットとすごく相性がいいんじゃないだろうか。プロの作品（ソフトウェア）を自分なりに「カスタマイズ」して所有したいという、欲望のあらわれとも言えるしね。　前号でインタビューしたオタクたちも、トレカという趣味は一致してたけど、あとはバラバラ。そういえばゲーマーにインタビューした時も、みんなまったく異なる趣味嗜好をもっていて驚いた記憶がある。もうオタクというだけで一括りにはできないね。でも、そうは言ってもまったくバラバラで何の法則性もないとも言い切れない。多様ではあっても、一定の幅のなかでの多様さなんじゃないか。いまやアニメ、漫画、同人誌、トレカ、フィギュア、ゲーム、ＰＣと、選択肢は鬼のように増えた。とりわけ成人向けゲームは、オタクの一般化を促したはずだ。「萌え」というとっつきやすいキーワードも、その普及に一役買っただろうし。

でも今度は、逆にそのことが縛りになってはいないだろうか。「萌え」の多様性は「萌え」の「カスタマイズ」を可能にした。だからこれだけ拡散することができた。でも、じっさい「萌え」の対象はかなり限定されたものだ。似たような絵柄、似たようなストーリー、似たような言い回し。アニメならまだしも、ギャルゲーになるとせんせいにはもう区別がつかない。そこではきっと、作品の消費や創造が渾然一体となっている。同人誌というのも、かなりの部分は消費＝創造みたいな衝動に基づいているんじゃないか。その分厚い層があっての漫画・アニメ文化というのはわかっているけれど、どっかでもっと大きな差異に開かれていいかないと、だんだん煮詰まっていきそうな危険も感じるのだ。

「やおい」や「押し掛け」を端で見ていて思うのは、「どっちが〝攻〟でも〝受〟でも同じじゃん」という当方の感覚と、当事者の熱さとのギャップだ。当事者にとっては、その微妙な違いが微妙だからこそ問題になる。傍目にはわかりにくい微妙な差異こそが、この巨大な「萌えの共同体」の作動原理なのかもしれない。

そう考えるなら、秋葉原という街全体もそうだ。結局はみんな同じような電気屋さんだ。でも、だからこそ品揃えや価格の「微妙な差異」が問題となる。マニアや目利きはそこに情熱を傾ける。あの街を歩くときに感じる不思議な熱気は、そんなところに由来するのかもしれない。

★1 http://psychodoc.eek.jp/abare/oshikake.html

★2 http://homepage1.nifty.com/straylight/main/cmfntxt_.html

二〇〇二年七月号

「言葉の効果」による「萌え」

やあ。日本一「萌え」にくわしい精神科医だよ。『あずまんが大王』のアニメ版のほうは賛否両論のようだね。せんせいはもちろん全面肯定派だ。だいたい今の若いオタクはね、甘やかされすぎなんだよ。きちんと漫画の絵柄が再現されていて、ほぼイメージ通りの声優が演じてくれたのに、これ以上、何を望む? せんせいが子どもの頃、つまり三〇年くらい昔の「漫画」と「アニメ」は、ほとんど「別の作品」だったんだから。『天才バカボン』(一九七一年)とか『タイガーマスク』(一九六九年)とか『ど根性ガエル』(一九七二年)とかさあ、漫画とは似ても似つかない絵柄になってしまって……。まあ男の子は義理堅いから、それでも観るんだけどね。

かなりマシになった『うる星やつら』（一九八一年）だって、高橋留美子の絵の通りじゃあなかったしね。その点『あずまんが』は理想的だ。五分の劇場版はまあ、ちょっとアレだったけど、テレビ版のほうは原作にほぼ忠実になっている。こうやってちゃんと再現してくれれば、それだけで嬉しいよね。それにしても、細部まで知り尽くしたストーリーを違うメディアで繰り返し味わうのは不思議な快感だ。

『あずまんが大王』と大阪弁

『あずまんが』に「大阪」っていうキャラが出てくるよね。そう、一年生の時に転入してきた彼女だ。和歌山生まれなのに「大阪」と命名されて、本名の春日《かすが》歩《あゆむ》は本人も忘れてるんじゃないかというくらいにあだ名が定着した「大阪」。なんか「ガンダム」とも関係あるらしい「大阪」。ボンクラーズの一員「大阪」。このキャラの人気は、やはり大阪弁と重要な関係がある。

大阪弁といえばツッコミを連想するところだが、彼女の場合は違う。完全無欠の天然ボケだ。大阪弁を媒介に『じゃりン子チエ』を反転させたキャラ、それが「大阪」だ。若いキミたちにはよく判らないたとえだったかな。しかし、胸なし体力なし戦闘力なし（つまり「萌え要素」に乏しい）の「大阪」が、『あずまんが』でも一、二を争うほどの萌えキャラになっていることは周知の事実だ。その秘密はなんだろう。

そう、答えは明らかだ。われわれは彼女の大阪弁に萌えている。「これはな……ちゃうねん」とか「追跡中や……」とか「あー……ちーと届かへん……」とか。彼女が大阪弁じゃなかったら、単なるボケキャラというだけの存在になっていただろう。

これは「何が重要な〝萌え要素〟たりうるか」という問題を示すものだ。たとえば「デ・ジ・キャラット」の「でじこ」は、猫耳だのメイド服だの鈴だのが凝縮された究極の萌えデザインだと言われる。たしかに、この作品は「オタク文化」そのもののパロディみたいなものだから、そういう見方も可能だろう。ならば「でじこ」人気は、単に萌え要素が多いという「量」の問題なのか？　いやいや、おそらくそうじゃない。むしろ普通は、これだけ萌え要素が多いと逆に萌えどころが分散してしまって、萎えてしまいがちなものだ。せんせいが思うに、「でじこ」の人気の秘密は「〜にょ」にある。そう、あの独特な語尾。それこそが「でじこ」の萌えどころだ。

精神分析の観点から言えば、ひとがなにかに萌える、つまり同一化するために必要なのは「ただひとつの特徴」だ。そんなに目立たなくても、とにかく特徴がひとつあれば「萌え」は成立する。「でじこ」について言えば、猫耳やらメイド服やらは萌えの背景に過ぎないんだ。そういう背景があったうえで、そこに萌えのリアリティを一挙に呼び込むものが「〜にょ」なのだ。

名作と言われるアニメやゲームのヒロインは、独特の口癖を持っていることが多いよね。その起源となったのは、おそらく『うる星やつら』の「ラム」が言う「〜だっちゃ」だろう。仙台弁を喋る宇宙人という設定は、僕たちに強烈な印象を残したものだ。あと古いところでは「速水ペルシャ／魔法の妖精ペルシャ」の「やぁの」なんてのもあったなあ。萌えとは少し離れるが、「アラレ／ドクタースランプ」の「んちゃ」とかもその部類か。「ピノコ／ブラック・ジャック」の「アッチョンブリケ」や「イクラ／サザエさん」の「はぁい」は、さすがに違うよな。

こういう傾向は、最近どんどん加速している。「惣流・アスカ・ラングレー／新世紀エヴァンゲリオン」の「あんたバカあ？」とか、「木之本桜／カードキャプターさくら」の「はにゃ〜ん」、「マルチ／ＴｏＨｅａｒｔ」の「はわわ〜」、「弁財天スワティ／きゃんきゃんバニー」の「きゃるーん」、「永倉えみる／センチメンタルグラフティ」の「〜りゅん」、「神尾観鈴／ＡＩＲ」の「が、がお……」や「にはは」、「月宮あゆ／Ｋａｎｏｎ」の「うぐぅ」、「大空寺あゆ／君が望む永遠」の「あんですと〜」——このあたりになると、もうお馴染みだろう。

たったひとつの特徴

こういう「萌え語」には、かなり本質的な意味がある。もともとアニメにとって決めゼリフはすごく重要で、それはヒーローの苦悩を表していたり魔法少女の変身の呪文だったりと、実に多くのヴァリエーションがある。宮崎アニメだって「ガンダム」だって名文句の宝庫だから、いまだによく引用されるよね。そういうセリフを膨大にあつめた「オタクなディスクール」なんてサイトもあるくらいだ。まだ半信半疑かな？　じゃあキミが萌えるキャラをいくつか挙げてみて。みんな独特の口癖を持っているんじゃないかな？　さっきも言ったけれど、萌えのために必要なのは「たったひとつの特徴」だ。でも、「でじこ」の成功に影響されて「じゃあ新しいキャラは萌えアイテムを二倍に増量!!」と考えるのは単なる浅知恵。問題はデータの量なんかじゃあないんだよ。そうじゃなくて、それだけのデータをひとつの「文脈」にまとめあげるだけの強力な特徴、すなわち「萌えポイント」だ。これはおそらく萌え者それぞれによって異なるだろうし、また、受け手が同じでも萌え時間ごとに異なる可能性もある。「でじこ」だって、ひょっとしたら語尾よりも彼女の「うかつさ」に萌えている者だっているかもしれない。『あずまんが』でいえば、「ちよ」の萌えポイントは言うまでもなく「おさげ」だ。でも、「榊」の萌えポイントは「胸」だったり「吊り目」だったり「無口」だったりと、いろいろなんだろうな。

ともあれ、アニメに惹かれることは一種のフェティシズムに違いない。それは仕方ないことなんだ。でも、二次元の表現なのに萌える、つまり、リアリティを感じることができるのは何故なのか。精神分析はそのことを明らかにしてくれる。存在していないものにリアリティを与えるのは、つまるところ「言葉」の力だ。言葉というのは実に不思議なものでね、それは現実を覆いかくす力を持っている。だけど、同時に覆われているものをリアルに見せるという効果も発揮する。そういうつもりで、自分なりの萌え言葉や萌えポイントを捜してみるのも面白いかもしれないね。

二〇〇二年一〇月号

みんなゲーム脳だった!?

やあ。日本一ゲーム脳の精神科医だよ。

え？　そんなにゲームやってないだろうって？　これはしたり。まあ、そりゃそうかもしれないが、そんな身も蓋もないツッコミはちょっと待て。だってゲーム脳ってアレでしょ？　自然と無縁なヴァーチャル空間で遊んでばっかいる人間は、みんなそうなんでしょ？　自慢じゃないがせんせいは、アウトドアなんかここ数年ほど縁がないし、パソコンと向き合っている時間がやたら長いし、時折自分が何をしているのかわからなくなって、思い出すのに時間がかかるしね。この体験は「リセット体験」と名付けて、精神病理学会で発表しましたよ。もちろん自分を症例にしてね（本当）。

だから、きっとこれはゲーム脳に違いない。『ゲーム脳の恐怖』についての説明はいらないよね。本年度のトンデモ本大賞受賞はほぼ確定という例のえーと、日大かどっかの森なんとかってヒトが書いたと噂される、NHK出版かどっかが出して、週刊文春？　が連続で特集だかなんだかしたらしい、あの本だけどね。ああ、こんなに記憶が曖昧なのもゲーム脳のせいかなあ。

　でもまあ、この本が最初から最後までデタラメなことは誰にでもわかることだ。だいたいこの本の内容を真に受けているのは、つねづね子どもたちがゲームに没頭するのはけしからんと思っているオヤジどもばっかで、そりゃせんせいもオヤジのはしくれだが、でも、そこまで馬鹿じゃない。もうネット上にも随分的確な批判が出てるし、十分論破されちゃってるんだけど、残念なのは専門家の批判がほとんどないってこと。

　この森ってヒトが小ずるいのは、論文発表の前に本を出しちゃったことで、おそらく世論が一定の支持をするだろ

うことはわかってたんだろう。先に論文発表をしようもんなら、どの専門誌も審査段階で落とすよ、こんなアナだらけの論文。せんせいも一応精神科医だから、脳波も読めるしこの本についても専門的に批判できる。まともな専門家は、関わることすらくだらないと思うのか無視を決め込んでいるけど、せんせいはこれでも「中央公論」と「ゲームラボ」に同時に連載を持つという社会的責任のある（笑）立場なので、これは発言せねばなるまい。ああ、ひさびさに使命感にあふれた仕事ができそうだ。

デタラメだらけな内容

　さて。それにしてもこの本って、もうずっと論理的に破綻しっぱなしなので、正直どっから手をつけて良いかわからんのよ。間違い多すぎて。この森ってヒト、医学博士ではあるらしいけど、医者の名誉のために言っておけば、医師免許は持っていないようだ。そのせいかどうか、ずいぶ

んとトンデモな発言が連発されているんだけど、まず脳波についての基礎的な知識なさ過ぎ。ホントに脳の専門家なのか？「α波」のことを「高振幅徐波」なんて書いてるけど、そもそも徐波じゃないし、「振幅」は「周波数」の間違いだ。なんでこんな信じられないような間違いを平気で書けるんだ？

だいたいこのヒトの論点ってさ、「ゲームやってるとき、あるいはやってるヒトの脳波が痴呆老人のそれと同じだった!!」ってヤツでしょ。だから、ゲームやりすぎると痴呆になるって言いたいわけだ。でもさあ、痴呆って脳波には異常が出ないのよ、定説では。狂牛病みたいに特殊なものは除いての話だけど。森サンの新（珍）説ではそうかもしれないけど、誰も認めてないよ、そんなの。まあ、かなり進めばちょっとは異常が出るらしいけど、それは彼が言うみたいな「β波の減少」じゃなくて、もっとゆっくりした波（徐波）の増加なんだなあ。おまけに、痴呆の程度と脳波の異常って、実はそんなに関係ないし。

なんでか「α波」を目の敵にしてる本だけど、そもそもごく特殊な場合を除いては、α波は異常脳波ですらない。むしろリラックスしているときや集中しているときに高まるといわれているのは周知の通り。β波の比率が少ない場合は異常、という決めつけが前提にあるんだが、この理屈ってさ、新説に新説をくっつけるというトンデモ本に特有の構造だよね。つまり「β波の比率が小さい脳波は異常（痴呆）である」という新説と、「ゲームやってるとβ波が出なくなる」という新説。で、どっちも科学的な検証は不十分だ。実験結果の分析だって、せめて有意差があったとか、ちゃんと結果を出して欲しいよ。

仮にだよ、本当に仮に、百歩譲ってこの前提が正しいとしましょう。でもやっぱりダメなんだなあ。だってせんせい、知っているもの。ゲーマーに脳波異常、とりわけβ波の減少なんか起こってないことを。せんせいだって、だてに「ひきこもり」の専門家やってるわけじゃないのよ。ヘビーなひきこもりゲーマーの脳波だって、これまでに沢山みてきたし、今回の文章を書くにあたって、実は昔の脳波記録をちょっとばかりひっくり返して確認してみた。結論。ゲーマーの脳波って、別にβ波の比率は小さくありません。前頭部がとりわけ低いとかもありません。あなたの計測時間は六分だろうけど、こちらはしっかり10－20電極法で標準的な時間、つまり三〇分かけてとっている。どっちの信憑性が高いかは、もう明らかだね。

珍発明!?　簡易型脳波計

ところであのオウムのヘッドギアみたいな珍発明、簡易型脳波計だけど、あれはちょっと国辱ものの発明品なので、ゼッタイに国際学会などでは出さないようにね。せんせいもあんなの作ったことがあるような気がします（夏休みの工作でな）。通常の脳波計は厳密なシールドが必要なので研究に使えなかったなんて書いてるけど、たんに大学の脳波室を貸してもらえなかったんじゃないの？　厳密な測定にシールドが必要なのは、簡易脳波計でも同じことでしょうが、原理上は。それとも「簡易」って「いい加減」ってことですか？

ちょっと専門的なことも言っちゃおうかな。なんでわざわざ双極誘導にするの？　あれって、二点間の電位差しかわかんないじゃん。しかも双極誘導にどうして不関電極が要るの？　ふつう不関電極は耳たぶを使うのに、なんでオデコで、しかも一個だけなの？　そしたら「不関」じゃないし。こういうこと書けばシロートは感心して聞いてくれるだろうけど、読んでるのはシロートばっかじゃないからねえ。

だいたいさ、そもそも前頭部からしか脳波とってないくせに、どうして「前頭前野に異常がある」なんて言えるのかね？　脳波の専門書を読まずに、立花隆の環境ホルモン本とかばっかり読んでるから、そういうおバカな結論になっちゃうんじゃないの？　α波の前頭優位性を指摘したかったら、ちゃんと10－20電極法で比較するのが常識でしょうが!!　せめて脳外科医か精神科医に相談しなさいよ。あなた専門家じゃないんだからさ。

　ゲームだって何だって、やりすぎは良くないさ、もちろん。でも森サンさあ、あなたはむしろ研究のしすぎじゃないの？　それでこんな本を出してもなんら恥ずるところのない、なんともイタイお人になられてしまったのでは？　だからみんな、この本を信用しちゃいけないよ。むしろバカ知識人を見分けるのに使うのが賢い使い方だ。誰のことかって？　もちろん、この本をほめている人間のことさ。

二〇〇二年一二月号

Chapter.3 2003

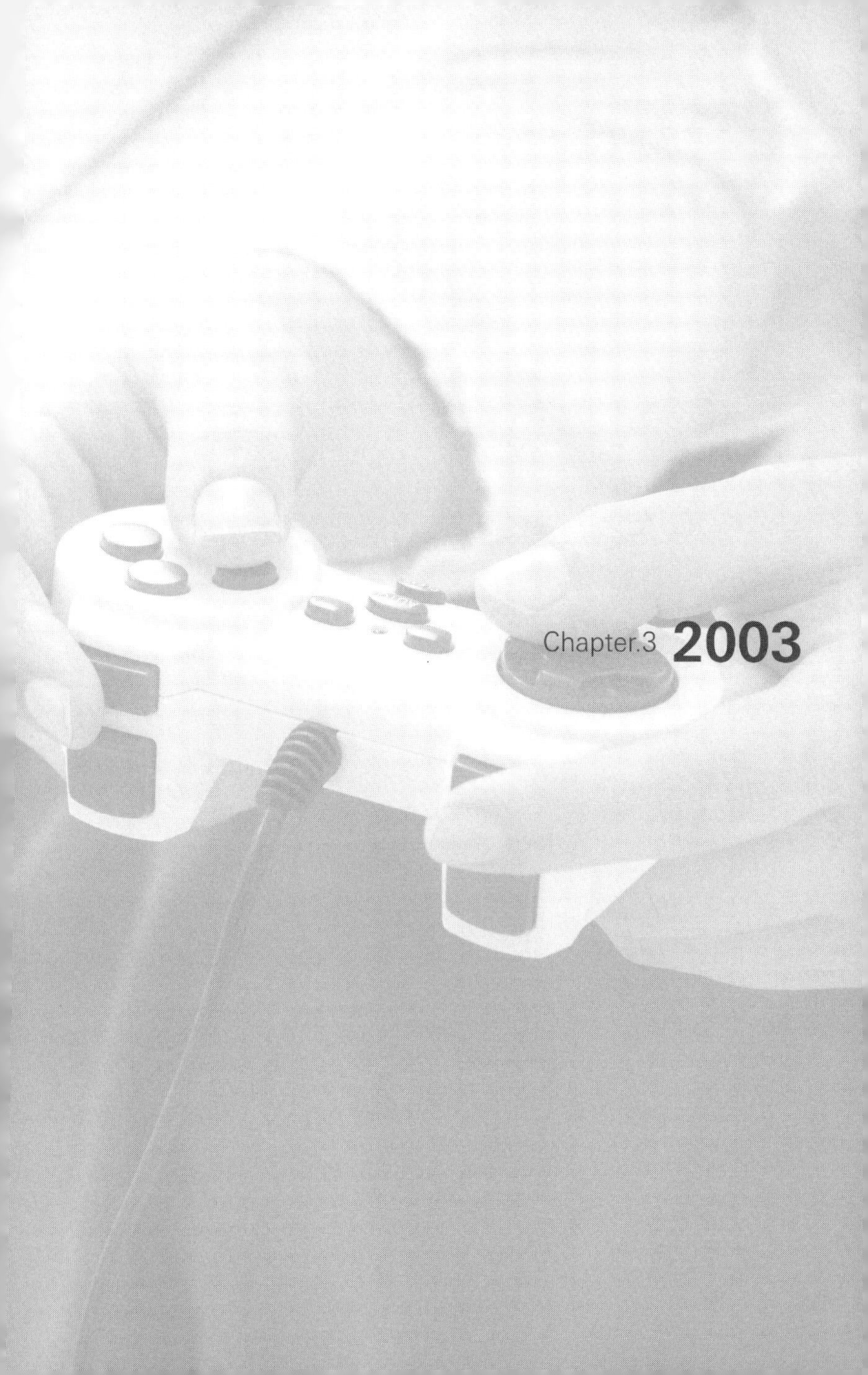

「お兄ちゃん」という魔法

やあ。日本一「萌え」にくわしい精神科医だよ。

ところで、せんだってインタビューに応じたインターネットサイト「Ａｌｌ Ａｂｏｕｔ Ｊａｐａｎ」のゲーム脳批判記事なんだけど、知らないうちに全文削除とかになっていた。どうしたんだろうと思っていたらインタビュアーのゲイムマン（笑）から釈明のメールが来て、なんか編集部に「あの記事は誹謗中傷じゃないか」みたいな匿名のクレーム電話が入ったらしい。同じシリーズの山本弘さんの記事にも中傷メールが入ったようで、なんだか嫌な世相だなあ。クレームがあるならせんせいのところに直接メールよこせばいいじゃないか。実際には誹謗中傷どころか、気の毒なくらいホントのことばかりなんで、事実や学問のレヴェルじゃ争えないとわかったうえでのことなんだろうなあ。それとも「あっち側」のヒトたちには、この手の卑怯者が多いのかねえ。トンデモ本大賞は内定ずみみたいだけど、今後の展開がますます楽しみになってきた。

妹萌えの先行者

それはまぁいいとして、今回は別のテーマ、「妹萌え」について考えてみたい。そう、咲耶ちゃん亞里亞ちゃん雛子ちゃんといったあたりの「妹」について。じつはせんせいにも、二歳下の妹がひとりいる。リアル妹がいると「妹萌え」はわからないというけれど、たしかにそんなところはあるな。あまりにも身近に存在する異性は、欲望の対象にはなりにくいものだ。それはきょうだいに限らず、幼なじみとかだって、そうだよね？　たぶん性欲を感じるには、なんらかの「他者性」が必要なんだと思う。

このジャンルにおける偉大な先行者は、なんといってもあだち充先生だ。そう、妹萌え史上の画期をなした傑作『みゆき』（小学館、一九八〇年）の作者。この作品がアニメ化されたのは一九八三年、人気作品だけに、その後ドラマになったり映画化されたりしているけど、当時思春期真っ盛りだった子どもたちのかなりの部分が、この作品で妹萌えを刷りこまれたとしても不思議じゃない。ただし妹とはいっても、血はつながっていないという設定だった。

一九九五年にエルフが発売した「同級生2」は、本来パソコン用の18禁ゲームだったんだけど、あまりの人気にコンシューマ機に移植されたといういわくつきのゲームだ。基本的にはナンパゲームなんだけど、ここに主人公と同じ一八歳、やはり血はつながっていないものの、八歳のときから主人公と同居しているという設定の鳴沢唯《なるさわゆい》というヒロインが出てくる。じつは彼女の人気がいちばん高かったらしい。とくに彼女の言う「お兄ちゃん」に脳をやられた青少年が続出した。

そして、あたかも満を持したかのように登場したのが、二〇〇一年にメディアワークスから発売された「シスター・プリンセス」。一二人の妹という確信犯にして破天荒な設定のもと、「お兄ちゃん」「お兄さま」「あにぃ」「兄君」「兄や」などと呼ばれて魂を抜かれてしまった人も多かったはずだ。

ちなみに、せんせいや東浩紀さん、佐藤心さんなんかも参加したイベント「網状言論F　RePure」のタイトルは、二〇〇三年発売の「シスター・プリンセス　RePure」を参考にしていることはいうまでもない。

ところで妹萌えを語りはじめると、かならず「インセスト・タブー問題」にぶつかる。この領域でいちばん有力なのは、人類学者のレヴィ＝ストロース（これジーンズメーカーと同じ名前、というのは古い冗談。つづりはLévi-Strauss）がいったことで、むかしは女性は商品と一緒で、他の共同体と交換するための大切な財産だった。だから商品に手をつけてはいけないのと同じ理屈で、身内の女性は他人への売り物として大切に扱う必要があったというんだね。

でも、これだけじゃ、近親相姦まで禁止する根拠としては弱いんじゃないか。そういう声もあって、いろんな説が出てきた。いちばん有名なのは、身内で遺伝子が混じり合うと血が濃くなりすぎて、いろんな遺伝病とかの原因になるという説。でも、これだってそんなにはっきり実証されたわけではないらしい。タブー意識だって、どこまで人間性に根づいたものなのか疑問だ。少なくともせんせいは、四、五歳くらいまでは「結婚というのはきょうだいでするものだ」と思いこんでいたくらいだし。

もちろん兄妹婚は、法的にも禁止されている。だからどんなにかわいい妹がいても、結婚することは不可能だ。でも、愛を法律なんぞで縛ることはきわめて難しい。そもそも『古事記』や『日本書紀』に出てくるイザナギ、イザナミの夫婦は、ともにアオカシキネノミコトの子であり、ようするに兄妹婚だ。この夫婦が交わって日本が生まれたとされているのだから、そこだけみれば、日本とは近親相姦の産物ということになる。このほかにも、ギリシャ、エジプト、中国の神話なんかで兄妹婚や姉弟婚が出てくるらしい。まぁ、神話世界と人間世界を安易に重ね合わせるのは危険でもあるんだけどね。そういう話にくわしい人によると、神話や物語におけるきょうだい婚の例は、どうも圧倒的に兄－妹の組み合わせが多いようだ。そういう視点から見るなら、「妹萌え」というのは、じつに由緒正しき欲望の作法ということになるのではないかな。

聖なる呼びかけの言葉「お兄ちゃん」

最近はアニメ業界のほうでも『スクラップド・プリンセス』（二〇〇三年）のパシフィカや『.hack//黄昏の腕輪伝説』（二〇〇三年）のレナのように、魅力的な妹を萌え要員として配備する傾向がある。もっともこの傾向はアニメに限ったことではなくて、ここ数年でいうなら比古地朔弥のマンガ『神様ゆるして』（ビー・エス・ビー、一九九九年）や、第一回幻冬舎ＮＥＴ学生文学賞を受賞した高橋文樹の小説『途中下車』（二〇〇一年）は、まさに兄と妹の近親相姦をテーマにしているし、青山真治監督の映画『ＥＵＲＥＫＡ（ユリイカ）』（二〇〇一年）では、テレパシーでつながる兄と妹という、ある意味、近親相姦より深い関係が描かれている。もちろんみんな、設定はバラバラなのだけれど、共通点もある。とりわけおもしろいのは、どの物語も家庭の崩壊が背景にあって、兄は妹を守るという立場に置かれている点だ。なにか、感情移入のしやすさと関係があるんだろうか。

なぜ「妹萌え」がこれほど隆盛を極めているのか？　おそらくその答えは「声」にある。あの「お兄ちゃん」という声に。じつは「お兄ちゃん」という言葉は、唯一無二のものなんだね。これ、「お父さん」「お母さん」と同じく尊敬語のひとつなんだけど、同世代の身内の男性にたいする自然な呼びかけは、なんと、これしかない。姉が弟を呼ぶとしたら名前で呼ぶしかない。だからゲームの設定において登場人物と「関係」を持つためには、自分の名前を覚えこませたりとか、厄介な手続きがいろいろと必要になってくる。

しかし、「お兄ちゃん」は違う。これは尊敬語だけに、おそらく海外にもあまり例がないであろう、聖なる呼びかけの言葉なのだ。それは同時に、物語への感情移入の水門を一気に開放する、魔法の呪文でもある。その匿名性にもかかわらず、呼びかけられた漢たちの心に固有の痕跡を残す唯一無二の言葉。まさに「お兄ちゃん」こそが、「妹萌え」の起源となる声なんだ。

二〇〇三年四月号

ヘンリー・ダーガーとマスコット

やあ。日本一「萌え」にくわしい精神科医だよ。

この号が出るころには、残念ながら終わってしまっているだろうが、ついさきごろ、渋谷区のワタリウム美術館でヘンリー・ダーガーの個展があった。「つーか美術とか興味ないし」などととぼけたことを言っている場合じゃない。まあ彼の描いた絵をちょっとでも見れば、この「ひきこもり画家」がキミたちの祖先というか何というか、とっても濃いお友だちだったことが瞬時にわかるだろう。展覧会に間に合わなかったキミは、図書館でも行って作品社から出ている画集を眺めてみるんだね。買ってもいいんだけど六五〇〇円もするからなあ。ゲーム用のおこづかいを回してまで読めとは言わん。でも見といたほうがいい。


じつはダーガーこそ「萌え」の元祖なんだ。せんせいがオタク史に残る名著『戦闘美少女の精神分析』(太田出版、二〇〇〇年、後にちくま文庫) なんて本を書くことになったのも、もとはといえば一九九三年に世田谷美術館で開催された「パラレル・ヴィジョン展」で、ダーガーの絵に出会ったからだ。これには参ったね。なぜかって?「萌え」なんてヌルいことが言えなくなるくらい、その絵に描かれた少女たちは魅力的だったのさ。いや、せんせいも美術のことなんかよくわからない。でも、絵であそこまで完全に「やられた」のは、これが最初で最後の体験だ。

何がそんなに衝撃だったんだろう。よく見ればわかるが、彼女たちはみんな、小さなペニスをもっている。同人やってる人なら「シーメール」とか「ふたなり」って言葉はおなじみだよね。まさにそれだ! 一〇歳にもならない、つまり、ちよちゃんよりも幼い少女たちが、ペニスを生やして画面中走り回っている。どうするよ、これ (と言われても)。しかもアメリカ人のわりに、また妙にアニメっぽい感じの絵を描くんだよな、このじいさんは。

この絵って、もともとダーガーが作った「非現実の王国で」って物語の挿絵として描かれたんだね。この物語の設定が、またすごい。邪悪なオトナ帝国の支配に敢然と立ち向かう、七人のビビアン・ガールズの戦いが描かれている。展覧会開催当時、どっかのライターが「これってセーラームーンじゃん」と書いていたのを読んで、せんせいはぴんと来たね。「そうか、『戦う少女』って『萌え』の本質かもしれんな」とね。

そしてダーガーって人は、「ひきこもり」の元祖みたいなところもあるんだな。生まれたのは一八九二年だから、もう一〇〇年以上も前だ。生い立ちがなかなか不幸な人でね。四歳のときに母親は病死、妹とは生き別れ、足が不自由な父親がしばらく面倒をみていたんだけど、この父親も一二歳のころに亡くなってダーガーは施設に預けられる。当時はどこもそうだったらしいんだが、この施設ってのがまたひどいところで。どうも児童虐待がしょっちゅうあったらしい。おまけに施設顧問の医師は幼児の死体を切り刻むのが好きな変態ときてる。ダーガーが虐待されたかどうかははっきりしないんだが、作品の内容から間違いなく犠牲者だったとみる人もいる。そんなひどい場所からダーガーが脱走に成功したのは、一六歳のときだった。シカゴの貸間を借りたダーガーは、八〇歳で立ち退くまで、ずっとそこで暮らしていた。病院の掃除夫か何かをしながらね。年金がもらえる年になるまで、ずっとそんな生活だった。孤独でつまらない人生だって？　そう、表向きには確かにね。でも彼の部屋のなかで何が起こっていたか、だれも知らなかっただけなんだな。

ダーガーはなんと、ほぼ六〇年間にわたって、たったひとつの物語を毎日書きつづけていた。それが「非現実の王国で」だ。タイプ用紙のびっしり文字が埋まった原稿が一万五〇〇〇ページ。こんなとんでもない長さのフィクションは、たぶんだれも書いていない。いや、じっさいのところダーガーの作品をちゃんと読んだ人すらいないんだ。

紙が古くなって傷んでいるせいらしい。でもダーガーはそんなこと気にしないはずだ。だって彼は、だれにも作品なんか見せるつもりはなかったんだから。じゃあ何のために描いたのかって？　決まってるじゃないか、自分のためさ。自分が住みたいと願う理想のユートピアを、ダーガーは想像力だけで作り出した。こういう、正規の美術教育を受けていなかったり、精神病だったりした人の作品を「アウトサイダー・アート」と呼ぶ。だからダーガーは、アウトサイダー・アーチストってことになる。でもアウトサイダーとはいえ馬鹿にはできないよ。ダーガーの作品はいまや大人気で、業界では一作品数万ドルという高値で取り引きされているからだ。半端なアーチストよりもずっと評価されているってことだね。

　しかしまあ、見ればみるほど、ダーガーの作品はアニメっぽいなあ。なにも美少女軍団が邪悪なオトナと戦うという設定ばかりじゃない。戦闘シーンでは、たくさんの女の子たちがむごたらしく殺されていく。首を絞められ、柱に吊るされ、腹を裂かれてね。なんか『バトル・ロワイアル』っぽいけど、実際あの映画では、ラストにキタノの描いたダーガーそっくりの絵が出てきて驚かされる。

美少女たちのマスコット

　しかし、なんといってもアニメっぽさの極めつけは、美少女たちに「マスコット」がいるってことだ。その名もブレンギグロメニアン・サーペント。まあ竜の一種なんだが、ふだんは山羊の角を持った女の子の姿をしている。戦闘モードになると巨大な竜に変身する。

　もちろんアニメやゲームの美少女たちに、マスコットはつきものだ。古くはナウシカの「テト」。セーラームーンなら「ルナ&アルテミス」。『エヴァンゲリオン』なら「ペンペン」。まだまだあるぞ。えーと、モコナ（『魔法騎士レイアース』）にチュチュ（『少女革命ウテナ』）に、ぱたPi（『アキハバラ電脳組』）にケロちゃん（『カードキャプターさくら』）に、メソ（『セクシーコマンドー外伝　すごいよ!! マサルさん』）、あとは何だ、ぷちこ（「デ・ジ・キャラット」）なんてのも、ちょっとマスコットに近いかな。『あずまんが』なら「忠吉さん」より「ちよ父」がそれっぽいし、ゲームで言えばポテト（「ＡＩＲ」）もそうか。ちなみに魎皇鬼《りょうおうき》（『天地無用！』）は変身して宇宙船になるし、ケロちゃんもケルベロスに変身する。このへんもブレンギグロメニアンと同じ。

アニメ関係者がダーガーの影響を受けたことは考えられないし、ダーガーが日本のアニメを見ていた可能性も限りなく低い。それなのにこんな似通った作品ができてしまうことがおもしろくて、せんせいは本まで書いてしまったわけだ。くわしくはそっちを読んでもらいたいけど、マスコット問題は最近気づいたことなので、ちょっとここでふれておきたい。

ダーガーの研究で世界的に有名な心理学者ジョン・マグレガー博士によれば、ブレンギグロメニアンの存在は、ペニスの象徴なのじゃないかということだ。そらブンセキが始まったぞと笑うなかれ。せんせいはこの指摘がかなりいところを突いているように思うのさ。ペニスの象徴をファルスっていうんだけど、このファルスは、精神分析の世界では、かなり重要なポジションを握っている。時には独立したキャラクターとして夢や幻想の中に出てきたりすることもある。出てきて何をするかって？　いろんな働きがあるけれど、もしアニメのマスコットがファルスなら、ファルスはたいてい「ツッコミ役」だ。ケロちゃんもちよ父もそんなキャラだよね。物語の節目節目に現れて、物語を脱臼させるような役目。そういうツッコミ役のことを、難しくいえば「超自我」と呼ぶ。じゃあなぜ、ダーガーが、あるいはアニメがそんな超自我を必要としたか。あるいはファルスと超自我の関係はどうなっているのか。それを理解するには、やっぱり週に一〇本くらいはアニメを見ないといかんだろうなあ。無理だけど。

二〇〇三年五月号

おかんは萌えているか？

やあ。日本一「萌え」にくわしい精神科医だよ。

しかしまあ、気がつくと「ゲームラボ」のコラム執筆陣もずいぶん様変わりしたものだなあ。せんせいが書き始めたころとは隔世の感がある（といっても三年くらいしか経ってないんだけどね）。いまや東浩紀、砂、佐藤心といった、いまいちばんイキのいい批評家・ライターが勢ぞろいだ。

むかしむかし、先鋭的な批評家や表現者は、ポルノ映画やビニ本（って知ってる？）業界から輩出されたものだけど、これからはゲームラボがそういう文化の震源地になるのかもね。せんせいもその導火線くらいの立場にはなったかなと思えば、いささか感慨深いものがある。とはいえ、われわれの雑誌内での立ち位置はいまいちわからないし、ひょっとしたらここだけ「サブカル村」みたいに隔離されてるのかもしれないけどね。でも、このゴージャスな連載陣（笑）を毎月読めるのは、いまやゲームラボだけだ。そのへん心して読んでくれよな、みんな。

で、先月の連載で東浩紀さんが紹介してた森川嘉一郎著『趣都の誕生　萌える都市アキハバラ』（幻冬舎、二〇〇三年、後に幻冬舎文庫）だけど、これはせんせいもいただいて読んだ。じつは森川さんとは以前にも対談する機会があって、内容については少し聞き及んではいたんだが、改めてじっくり読むと、なかなかおもしろい本だなあ。ちまたの評判も上々みたいで、こういう実証型の手堅い研究はやっぱりポイント高いよなあ、うらやましい。

ところで、これは書いていいのかな、森川さんはたいへんな萌え絵師でもある。某所で作品を目撃したせんせいは、あやうくカラーコピーをもらいそうになった。そう、森川さんはちゃんとした（って何だ）現役おたくで、研究者と消費者、そして表現者という異なった立場を、アクロバットみたいに使い分けられる器用な人なのだ。あ、でも、いま思いついたけど、研究者（批評家）＝消費者＝表現者ってたたずまい、まさに「おたく」そのもののことだよね。

「おかん萌え」とは何か

それはそうと、その森川さんから、おもしろい話を教わった。なんでも、2ちゃんねるに今年の初めくらいから「おかん萌え」という奇妙なスレッドが立って、地味に盛り上がっているというのだ。「もし自分の母親が突然若返って一五歳になってしまったら」という設定で、いろんな萌えパターンを考えるのがテーマらしい。さっそく行ってみた。

もうスレッドは三本めになっていて、けっこう地道に受け継がれている感じだ。ただ「一五歳」って年齢の設定はだんだんズレてきて、どんどん若くなっていく傾向にある。ほとんど乳児と化したおかんのオムツを交換、なんて設定もあったけど、赤ん坊萌えはまだ人気がいまひとつみたいだね。最終的には、どうやら一〇歳前後で落ち着いたようだ。それにしても、意外なほど18禁な展開は少なくて、むしろ「朝寝坊して叱られる」「小さくなったおかんが買い物の帰り道に警官に補導されそうになる」「高いところにあるものに手が届かなくて困るおかん（と、体を支えてあげて助ける息子（＝オレ））」など、サザエさんもかくやというほのぼのとした設定が人気を集めている。

もちろんほかにも、さまざまな萌えシチュエーションが妄想され、それを絵師がきっちり視覚化するという、たいへん良スレ的な展開を示しつつあるようだ。「おかん萌え」専用のホームページも作られたりして、みんなから大事にされている育ちの良いスレッドだねえ。もちろん「マザコン！」とかの煽りもたまにあるけど、いわゆる「祭り」とかとは無縁にまったりと続いている場所だからだれにも相手にされない。まあ2ちゃんねるスレッドの詳細な解説ほどむなしいものはないので、これ以上はくわしく書かないでおこう。どうしても読みたい人はスレッドタイトル検索で「おかん」と入れて探してほしい。

ロリコンとマザコン

じつは、こういう設定のフィクションは、むかしからあるにはある。楳図かずおの『アゲイン』(一九七〇年)とか、式貴士『Uターン病』(一九七九年)とかね。ただ、『アゲイン』(たしか、かの『まことちゃん』の前身だったはずだ)はじいさんが幼児になる話だし、式貴士の作品はどんどん若返って記憶もなくなっていくような、ちょっと『アルジャーノンに花束を』(一九五九年)みたいな悲しい話だった。だから、どっちも「萌え」にはあんまり関係ない。映画『バック・トゥ・ザ・フューチャー』(一九八五年)では、タイムスリップした主人公が、まだ高校生の自分の母親に惚れられて困るというエピソードがあったけど、これがいちばん近いのかなあ。ただアメリカ人の女子高校生ってだけで、みんなの萌え対象としては却下、だろうけどね。

さて、ここからが分析なわけだが。まずはじめに、ごくオーソドックスな解釈をしておくなら、「おかん萌え」ってのはロリコン、つまり小児愛(ペドフィリア)の本質をみごとに示す心理なんだよね。ようするに、ロリコンとマザコンはけっこう近い、というか、本質は同じものであるっていうこと。なぜかって? ロリコンっていうのは、簡単にいえば、母親の立場に立って、コドモのころの自分を愛したい、という欲望だから。言い換えれば、「母親」というフィルターを通じて、女の子としての自分を愛したいってことだから、そこには当然、母親への強い愛着も含まれてくる(じつはここに「女の子になりたい」って欲望も含まれてくるんだけど、ややこしくなっちゃうから、その話はまた今度)。

ただね、これみんな間違うんだけど、ここでいうところの「母親」と、キミん家の「ホンモノのおかん」を混同しないように。精神分析でいう「母親」ってものは、実際のおかんよりも、もっと理想化された、一種のイメージ・キャラクターみたいなものだから。

ロリ、つまり小さい女の子っていうのは、まあいってみれば白紙みたいなものだ。まだキャラも定まらない、真っ白いキャンバスだ。だからこそ、そこに自分自身を投影しやすくなるわけだ。母親のフィルターを通して、「自分自身としての少女」を愛するってことは、つまるところ自分＝少女＝母親という等式が成立しやすくなるってこと。そこでは「保護したい」が「保護されたい」と簡単に入れ替わる。だから「おかんが少女に」っていう設定は、まさにロリの王道にほかならないんだね。

　まあそれにしても、こういう新たな「萌えアイテム」たちを見るにつけ、せんせいはつくづく思うよ。けっきょく人間の欲望に「完全に新しいもの」は存在しないんだなあ、とね。メディア学者のマーシャル・マクルーハンという人もいってるけど、ほんとうに新しい存在はなにかを強化する代わりに、なにかを衰退させる。それは極限まで追求されれば反転して別のものになったり、思いがけず古いものを復活させたりもする。よくわからない？　そうね、たとえばプレステ2はネトゲを強化してドリキャスを衰退させ、「サクラ大戦」を復活させた、みたいなことかな。ところが「萌え」には、そういう性質はない。

　ただ次々とだれかが見つけた新しげな「萌え」が増えていくだけ。僕らはそれを淡々と消費するだけ。その結果何かをガマンしたり、その萌え表現を究極まで追求しようなんてことは、僕らはあまり思わない。だから萌えのアイテムはどんどん増えるし、かといって古い萌えが絶滅したり復活したりするということもない。ただ、新しい萌えの感性は、僕らの欲望を、いっそう細分化していくだろう。萌えによって僕らの欲望は新しい隙間を発見し、かくして欲望はいっそう微分化されていくってわけだ。そうか、してみると、「萌え」こそは精神分析そのものなのだ！　ってな強引な結論で今回はおしまい。

二〇〇三年六月号

キミは『じゃリン子チエ』を知っているか

やあ。日本一「萌え」にくわしい精神科医だよ。

この評判のあんまりよくない書き出しをずっと頑固に変えないのは、じつは理由がある。この元ネタ、わかった人がどれだけいるかなあ。これはね、あの不朽の名作漫画『じゃりン子チエ』（以下『チエ』）におけるチエちゃんの口癖「ウチは日本一不幸な少女や」から来ているんだ（別バージョンで「ウチは日本一忙しい少女や」とかいろいろある）。

長らく待たれていた『チエ』のアニメ版DVDが、この七月でひとまず完結する。全国放送されたシリーズのDVDボックスは去年完結していたんだけど、今回のものは大阪ローカルのみで放映された一九九一年バージョンだ。今回の「おた神」は、その発売記念ということで……といっても、いまとなっては作品名すら「何？」ってヒトもいるだろうから、簡単に解説しておこう。

もとは週刊漫画アクション（双葉社）に連載されたはるき悦巳の同名漫画で、こっちのオリジナルはものすごい長期連載だった。一九年間（一九七八年〜一九九七年）で単行本六七巻。まあ『こち亀』とかには及ばないけど、日本漫画史上五位（二〇〇三年当時）に輝くという長期連載だ。物語は……といっても、作者本人も認めているとおり、派手なドラマや戦いが描かれるわけじゃなくて、あくまでも少女チエを取り巻く人々の日常が淡々と描かれるだけ。定職に就かずバクチやケンカに明け暮れる父親・竹本テツと、小学五年生ながらホルモン焼き屋を切り盛りしつつ一家を支える少女・チエ。なぜかテツと結婚した良妻賢母の典型のような母親・ヨシ江に、テツの両親であるおジィとおバァ、チエの飼う猫の小鉄とその友アントニオJr．など、二人を取り巻くさまざまな人々が織りなす、ほろ苦くも愉快なエピソードの連続が、『チエ』の世界だ。

『チエ』連載当時はすごい人気でね。なんたって作者のはるき悦巳が「徹子の部屋」（テレビ朝日系列）に呼ばれたくらいだ。いま考えても、ちょっと不思議なほどだったな。なにしろ作品がめちゃくちゃ地味だったし。時代設定も風俗もいまふうじゃなくて、二〇年前ですら古かった。もとの絵を見ればわかるけど、およそ「萌え」要素にも乏しいしね。ところが、この地味な作品に、ふだんあんまり漫画とか読まないような文化人の方々までがやられてしまったわけだ。ちなみに、いまでもファンサイトはけっこうあるし、双葉社の公式サイトもあるんだけど、内容的に充実しているウェブサイトは「関西じゃりン子チエ研究会」［★1］かな、やっぱり。この団体は『じゃりン子チエの秘密』（データハウス、一九九三年）なんていう本も出している。

アニメ版のすばらしさ

というわけで、せんせいも原作にやられた一人だったわけだけど、これがアニメになって、もっと決定的になった。まず高畑勲監督で劇場版が作られ、一九八一年からはテレビシリーズが始まった。こちらも高畑監督が関わった、全五四話の大長編だ。地元の大阪ではヘビーローテーションで何度も放映されたようだけど、これ、地元だからってばかりじゃないね。単純に、すごくよくできたアニメなんだ。いま見直しても、絵はよく動くし、声優のハマリ具合もハンパじゃない。チエちゃん役は歌手で女優でフェミニストで参議院議員だった中山千夏、テツは漫才師の西川のりおで、大阪ネイティブな二人だけに、原作の愛読者全員が深く納得せざるをえないほど、漫画のやりとりが生き生きと再現されていた。あまりにすばらしかったので、まだ高価だったビデオを持っていなかったせんせいも、毎週録音して繰り返し聞いていたものさ。

この作品、ストーリーも絵柄も原作に忠実なんだけど、不思議なことに、どこかジブリ風味に仕上がっている。アニメのマジックだね。あの地味なチエちゃんまで、なにやら萌えらしきものを醸し出すんだから。その萌えっ子ぶりは、あの名匠すがわらくにゆき氏が最近になって無茶苦茶ハマっているという事実にもうかがえる（うかがえるよな？）。加えて、今回久々にアニメ作品を見直し改めて感じたのは、すごく宮崎駿っぽい作品だってこと。なんといっても、成長せずに労働に明け暮れる少女が主人公だし、小鉄だってアニメの正統的マスコットたる「猫」だしね。作者はどうやら、この猫たちの存在を、人間だったらクサくて恥ずかしい言葉を言わせるための存在とみなしているらしい。キャラが切り離した「人間性」の一部をマスコットが引き受けるという構図は、アニメ的世界観そのものだ。

なんとも言えない「暗さ」

ところで、漫画評論家に呉智英というヒトがいる……なんて紹介したら怒られるな。まあ、そのくらい業界内では偉い先生だ。この先生の漫画評論は、正直、あんまりおもしろくないんだけれど、『現代マンガの全体像』（情報センター出版局、一九八六年、後に双葉文庫）という本で、呉さんはとんでもない指摘をしている。チエちゃんは被差別部落の少女だというのだ。そして、チエちゃんの親友であるヒラメちゃんは、在日朝鮮人なのだとも。この指摘が正しいのかどうか、もちろんそれはわからない。でも、せんせいは深く納得したね。呉さんは、この指摘をしただけでも、評論家として尊敬しなきゃならんと思っている。そのぐらいこの視点は、『じゃりン子チエ』の世界の基本にある、なんとも言えない「暗さ」をしっかりと見据えているんだ。

だって考えてみてほしい。小学五年生といえば、まだ思春期ですらない、夢見がちな子どもであってもおかしくない年齢だ。ちょっとかわいい女の子なら、歌手とか芸能人とか、そういう夢をおおっぴらに語っても許される年ごろじゃないか。それなのにチエちゃんは、そういう夢をけっして語らない。せいぜい自分が切り盛りするホルモン屋の経営が、将来もうまくいくことくらいしか考えていない。だから、ディズニーランドや海外旅行にも興味がない。つまり、チエちゃんは自分の住んでいる大阪の西萩地区以外の世界には、めったなことでは関心すら持たない。この、およそ少女らしくない夢のなさというか諦めは、いちど徹底的な絶望を経てこなければ得られないものじゃなかろうか。

じつははるき悦巳には『日の出食堂の青春』（日本文芸社、一九八一年、後に双葉社）という作品があって、これは読みようによっては『チエ』の後日談的な物語なんだ。家業を手伝うわけでなく、日の出食堂に溜まってぐうたらな日々を過ごす四人の若者。彼らのアイドル的存在である美津子は、みんなの恐れる元不良の青年に、自分から近づいてさっさと結婚してしまう。彼女は青年を、家業の豆腐屋を継いでくれそうな男性と見込んで、彼が遊びを覚える前に所帯を持たせてしまう。いっけん堅実だけど、この将来の見切りようはどうだろう。『チエ』に比べても、いっそう暗い印象があるのは、ぐうたらな青年たちにも、けなげに生きる美津子にも、等しく未来は閉ざされているからだ。彼らはおそらく、生まれた土地から一生離れることなく、しぶしぶ家業を継がされて、親と同じような人生を歩んでいくだろう。現実には、それが幸福な人生ということもありうる。しかし、ひとたび漫画に描かれると、どうしてこれほど暗いものになるんだろう。この漫画は、一九八二年九月にＮＨＫでドラマになった。太川陽介主演なんてやめてくれよと言いたかったが、いざ観てみたら、漫画以上に暗いトーンのドラマになっていて驚いた記憶がある。

で、せんせいはやられたわけだ、この「暗さ」に。『日の出食堂』という、一種の裏本を通過して読む「チエちゃん」は、未来を閉ざされたユートピアで、永遠に成長することなく喜劇を演じなければならない戦う少女の悲しい物語なのだ。

★1 http://www.jarinko.com/

二〇〇三年七月号

フラットな猥褻《わいせつ》性をめぐって

やあ。日本一「萌え」にくわしい精神科医だよ。

ところでみんな、『アニマトリックス』は観た？　いやすごいねえ。映画『マトリックス リローデッド』の露払いとかプロモーションといったレヴェルに収まらない、完全に独立した作品だねあれは。このなかの一編『ザ・ファイナル・フライト・オブ・ザ・オシリス』には、とくにたまげました。これ、せんせいがいつぞや、さんざんけなした『ファイナルファンタジー』（二〇〇一年）のアニメーション監督が手がけているんだけど、思わず謝りたくなるほどの出来。ところでひとつだけ疑問。この作品中、主人公の黒人男性だけは実写じゃないかなあ。動きのタイミングといい自然さといいヒロインやほかのクルーとは段違いにリアルなんですけど。ねえ監督のアンディー・ジョーンズさん、正直に教えて。やったんでしょ？　一人だけホンモノ混ぜといても、どうせわかんないやと思ったんでしょ？　もしあれが本当にCGキャラクターなら、せんせいは謝るどころじゃない。今後CGアニメーションについて偉そうなこと言うのはいっさいやめますから（【註】もちろんCGキャラでした）。

話変わって、今度は近況報告。じつは先日、韓国に行ってきました。韓国はほら、いまやIT大国で、「リネージュ」みたいなネットゲームの一大拠点でもある。もう拠点過ぎて死者が出てるほどだ。ということは、おたくもたくさんいるはずだし、まあ言葉はよくわかんないけど、「萌え」で日本海を越えてみせるさ!!　とまあ、そういう勢いで向こうの漫画やゲーム関係者の方々と会見してきた。成果のひとつは、「ACCF アジア文化コンテンツフォーラム」という会議を立ち上げたこと。本当は「おたく」か「萌え」を入れたかったんだけど、まだあちらでは「おたく」のイメージが悪いそうで難しかった。そういえば日本と同じょうに韓国でも「パラサイト・シングル」や「ひきこもり」が急増中とか。……そんな感じのわれらが珍道中の記録は、七月二五日にロフトプラスワンで発表します。

漫画の猥褻性を問う裁判

さて今回のメインテーマは、「フラットな猥褻性をめぐって」だ。

じつはせんせい、最近ある裁判に関わった。通称「松文館裁判」などと呼ばれているけど[★1]、これは史上初めて、漫画の猥褻性が問われている裁判なんだ。昨年一〇月、松文館の社長である貴志元則さんが、わいせつな漫画作品を販売したっていう理由で逮捕された。漫画家ビューティ・ヘアさんの『蜜室』というのがその作品[★2]。見てみればわかるけど、たしかに性器の描写とかは多いとはいえ、これはアダルトコミックとしては、ごく普通の水準だ。まあ、どう考えてもこれは「見せしめ」のための逮捕なんだろうな。

戦後わが国でわいせつをテーマとした裁判には有名なものがふたつある。まず一九五〇年にはD・H・ロレンスの小説『チャタレイ夫人の恋人』が「猥褻文書」とされ、翻訳した伊藤整さんが起訴されて、最高裁で有罪の判決が下された事件。一九七二年には、野坂昭如サンが編集する雑誌に掲載された、永井荷風作といわれる小説『四畳半襖の下張』が「猥褻文書」として摘発され、やっぱり最高裁で有罪となった事件。

あの有名な刑法第一七五条は、猥褻物頒布、つまり、メディア上でいやらしい表現をしてはいけませんよ、という罪についてのものなんだけど、このくらいあいまいな法律も少ないだろうね。そもそも「何が猥褻か」っていう基準がはっきりしないんだもの。っていうか、基準がないんだもの。たんに摘発するがわのほうで「おお、これはいやらしすぎるぞ」と感じれば猥褻物。だから、摘発の基準は、時代とともにどんどん変わる。さっきの裁判で争われた出版物だって、いまは書店で普通に完全版が買える。ついでにいえば『蜜室』だって、まんだらけとかで普通に買える。いや、小説や漫画だけじゃない。そもそも、ほんの一〇年以上前はヘアヌードも御法度だった。それがいまじゃ、普通にコンビニで買える時代だ。じゃあ、ヘア解禁になって性犯罪が増えたか？　そんな事実は全然ない。猥褻かどうかなんて、そのくらいいい加減なものなんだ。そんないい加減な理由で逮捕されたり前科がついたりするのは、やっぱりどう考えても、おかしなことだよ。

「芸術性」には目もくれない

正直せんせいは、この『蜜室』っていう作品が、特別にすごい傑作とは思わないし、芸術だから許せとも思わない。ただもう、この猥褻表現という決めつけのいい加減さが許せないんだな。その意味で、今回の裁判は、さっき例に出したふたつの事件よりも純粋に「猥褻とは何か」が問われやすくなっている。『チャタレイ夫人〜』にしても『四畳半〜』にしても、けっきょく問われたのは「芸術か猥褻か」ってことだ。弁護側に立ったそうそうたる作家とか文化人が、そういう流れを作ってしまったからね。ようは「しょうしょういやらしくっても、これは芸術なんだからOKでしょ？」って話。昔の女優さんは「必然性があれば脱ぎます」って言ってたもんだけど、正直、「芸術」も「必然性」も、いい加減で適当なもんだ。だから裁判で負けたんだよ!!

今回の裁判の流れを見てて感じるのは、誰もこの作品の「芸術性」なんかには目もくれていないこと。これが素晴らしい!!　せんせいの前に意見陳述をした宮台真司サンは、メディア上の性表現が青少年の行動に与える影響について、それは存在しないか、あるいはむしろ性犯罪を減らす方向に作用するってことを、統計データと先行研究を例に挙げてきっちりと論証しきった。じつはこんなことは、とっくに検証済みなんで、残されているのは「ゾーニング」、つまり過激な表現については成人指定をして販売できる場所を限定するとか、そういう問題だけなんだよね。

で、せんせいの意見陳述なわけだが。裁判で意見言うなんて初めてで、けっこう緊張しましたよ。弁護士の山口貴士サンは、法曹界にはめずらしい特濃おたくで、資料にも大量のアダルトコミックを自分の蔵書からも持参していた。裁判官もずいぶん面食らっていたらしい。せんせいのほうも、なんとか自分のペースで「おたく」「コミケ」「ショタ」などについてくわしく説明してきた。こんな単語が東京地裁の法廷に飛び交うなんざ、きっと前代未聞だろうと思いながらね。かくして精神医学的見地から、漫画やアニメの性表現に向かう欲望と、生身の女性に向かう欲望とがいかに異質なものであるかを十分に説得したんだけど、そこで例に出した図版がこれ[★3]。三年くらい前に、某同人即売会で発見、即買いした本だ。作家はラヂヲヘッドほかのみなさん。これ出したら、さすがに裁判官も検察官も唖然としてたねえ。いや愉快愉快。これ18禁本だから、明らかに性欲処理用の物件なんだけど、じゃあこれでどんな性犯罪が誘発されるっての？　芋虫少年に、体は大人で顔だけ幼児の少年が絡む、この絵で？　その向こうに何もない、行き止まりの、こういうフラットな性表現の意味について、みんなもっとちゃんと認識すべきときなんじゃないかなあ。そうせんせいは思ったことでした。

★1　http://www.geocities.co.jp/AnimeComic-Tone/9018/shoubun-index.html

★2　ビューティ・ヘア『蜜室』

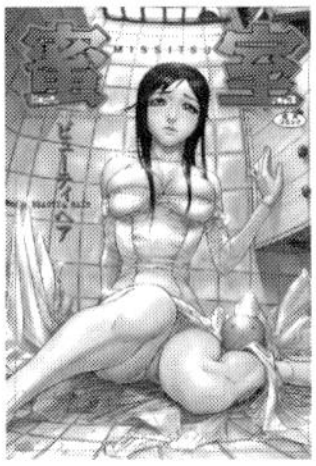

★3　革命政府広報室「見世物小屋ノ少年タチ」

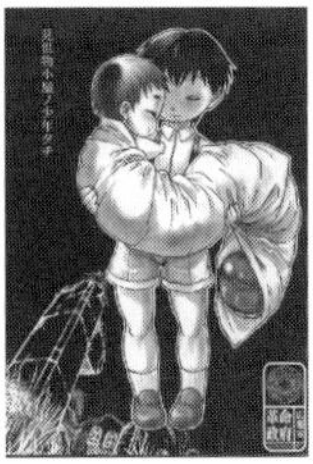

二〇〇三年八月号

平沢進とヴェネチア・ビエンナーレと

やあ。日本一「萌え」にくわしい精神科医だよ。

というわけで、行ってきたわけだ、平沢進サンとのトークイベントに。タイトルが「ひきこもりｍｅｅｔｓミュージック」という、よくわからないものになっていたのはご愛敬。前にも書いたように、このトークイベントは、せんせいが自分でリクエストして実現したものだ。自分の趣味に走ったことだし、人はそんなに来ないかも、という考えは甘かったね。ロフトのイベントにはめずらしく前売りチケットを発売したんだけど、ローソンチケットで発売開始後数時間で売り切れたとのこと。一枚二〇〇〇円もしたのにね。

じつは平沢進サンのことは知らないヒトのほうが多かろう、と失礼な予測を立てていたんだけど、意外にそうじゃなかったんだよね。最近の平沢サンは、新作「BLUE LIMBO」の発表や、今敏《こんさとし》初のアニメシリーズ『妄想代理人』（二〇〇四年）のサントラを手がけるなど、相変わらず精力的な活動を続けている。これまでの仕事でも、アニソンというか、アニメのサントラ仕事が非常に多いんだ。有名なところでは『ベルセルク』（一九九七年）とかね。そういうところから入ったファンも多いらしく、当日のロフトはオタク含有率がとても高いイベントになったのだった。いや、むしろせんせいのほうが「あんただれよ?」的立場で、よせばいいのに「私（斎藤）がだれか知っている人?」と手を挙げてもらったら、一割もいなかったという（泣）。まあ、しかたないや。

ポップミュージックと「萌え」

せんせいにとっての平沢サンは、まず「あのＰ－ＭＯＤ

ELの」ということを抜きには語れない。もう二〇年以上も前のことだけどね。そういうバンドがあったのだよ、当時。レコード会社の熾烈な争奪戦があったりして、デビューは鳴り物入りって感じだったね。音はパンクともテクノともつかない奇妙な音楽で、ベストテンに並ぶようなバンドじゃなかったけど、それでもテレビ出演している姿を見たことがあるから（曲は「ミサイル」だったなあ……）、やっぱり人気はたいへんなものだった。

ひねた高校生だったせんせいは、どうにもフォーク臭い当時の邦楽が嫌いで、ベタついたところがまるでない、まるで異次元の音を奏でるこのバンドに一発でやられたものだ。とりわけ三作めの「potpourri」は、何度聴いたかわからない。これ、機会があったらみんなも聴いてみてくれ。今聴いてもヘンだから。しかもその「ヘン」は、ある種の感受性を持った青少年を、時代を超えて狂わせるような「ヘン」さなんだな。

まあ要するに、その音楽は最高に毒のあるポップ・ミュージックだったわけだ。じつはこれこそがせんせいのツボなんだよね。とくに「ポップであること」が重要。ポップであることの条件には、いろいろなものがあるだろうけど、まず重要なのは「わかりやすさ」だ。ポップなものは伝達されやすく、模倣されやすい。でも、ポップであることは簡単じゃない。なぜならポップなものは、必ず「伝えるべき情緒」を含んでいなければならないからだ。ポップなものが好まれるのは、そこに情緒の伝達があり、それを媒介として、なんらかの思想を共有できるからにほかならない。カンのいいキミなら、もうわかったよね。そう、その点で「ポップ」は「萌え」と密接に絡んでくるんだ。

ポップであることが難しいのは、スタイルはコピーできても、情緒はコピーできないからという点にある。カヴァー楽曲がオリジナルをめったに越えられないのも、たぶんそのせいだ。「萌え」も同じこと。おそらく「萌え」は複製できない。それは「転移」を通じ、「模倣」という身振りで伝えられていくしかないんだ。

つまり「萌え」は、魂の問題だということ（ちと大げさか?）。

……何の話だっけ? そうそう、平沢サンについて話していたんだった。はじめてお会いする平沢サンは、予想に反して（失礼!）、微笑をたたえたおだやかな紳士だった。はじめは緊張していたせんせいも、おかげで少しリラックスしてトークできた気がするな。もちろん中休みには、最新作のジャケットに、あの不思議な「進」サインをしてもらったさ。

平沢サンは小学校五年生のときにはバンドを結成するほど早熟な少年で、音楽の嗜好も当時からずいぶんマニアックだったらしい。あるとき音楽の教師が、「みんなの好きな音楽を持ってきましょう」という課題を出した（いるよね、こういう「悪気のない」教師ってさ）。そこで平沢少年はずいぶん悩んだ。自分の趣味はだれにも理解されないし、理解されたくもない。なんとか自分の順番にならぬように、平沢少年は懸命に画策した。こんな経験が重なって、平沢少年はだれにも内面を打ち明けない、ひきこもり一歩手前の状態になったのだという。

せんせいがこのあいだ出演したＮＨＫの番組でも、「アニメ好きなことがバレて（!）」クラスメートから無視されるようになり、何年にもわたってひきこもってしまった青年の話が紹介されていた。こんなふうに、ある種の趣味は人を孤独にする。しかし徹底的に孤独を極めた結果、いま平沢サンはこれだけ熱烈なファンに囲まれている。そう、ひきこもりの底を掘り抜くことで初めて見えてくる、豊かな世界がきっとあるに違いない。だれにもできることじゃないけれど、そういう宿命を選んでしまったヒトにとっては、平沢サンの体験はなにがしかの勇気を与えてくれるんじゃないだろうか。

せんせいの芸術家デビュー

ところで今回は、もう一つ、とんでもない話題がある。

じつはせんせいは、来年アーティストデビューすることになった。ヴェネチア・ビエンナーレで。いや気が触れたわけじゃなくて、いちおう正気ですが何か？　などと居直っている場合じゃないな。順を追って説明しよう。

これ、イタリアはヴェネチアで二年に一度（ビエンナーレだから）開催されている、建築部門の作品展示会なんだよね。美術部門もあるけれど、今回は建築部門であるところがポイント。テーマは「メタモルフォーゼ」。変身とか変容ってことだね。

これと萌えがどう結びつくというのか？　日本館のパヴィリオン展示を主催するのが国際交流基金なんだけど、コミッショナーが森川嘉一郎サンなのだ。そう、かの鮮烈なデビュー作『趣都の誕生　萌える都市アキハバラ』や、オタクのダメ志向理論で知られる若き論客だ。彼がせんせいに、「オタクの部屋」というモチーフで作品を作れないか、と打診してきたのだ。

そりゃあ、せんせいだってためらいはあったさ。精神科

医稼業のかたわら、そんな重責を果たせるのか？　結局どっちつかずになるんじゃないのか？　そういう疑問が、いくつも頭をよぎったさ。でもね、こんなおもしろい機会、やっぱり逃すわけにはいかなかったよ。この先こんなチャンスが二度とあるとは思えないしね。まだ、どういうコンセプトになるかは漠然としか決まっていないし、この時点で公表するほどのものはないんだ。ただ、問題は「オタクの部屋」というモチーフだ。これ、漠然としたイメージはあるけど、実際に目にする機会はほとんどないものだからなあ。

そこでせんせいからのお願いだ。「オタクかどうか」は別として、ゲームラボ読者の部屋の写真が必要なんだ。部分的でもいいし、全体でもいい。あいにくギャラは出せないけれど、全面協力してくれたら、作品として製作した、きみの部屋のジオラマをプレゼントしようじゃないか。さあ、キミの部屋で世界を驚かせよう！　って煽り文句じゃ逆効果か？　それはともかく、せんせいは本気だ！　協力して

くれる人は、ぜひともせんせいまでメールをくれたまえ。
コンセプトに対するアイディアでもいいから。では、いい
返事を待つ。切実に。
※現在は募集していません。

二〇〇三年一〇月号

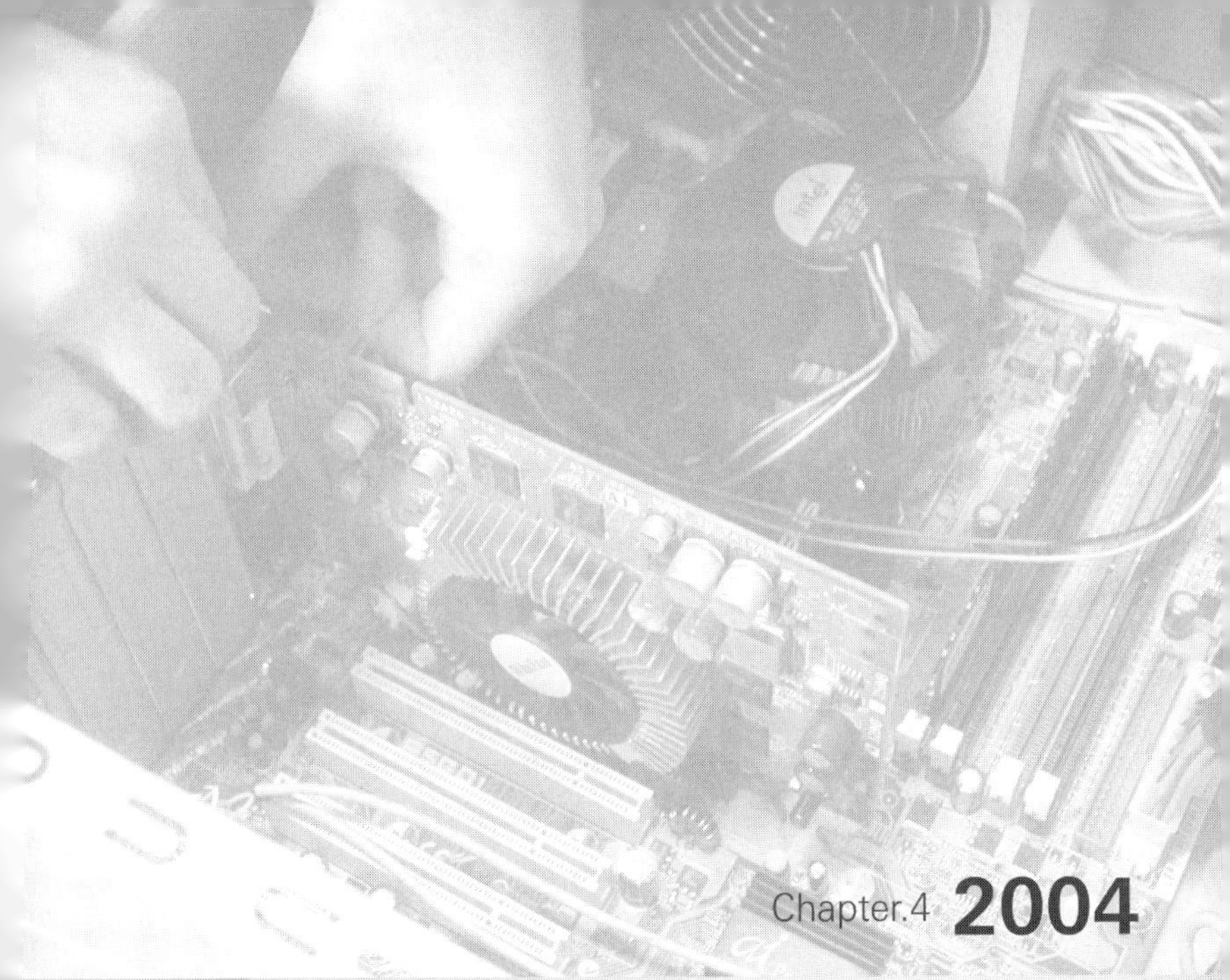

Chapter.4 2004

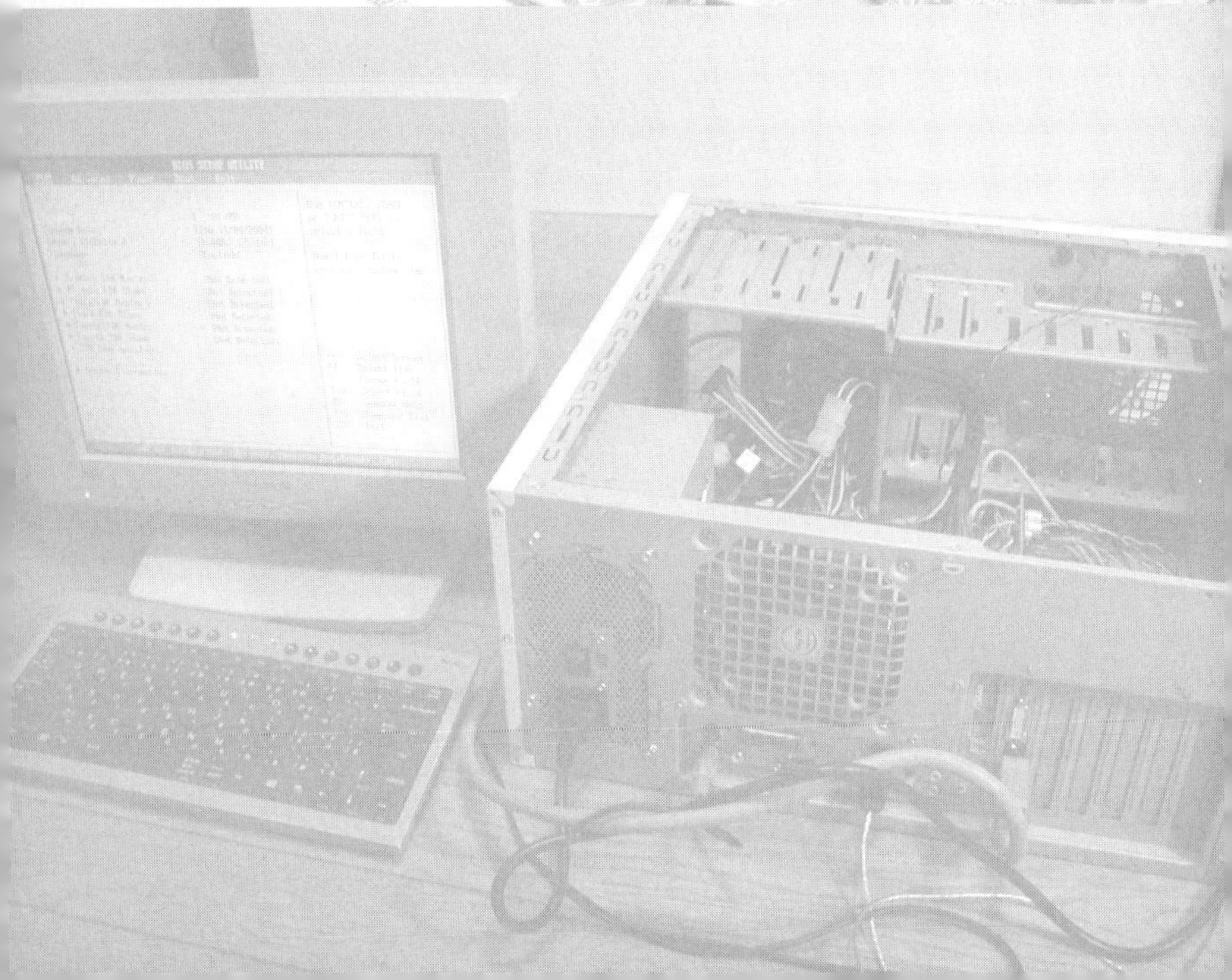

イノセンスは顔が命

やあ。日本一「萌え」にくわしい精神科医だよ。

ところでみんな、「アニメージュ」三月号は買ったよね。新作『イノセンス』公開記念の押井守ロングインタビューもいいんだが、特別ふろくの「もえたん」を買い逃したら、それはもう一生後悔モノですよ。新作イラストも大萌えだが、相変わらず例文がいいなあ。「『もうすぐ、すぐに出来上がります』という返事はこれから始めるという宣言である。」え？　もちろんせんせいのことではないですよ？　それはそうと、せんせいも一つ例文を考えてみた。そう、再来年くらいに出る予定（嘘）の『大人のもえたん』用にね。「キレて母親を刺してしまったので、とりあえず『あのアニメ』のせいにしておいた」（誰か適当に英訳してね）。……お

や、シャレになってませんかそうですか。でもこれからがシャレにならん話になるんだよね、今回は。

米沢エヴァ殺人事件

今年の二月二三日、山形地裁は、昨年六月に自宅で母親をバットやスコップで撲殺した被告（二三）に対して、懲役一四年の判決を下した。

判決の理由を見てみよう。被告は高校生の時に見たアニメ『新世紀エヴァンゲリオン』に出てくる「（人類の）進化の最終結論は滅亡」という言葉に共感した。そのあげく、「人間は地球環境を破壊し、不必要」と考えるようになり、母親を撲殺したのだという。

いやはや、せんせいはね、ほとほとあきれましたよ。木下徹信裁判長は、この事件にアニメの影響があったことを認めているらしい。なんか、「内面に抑えられていた妄想が現実化」とか、「理解困難な動機に酌量の余地はない」と

か言ってますが……。理解困難って「理解」してんじゃん。それに「理解困難な妄想」が原因なら、いままでの判例から考えて、「心神喪失で無罪」になるんじゃ……？　いやあ、裁判官の判断って、柔軟で幅があってとってもステキ（ところであのう、毎日新聞Ｗｅｂ版の記事を書いた山根真紀サン、あなたの文章から引用しておいて言うのもなんですが、エヴァは「人造人間」じゃありませんので。「汎用人型決戦兵器」ですんで。そのへんよろしく）。

　この判決が問題なのはね、殺されたのが母親じゃなくて赤の他人だったとして、その人の遺族が犯人と一緒にガイナックスを民事訴訟で訴えたらどうなるかを考えていない点。下手するとガイナックスは莫大な慰謝料を払わされていたかもしれないわけだ。なんたって「影響あり」なんだから。こういう悪しき先例の積み重ねが、たくさんのトンデモ判決の量産につながっているかと思うと、いやはや情けないなあ。

　でも、この被告人もかなり卑怯だと思う。前にも書いた

けどさ、こういう若者が増えたよね。自分の行動を安易にメディアのせいにするやからが。「強姦したのはＡＶを見たからです」とかさ。これならもう、何でも言える。「バイクを盗んだのも校舎の窓ガラス壊して回ったのも一〇年前に聴いた尾崎豊のせいです」とかね。自分の行動にフィクションの影響があったとしても、その行動の責任が一〇〇％自分にあるのは当たり前。そんな当然の作法すら守れない奴は、そもそもフィクションを楽しむ資格がないよ。

　そもそもフィクションには、そういう危険な力があるから楽しめるっていうところも確実にある。古くはサリンジャーの小説『ライ麦畑でつかまえて』（一九五一年、いまは村上春樹訳『キャッチャー・イン・ザ・ライ』もあるけど）が有名だ。ジョン・レノンを殺害したマーク・チャップマン、レーガン大統領を狙撃したジョン・ヒンクリー・ジュニア、二人とも逮捕されたとき、この本を持っていたらしい。でも、この二人にしても、『ライ麦～』は「言い訳」に使われてるんじゃないかと問いつめたい気はするけどね。

そういえば『エヴァ』はもちろん「セカイ系」だとして、『ライ麦〜』もある意味、「セカイ系」の古典なのかも。なんというか、「自意識」と「セカイ」が乖離《かいり》しつつ同一視されているあたりがね。そういえば、かの太宰治なんかもそうだ。うん、間違いない。「セカイ系としての太宰治」。よしよし、これで文芸誌の連載テーマが一つできたな。

「萌え」と「官能性」の違い

さて話変わって、この三月に押井守監督のひさびさの新作『イノセンス』が公開される。ほかにも今年は宮崎駿や大友克洋の新作が控えているし、アニメにとってはエポックな年になりそうだね。ある雑誌の仕事で『イノセンス』の試写状を入手したので、さっそく行って来ましたよ。

いやあ、凄かった。これはかなりの傑作ですね。ただ、これはきっと、一回見ただけでは評価が難しい作品だと思う。難解なセリフや眼をあざむくビジュアル・ショックに幻惑されているうちに、映画が終わってしまうから。せんせいが評価する見所としては……まず映画の冒頭、人型の奇妙な飛行物体が変形しながらゆっくりと飛翔するシーンがあるんだけど、まずここでやられたね。次いでオープニング。ガイノイド（人形）が部品から自動的に組み立てられるシークエンスは、似たようなシーンが『ＧＨＯＳＴ ＩＮ ＴＨＥ ＳＨＥＬＬ／攻殻機動隊』（一九九五年）にもあったと思うけど、より洗練されている。後半活躍するティルトローター機？ の造作もカッコいいけど、後半の舞台である択捉《えとろふ》の俯瞰《ふかん》は、林立する摩天楼に、押井守監督が発案した「チャイニーズ・ゴシック」という様式美が組み合わせられて、これはひょっとすると『ブレードランナー』（一九八二年）の都市イメージを初めて超えたか？ と思わせるだけのものがある。しかしなんといってもきわめつけは、あの幻想的な春祭りのシーンだね。

ところで、今回の作品について押井守監督は、いろんな媒体でこれでもかというくらい製作意図を解説しまくっている。『イノセンス創作ノート』（徳間書店、二〇〇四年）なんて本まで出ているくらいだ。いろいろと情報を総合すると、この映画では「球体関節人形」と「動物」が、主なテーマになっているようだ。

それで、東京都現代美術館で開催されている「球体関節人形展」まで行ってきた。押井監督がみずから監修した展覧会だ。こちらはせんせいが初めて知る世界で、そりゃスーパードルフィーのブームのことや、四谷シモンのことくらいは多少は知っていたけれど、ほとんど未知の世界だったね。とくに感じたのは、なんというかな、「萌え」と「官能」の違いを知るにはちょうどいい機会だったかもしれない。

一般に、フィギュアって関節は固定されているよね。むろんアクションフィギュアみたいに、関節が可動のものもあるけど。それにフィギュアの場合、「顔」の比重が圧倒的に高いんだよね。これはフィギュアの存在自体が、アニメや漫画から二次的につくられることと関係が高いのかもしれない。いっぽう球体関節人形は、顔と同じくらい身体が重要になってくるんじゃないか。球体関節っていうのは、すごく人工的なものだけど、これが加わることで、むしろ人形の体がリアリティを帯びてくる。乱暴にまとめれば、フィギュアのリアリティは虚構の顔面性に支えられ、球体関節人形のそれは関節の身体性に支えられている。前者が萌え、後者が官能性に対応しているわけだ。顔面性って何かって？　う〜む、今回はそれを説明するだけの時間がないな。この雑誌が出る頃には公開されている『イノセンス』を観て、一緒に考えてみてくれ。

二〇〇四年四月号

OTAKU イン・ヴェネチア・ビエンナーレ報告

やあ。日本一「萌え」にくわしい精神科医だよ。

ブッシュとケリーのディベートもはじまり、大統領選のムードも盛り上がってきたね。そんなおりから、マイケル・ムーアの映画『華氏911』（二〇〇四年）もぜひ観ておきたいんだけど、残念ながらまだ映画館に行けないんだ。こういうのはお祭りだから、DVD待ちとか言わずに、せめて選挙前には観ておきたいんだけどな。

『ブーンドッグス』の萌え

でもそのかわり、ムーア以上に過激と評判のコミックを読んだよ。アーロン・マッグルーダー原作、町山智浩訳の『ブーンドックス』（幻冬舎、二〇〇四年）がそれだ。

なんだアメコミかよ、じゃあ萌えはナシね、なんて早合点しないでほしいな。たしかにアメコミで、しかもコミックストリップと呼ばれるジャンルの作品（ほら、スヌーピーの出てくる『ピーナッツ』とか、あのたぐい）だ。日本で言えば『サザエさん』とかの四コマ漫画みたいなものかな。でも、この漫画は一味違うよ。なんたって著者のマッグルーダー氏は大のアニメファン。だからこのコミックの絵も、日本のアニメそっくりなんだ！　主人公のヒューイ・フリーマンは一二歳の小学生。シカゴの黒人ゲットーから、白人ばかりが住む郊外住宅地に引っ越してきた。子どものクセに、黒人の地位向上のために戦い続けるバリバリの武闘派左翼を気取っている。でも、その主張があまりに明晰かつ過激であるため、周囲の子どもはおろか、大人にすら理解者は一人もいない。温和だが厳しいところもある祖父、ギャングスタ・ラップに憧れる弟ライリーとの三人暮らしだ。近所には混血の黒人美少女ジャズミンや、ブルックリンから来た転校生シーザーが住んでいる。平和な日々と過激な主張。そして萌え。『ケロロ軍曹』（角川書店、一九九九年）にも通ずるような、壮大なへなちょこ感が漂う、じつにイカした作品だ。

じつはせんせい、アメリカ人に謝らなくちゃいけない。だって奴らには萌えキャラは絶対に描けない、なんてことをいろんなところで喋りちらしてきたんだから。その意味からも、『ブーンドックス』は偉大な発明だ。なんたってマッグルーダーは、この作品で萌えと風刺を結合させちゃったんだから。ウソだと思うなら、本を手に取ってみてくれ。ね？　せんせいのいったとおりでしょ？

萌え要員は、なにもジャズミンばかりじゃない。ヒューイとシーザーが熱く語り合う姿から「ヒューイ受け」を想像しない腐女子者は一人もいないはずだし、むろん「ライリー×ヒューイ」なんて鬼畜な発想の誘惑に負ける人がいてもおかしくない。それに『もえたん』（三才ブックス、二〇〇三年）が実証済みだけれど、この手の作品はじつに「学習」向きなんだな。せんせいも通読して、キッシンジャーがカンボジアで何をしたかとか、パフ・ダディのどこが間違っているか、みたいな重要な知識を吸収したぞ。

でも、せんせいが一番感激したのは、ヒューイがあのカッコいい黒人のポップカルチャーに背を向けて「俺はオタクだ！」と宣言するところ（四六ページ）。そうなんだよなあ。カッコよさの追求は、殺人や戦争のカッコよさにもつながってしまう。これに対抗しうるのが、カッコわるい「萌え」のカッコよさなんだと、まさかアメリカ人から教えてもらうことになろうとは！　そろそろ日本でも、「ちゆ12歳」サンあたりに頑張って欲しいものです。

日本館が金獅子賞？

さて、ヴェネチア・ビエンナーレについて報告しておこう（六二ページ参照）。

九月一二日、日本館は予定通り一般公開された。せんせいはその日に帰国したのであとで聞いたんだけど、おおむね好評だったようで、コミッショナーの森川嘉一郎サンによれば、デンマークとアイルランドから巡回展のお誘いもかかったとか。マスコミ向けの公開日にはせんせいも立ち会ったけど、たしかにみんな面白がってたな。もちろんせんせいと開発好明《かいはつよしあき》サンとの共同作品「おたくの個室」も、かなりウケていた。

ちなみに実際の展示を観てみたいひとには、公式サイトの「ヴァーチャル展示ツアー」［★1］がオススメ。これ、すごくよくできてる。なんたって個室内のロフトベッドの上までのぞけちゃうんだから！　ちなみにベッド上には、男子用、女子用、ショタ用の三体の抱き枕が、川の字になって寝ています。え？　もちろんせんせいのアイデアさ！

残念ながら映画祭では『ハウルの動く城』は金獅子賞は逃しちゃったし（技術貢献賞は取ったけど）、ビエンナーレ日本館も賞にはもれてしまった。ちなみに受賞したのはベルギー館。かつてベルギー領だったアフリカのコンゴに焦点を当てて、黒人の身体性を建築の隠喩としてとらえる、みたいなコンセプトが評価された。でもなあ、それってかつての植民地を、もっかい文化的に搾取しようっていう発想じゃないの？　少なくともヒューイならそう言うね！　コンセプトなら「おたく：人格＝空間＝都市」を主張した日本館のほうがぜんぜん勝ってるよ。負け惜しみじゃなくて、せんせいはそう確信している。まあビエンナーレなんて、しょせんは政治の場所なんだから仕方ないんだけどね。

萌えが建築を解毒する

趣味が都市を変える。それがコミッショナーである森川サンの主張だったし、だからこそ「建築展」なのに、フィギュアやら同人誌やらが満載の展示となったわけだ。こんどの展示コンセプトは、森川サンによれば、オタク論の空間的展開ということになるらしい。なるほど、そういう視点からみると、もっとわかりやすくなるね。

だいたい、オタクは「メタ」好きだよね。だからなのかどうか、この展示もきれいなメタ構造になっている。「所有空間」∧「個室」∧「祝祭空間」∧「居住空間」∧「ヴァーチャル空間」という具合にね。「A∧B」ってのは、BはAに対してメタ空間になってるって意味だ。「所有空間」はレンタルショーケースのことだし、祝祭空間はコミケ会場、居住空間は秋葉原、ヴァーチャル空間がネットゲームの世界、ということになる。で、重要なことは、この空間のどのレヴェルにおいても、萌えのメカニズムが作用していて、結果的にメタ構造は無効化されるんだ。なんたって「萌え」の感情にメタはないからね。

これはじつに素晴らしい発見だ。なぜって、本来建築こそが、メタ志向のきわみだったんだから。森川サンも書いているけど、建築の歴史のほとんどは、宗教史に重なる。寺院や教会建築にこそ、技術の粋が尽くされたんだから。壮大な建築は、たとえば「天国」のようなメタ空間をイメージさせてくれる。宗教は権力に置き換えてもいいね。いまなら都庁なんかもそうだけど、でかい建築ほど「権力」の権化みたいにみえる。だから北朝鮮には巨大なモニュメントが多いんだ。いや、キミたちだって高層ビルの最上階から地上を見下ろして、うっかり「人間がゴミのようだ」とか言ったことあるでしょ？

「建築」ってものがはらんでしまいがちな、そういうメタ（＝権力）への欲望を解毒してくれるのが「趣味」、すなわち「萌え」だってこと。そう、萌えは権力やファシズムとの闘争においても、有効な切り口になりうるんだ。もしそういう読みが可能なら、森川サンの主張は、ちょっと遠回りだけど、『ブーンドックス』にも通ずるところもあるかもね。

★1　https://www.jpf.go.jp/j/project/culture/exhibit/international/venezia-biennale/otaku/j/index.html

二〇〇四年一一月号

アメリカのおたく化と『ハウルの動く城』

やあ。日本一「萌え」にくわしい精神科医だよ。

あーあ、ブッシュが勝っちゃったね。これでアメリカがどう変わるのか、あるいは変わらないのかが見物だけれど、せんせいはなんか脱力感があるなあ。いろんなところで指摘されているけれど、この勝利の大きな要因はアメリカ人の半数近くを占めているキリスト教福音派の力が大きかったらしいね。ようするに政治や国際情勢なんかホントはどうでもよかったってこと。宗派の教えに反する中絶や同性愛を禁止してくれる大統領なら、いくらバカで字が読めなくても、ディベートのときに通信機で指示出しされているような人間でも、全然OKってことだ。日本なら某学会が政権を左右するような事態かなあ。筒井康隆の小説『堕地獄仏法』(早川書房『東海道戦争』所収、一九六九年、後に中公文庫)って、まさにそういう話だったけど、どうやらシャレでは済まない空気になってきた。

というわけで、アメリカの若者にもニート君やヒッキーが激増しそうな気配。だって未来に希望がないんだもの。やっぱり若者の意欲とか活気とかってのはさ、ある程度社会が不安定で流動的じゃないと盛り上がらんよねえ。相手が「保守」ならディベートでうち負かせる。でも実際には、ヒトの話を聞かない「古くてダサいアメリカ」がいちばん強力だったことがはっきりしちゃったんだから。アメリカはますます、スマートな公正さより、ダサくとも強い信念のほうが勝ってしまう国になっていくのかも。

信じたら負けだと思っている

さて、そうなると、どうなるか。そう、間違いなく言えることは「おたく」の急増だ。なぜかって？　いませんせいが考えている構図で説明してみよう。アメリカにだって、賢い若者はたくさんいる。彼らだって、まだ純粋なころには希望も持っている。正しいことや論理的に考えることが、最後には勝つんだってね。彼らはとてもスマートなので、ダサいこととウザいことには耐えられない。『華氏911』やラッパーのエミネムの影響で、若者が大勢投票所に押し寄せ、ケリーが圧勝するというシナリオを夢見たりしている。

でも、そんなハリウッド映画みたいなことは起こらなかった。ケリーは意外なほど善戦したし（実は票数では勝っていたのに集計で不正があったとも言われている）、若者の投票率はちょっとだけ上がったけどね。今回の選挙結果で彼らは気付かされたんだ。世の中には、ダサくてバカな連中の数のほうが多くて、これからはそいつらだけが勝ち組（勝ったと思いこんでいる人のこと）なんだってね。で、裕福ではないが賢い若者は絶望する。もうサブカルもダメだろう。どれだけラップで反戦を叫んでも、鋭い風刺映画を作っても、レギオンみたいな「勝ち組」連中には届かない（「われわれは大勢であるがゆえに」ってアレだ）。サブカルに絶望し、ダサいことにも馴染めない若者はどうなるのか。そう、「おたく」しかないじゃないか。「何も信じない」けれど「何かを欲望する」ことを可能にするのは「おたく」しかない。だから「信じたら負けだと思っている」おたくのヒトたちが、これからアメリカで勢力を伸ばすことに期待しよう。

宮崎駿が見せた新境地

で、おたくと言えばパヤヲなわけだが。いや宮崎駿監督の『ハウルの動く城』。今年は押井守、大友克洋と大物監督の数年越しの作品が相次いで公開された年だったけど、やっぱり締めはパヤヲでしょう。『ハウル』については、以前もビエンナーレついでに少しだけ触れたけど、今回はさる仕事の関係で、ちょっとだけ早く観ることができた。この号が出た直後には公開されるから、ちょうどいいかもね。

え〜、ハイ、やっぱすごかったです。以上。

いや「信者」としてはね、これで感想を終わりにしてもいいんだけど、それじゃ仕事にならないからね。これからいろいろ言いますよ。

まず思ったのは、やっぱりパヤヲは「運動」のヒトだったってこと。予告編で見た人もいると思うけれど、なんと言っても『動く城』の描写が……例によってCGはあんまり上手じゃないのに、この運動だけでいきなり満腹ですよ！ 四本のニワトリみたいな脚を動かして、ガラクタを寄せ集めて作ったような、でかい口を持った城が動く！ せんせいは『ナウシカ』の王蟲《オーム》を思い出したけど、あれよりも何か、さらに描写が進化してないか？ 還暦過ぎてまだ進化しているよこのヒトは！ まったく、いま運動のイメージだけで泣かせることができるのは、宮崎駿以外では樋口真嗣（ガメラの飛行&変形シーンね）と香港映画のチン・シウトンくらいなもんだ。

物語はみんなも知っているだろう。魔法で九〇歳の老婆に変えられた一八歳の少女・ソフィーの物語。ソフィーは自分が老婆の姿になったと知るや、すぐさま家を出て、噂に聞く動く城に住み込もうと決意する。宮崎作品の少年少女ってさ、こうやって唐突に「出立」してくんだよね。それはある種の「自殺」に重なる予感をはらむから、だいたいこの発端でぐっと引き込まれるんだな。なんで城に行くのかって、そりゃ考えてみりゃへんなんだけど、キャラクターの魅力と「運動」で強引にツジツマあわせちゃうのはパヤヲの常套手段だしね。

リバーシブル「おかん萌え」

ただ、今回の作品にも何点かサプライズはある。なんていうかな、基本的には女性向けを濃厚に意識した痕跡があるんだな。だって美青年の〇〇だなんて、パヤヲいままで出したことないじゃん。ちゃんとヒーローに〇〇するヒロインも初めてじゃないかな。それに女性にサービスする美青年はたあ〜くさん出てくる。王宮はまるで逆「ちよちゃんの国」状態（観ればわかるよ）。なのに全体に男の存在感は圧倒的に薄いし、主人公のハウルは弱虫のナルシストだ。ほかにも、宮崎駿らしくないお花畑とか、綺麗な流星雨の描写とか、これはかなり意外な展開。

主人公が老婆と美青年の魔法使いじゃ、さすがに今回は「萌え」はなし？　いやいや、とんでもない。だいたいさ、いまやルイス・キャロル以上に崇拝される、世界に冠たるロリコン大王・宮崎駿が、「萌え」抜きの作品なんか作れると思う？

以前この連載で「おかん萌え」の紹介をしたけど覚えてるかな（四七ページ参照）。もし母親が、ある日突然一〇歳の少女になっていたらどうする？　っていう設定の、2ちゃんねるスレッドのことだ。せんせいの考えでは、『ハウル』はリバーシブル「おかん萌え」だ。じつはこれって、ロリコンの構造そのものなんだよね。ようするにロリコン＝マザコンっていうこと。自分よりうんと年下の少女を好きになることと、うんと年上の女性に依存することは、「保護する」「保護される」という立場を入れ替えただけで、関係の構造としては同じなんだよ。

その意味で、ソフィーはたしかにしわくちゃの老婆だけれど、もとの一八歳の少女の姿が透けて見える。だいいち、すでに僕たちは、シータの未来がドーラであるだろうことや、千尋の未来が銭婆かもしれないことを知っている。知っていても「萌え」は止まらない。だからソフィーが一八歳だろうと九〇歳だろうと、「萌え」感情に変わりはないんだ。

大げさではなく、『ハウル』で宮崎駿は「萌え」に新境地を切り拓いた。これはおそらく、パヤヲ自身の切実な問いからなされたことじゃなかったか？　そう、「萌え」は老いてもなお可能なのか？　という問いだ。でも答えはもうじゅうぶんに出た。たとえどれほど年老いても、「萌え」のこころは生き延びる。ロリコンは死なず。ぼくたちはおたくの理想の老後を、宮崎駿に重ねることができる。美少女がたとえ老婆であっても、いつでも惜しみない愛を注ぐことができる、幸福なおたくの未来をね。
最後に、重大なネタバレをひとつだけ。じつはね、今回もヒロインの涙は「大左衛門」風だったよ。なぜだ。誰かこの謎を解いてくれ。

二〇〇四年一二月号

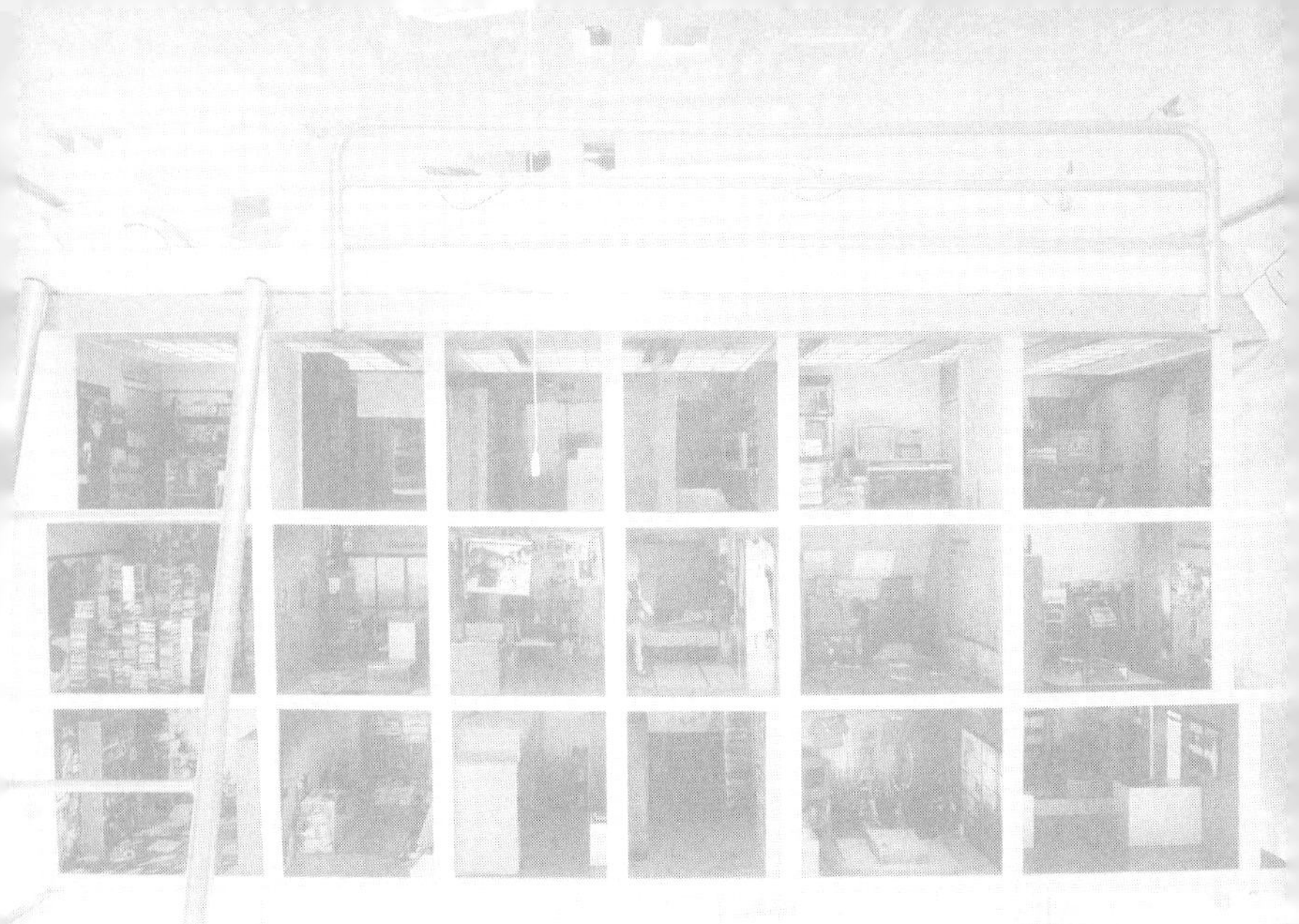

Chapter.5 2005

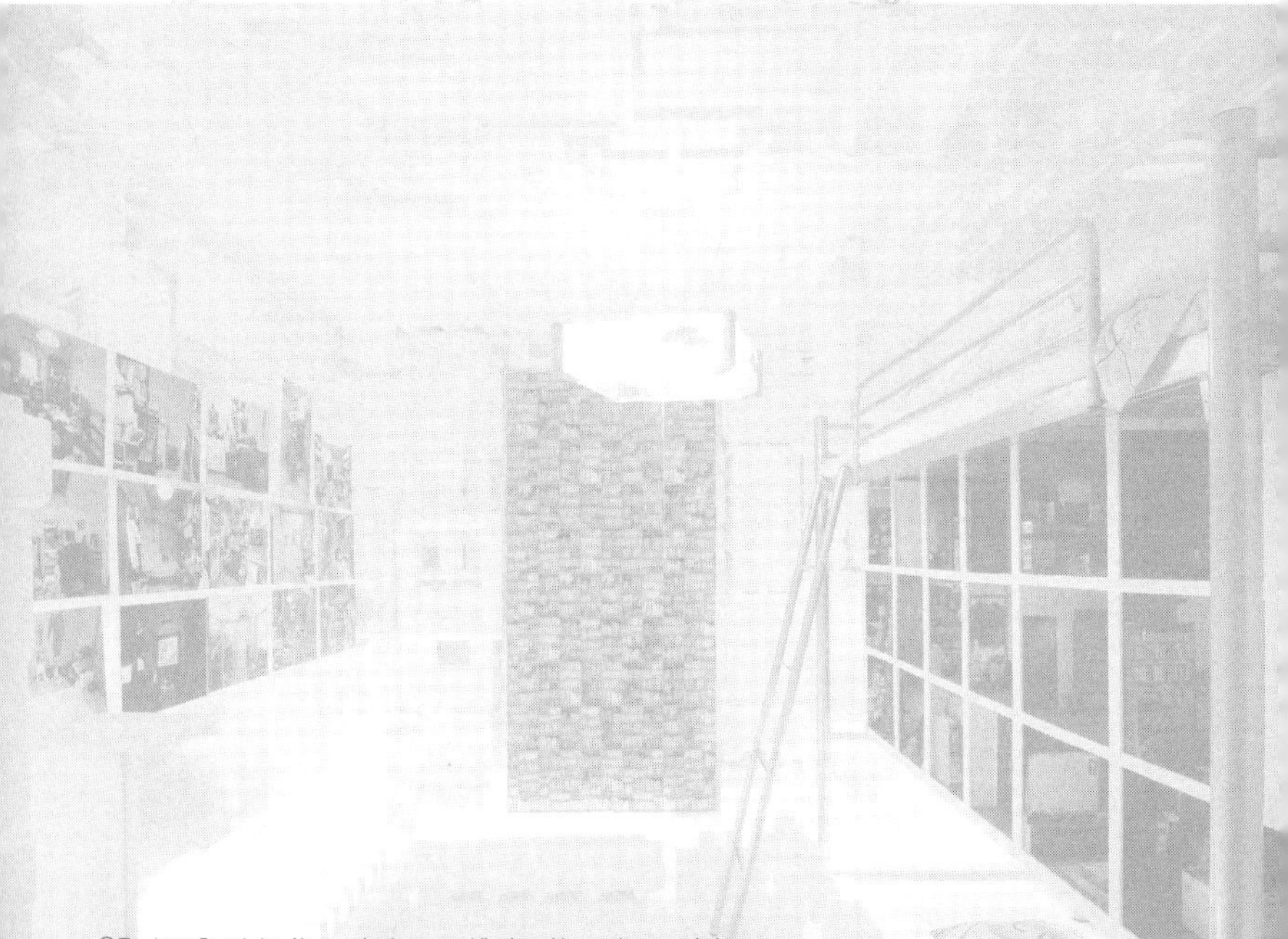

撮影：森川嘉一郎

オトナは『げんしけん』を読め！

やあ。日本一「萌え」にくわしい精神科医だよ。

そんなせんせいが最近気になっている言葉を紹介しよう。そう、「フィギュア萌え族」がそれだ。ン〜、実に懐かしいね、この「族」っていう語感。「暴走族」とか「竹の子族」とかね。そうそう、二〇年前に「おたく」って言葉が出てきたときも、メディアはさっそく「おたく族」っていう言葉をでっち上げていたっけ。まあ要するにアレだ、得体の知れない若い連中にとりあえずレッテル貼っとけ、というノリで、昔はいろんな「族」がいたものさ。まさか二一世紀に入って、こんな言葉が流行るとは思ってもみなかったよ。

え？　流行ってるどころか聞いたこともないって？　まあたしかに、最近ブログ界隈で急速に有名になった言葉だからなあ。知っているヒトには釈迦に説法だけど、いちおう解説しておくね。これは、大阪読売新聞出身のジャーナリスト、大谷昭宏サンが提唱した、まったく新しい概念だ。少女フィギュアなどのマニアを指すらしい。大谷サンがこの夢のように斬新な概念を発見したのは、奈良県の少女誘拐殺人事件について考察を深めていたときのこと。最初に発表されたのは日刊スポーツの「フラッシュアップ」というコラムだ（日刊スポーツ・大阪エリア版「大谷昭宏フラッシュアップ　対話も感情もない『萌え』のむなしさ」二〇〇四年一一月二三日掲載）。

萌えは少女を殺さない

まあ何というかさ、いろんな意味で香ばしい、ツッコミ所満載の文章ではありますね。要するに対話を拒んでいるのはどっちか、という話ですよ。犯人像も定まってないのに、勝手に「少女をフィギュア化」とか言ってるし。そもそもフィギュア萌えとか考える前に、ペドファイル（小児性愛者）とかネクロフィル（死体愛好者）とか、疑っておくべき嗜好はいろいろあると思うんだけどね。一九八九年の幼女連続殺人の時にかわされた議論から何も学んでこなかったんだろうなあ。でも、どうせ偏見を持つんだったら、宮崎アニメも有害物件扱いするくらいの一貫性は欲しかったね。それなら「漢」として一目置いてもいい。それとも「国民作家」のロリコンはスルーですかな？

コラムではほかにもギャルゲーやアキバについて触れているし、大谷サンもまったく「この界隈」について無知というわけではないらしい。要するに目新しい単語は使うけれど、まるで「文脈」が読めていないという、典型的な「慢性ジャーナリスト」の文章だ。長年、大衆という虚像に向けて、脊髄反射的にわかりやすいコメントばっかり打ち返す訓練をしていると、平気でこういう文章が書ける「オトナ」になるんだろう。事件に精神科医がコメントするってパターンはよくない面もあるけれど、ジャーナリストが心理分析の真似事をした結果がこれなら、まだ「専門家」のほうがマシかな？　とも思える。

言うまでもないことだけれど、念のために書いておく。「萌え」と犯罪は無関係だ。そもそも「萌え」っていう言葉自体が、虚構の美少女（美青年）に向けられた、ちょっと気恥ずかしい欲望を指すものである以上、これは当然のこと。萌えは少女を殺さない。僕たちが二〇年がかりで築いてきたおたく文化、それこそが、「生身の少女」とは無関係な欲望を可能にしてきた文化なのだから。

『げんしけん』の愛ある世界

で、話替わって、明るい萌えの話をしよう。

そう、二〇〇四年一〇月からアニメ放映も始まった、まさに旬の漫画『げんしけん』（講談社、二〇〇二年）について。実はせんせい、この作品には浅からぬ縁がある。なぜかって?『げんしけん』っていうタイトルは、せんせいの母校である筑波大学に実在するサークル「現代視覚文化研究会」の略称に由来するからだ。もう二〇年以上も前になるな……でも、漫画の『げんしけん』とは違って、当時の『げんしけん』は、けっこう活発に活動していた。「まんがいち」っていう同人誌(ちなみに命名は、いま大学の先生をやっている同級生だ)も出していたし、「晴海時代」からコミケ参加もしていた。

もっとも、「萌え」なんて言葉がなかった当時のことで、漫画もシリアスなものが多かったなあ。せんせいの先輩で劇団もやっているヘンな精神科医、山《やま》登《と》敬之《ひろゆき》氏も作品を載せていたし、あと作者名は忘れたけど「コクトー君のダダ宣言」なんて、絵はド下手だったけど、ネームはガロの漫画並みに決まってたっけ……ハッ……いかん懐古モード入っちゃった。まあ、タイトルはそういう由来なんだけど、漫画が舞台にしているのはむしろ中央大学キャンパスらしい。で、この漫画のヒットで中央大学にはホントに現代視覚文化研究会ができてしまったと言うんだから、なんだか恐れ入りました。

いや、せんせいがこの漫画を評価するのにはいくつか理由があって。一口で言えばポスト「萌え」漫画というかな、要するに「おたく」と「性」は切り離せないという事実がはっきりしてからの作品だから。だって、「おたく」がギャルゲーでオ〇ニーするシーンが描かれた漫画って、メジャーなものではそれまでなかったんですから。

もちろん、そればかりじゃないよ。コミケで売られているのは可愛いキャラクター漫画なんかじゃなくて、その大半は「使用目的」がハッキリしたポルノ作品だってことも、「やおい」じゃなくて「ホモ」って表記したのも、女性おたくが「ホモ」作品を「使用」していることも、全部スミズミまでこの漫画は暴露しちゃった。

ちょっと自慢になるけど、おたく評論業界で、こういうおたくの性事情をハッキリ書いたのは、少なくとも書籍としては、せんせいの『戦闘美少女の精神分析』が初めてだったわけだ。要するにおたくって「アニメ絵美少女で抜ける能力」のことでしょ？　ということね。なんたって当時はみんな、物語消費とか仮想空間とか、そういうキレイ事ばっかり言いたがるもんだからさあ。

『げんしけん』のスタンスは、その意味でせんせいとすごく近い。いや、ほかにもこの漫画、おたくとギャルの対立が一つのポイントになってるんだけど、この対立はせんせいが『若者のすべて』（PHPエディターズグループ、二〇〇一年）っていう本で指摘した「ひきこもり系」対「じぶん探し系」の対立に通ずるものがある。いや、何もせんせいの影響だとかパクリだとか、そんな電波を出したいワケじゃない。そうじゃなくて、せんせいの視点にすごく近いなという共感をね、作者である木尾士目《きおしもく》氏には感ずるなあ、と。

「おたく」そのものを扱った作品はほかにも沢山ある。こないだ終わった『かってに改蔵』（小学館、一九九八年）とか『全日本妹選手権!!』（竹書房、一九九九年）とか『電脳やおい少女』とかね。そんななかで『げんしけん』がヒットしたのには、作者の姿勢が大きいように思うな。おたくのみなさんは、自らの性癖に関しても、指摘されればそれをあっさり受け入れるほど率直で誠実だと思うんだけど、その誠実さは、一歩間違えれば露悪になったり自虐になったりすることもある。でも『げんしけん』は、自虐の一歩手前で踏みとどまる。自分の性癖に居直るでもなく卑下するでもなく、恥じらいつつもそれを肯定しようとする斑目、笹原、大野といった愛すべきキャラクターたちの、あの姿勢だ。

おそらく木尾士目氏は、ベタなおたくのちょっと外側に居る人だろう。だからこそ『げんしけん』には、みずからの「萌え」に忠実なおたくたち、彼ら「おのれの欲望を知るもの」への愛が全編に溢れている。「萌え」について生半可な知識をひけらかす前に、すべての大谷氏のような「オトナ」に読んでもらいたい漫画、それが『げんしけん』だ。

二〇〇五年一月号

「おたく：人格＝空間＝都市」凱旋！

やあ。日本一「萌え」にくわしい精神科医だよ。

さて、前回は対談だったから連載は一回休みだったんだが、この間にもいろんなことがあったね。ニュースで言えばアレだ、「寝屋川ゲーム脳殺人事件」。いや、正式には何と呼ぶか忘れたんで、いちおう独自に命名してみました。

寝屋川ゲーム脳殺人事件

そりゃあ、一七歳でゲームクリエイターを目指す少年なら、「バイオハザード」やり込んでたって不思議はないさ。だからって、そこから「殺人」までの間にどんだけ距離があると思ってるんだ？　案の定というか、また担ぎ出された森教授（「ゲーム脳」の中の人）なんて、ほとんどさらし者だ。世間知らずの、基本的には善意の学者サンなんだから、そっとしておけばいいのに。

今回の事件を巡る議論で一番おかしかったのは、「ゲームの内容がよくない」という議論と「ゲームそのものが有害」という議論がごっちゃになっている点だ。これってさ、全然水準の違う話だよね。まあ内容を問題にするのは常套手段とも言えるから、いまさら珍しくもない。

でも、同じくらい残酷な小説や映画はいっぱいあるのに、なぜゲームというだけで叩かれるのか。さらに言うとさ、もしゲーム脳説が正しいっていうなら、今度は内容関係ないことになりますよ？　そのへん、ちゃんと区別ついてます？

でもまあ、森サンには何言ってもムダだろうなあ。こういう指摘をしても、どうせ「『バイオハザード』はβ波が特別にたくさん出る」みたいなデータをまた「発見」したりするんだろうし。

それにしても最近の珍説「ゲームで自閉症」説には驚いたなあ。もちろんそんなことはありえないんだけど、もうこのヒト、医学も科学も放り出して暴走しちゃってるもんな。

じつはこれね、大昔によく言われていた「テレビを見すぎると自閉症になる」っていう俗説の焼き直しなんだよね。新しいメディアが普及すると、それに対する恐怖や嫌悪が「子供どもが自閉症になる」という言いかたで表現されるのは、精神分析的には面白い現象ではあるけれども。

さすがにこんな珍説にまでつきあうメディアはなかったようで、その証拠に、誰も抗議すらしなかったみたい。でもね、じつは森サンを嗤《わら》うだけならカンタンなんだ。このおかしな業界ではね、独創性も知性も欠いた恥知らずの言葉、つまり「〇〇の一つ覚え」が一番遠くまで届くことも珍しくないんだから。ナメてかかって小馬鹿にしているうちに、気がついたらどんどん影響力が強くなっていく可能性もある。だから、面倒がらずにひとつひとつ、ていねいにつぶしておかないとなあ。とっても難儀だけれどね。

「おたく展」はひとつの「事件」だった

さて、みんな東京都写真美術館へは行ってくれたかな？　そう、「グローバルメディア」展の第三回として開催された「グローバルメディア2005／おたく：人格＝空間＝都市」だ！　いちおう凱旋展（笑）ということで、まあ本誌発売のころには終わっているわけだが、聞くところによれば大変な盛況ぶりだったらしいね。なにしろアートの展覧会に行列が！　それも「本物」のかたがたが続々と！　いやあ素晴らしい。最終的にこんな形で締めくくられてこその「おたく展」なんだな。半年間の苦労がスッカリ癒されました。

残念ながら金獅子賞は逃したんだから、「凱旋」ってウソじゃん、というもっともな説に対しては、こう言いたいね。これは世界が「偉大なるオタク詐欺《グレート・オタク・スウィンドル》」に引っかかったという意味で、ひとつの「事件」なんだ。おたくの個室やコミケ会場の再現やレンタルショーケースをどかんと置いてさ、これはひとつの「建築作品」です、で押し切っちゃったんだから。コミッショナーの森川嘉一郎サンにしても、あの異様にていねいで滑舌のよい語り口、スライドや映像資料を駆使した完璧なプレゼンテーションとか、むしろペテン師っぽい感じがなくもないよね。

だから、とりあえずあのNHK教育テレビ「新日曜美術館」にあの画像が流れただけでも快挙かな。でも、あきらかに小学生っぽい子どもを画面に出しながら、その父親らしき批評家が「OTAKUは素晴らしい」とか語ってる姿は、なんかソレ狙ってますか？　という気もした。いや、じつはNHK教育って、けっこうおたくのヒトが多いんでね、ああいう番組も成立しやすかったのかもしれないいな。

むかしマルセル・デュシャンってヒトが、市販されてる便器をなんの加工もしないで展覧会場に出品して、これは「泉」っていうアート作品なんだ、と押し切ったことがある。念のために言っておけば、このヒトはもちろん本物のアーティストで、「大ガラス」みたいな、圧倒的な傑作も残している。でも、モダンアートのランキングでは、「泉」が一位と圧倒的人気だったんだな。つまりだね、モダンアート自体が、なんでもないものを「作品」と言い切ってしまう「ペテン」から始まったってわけ。だからややこしいけど、その意味で「オタク展」は、正統なまでのアート展と呼べるんだね。

大阪万博で未来は終わった

ところで、このオタク展では、一九七〇年の大阪万博「EXPO'70」が大きく取り上げられている。岡田斗司夫サンが万博パヴィリオンの食玩化を企画していて、今回の参加はその活動の一環だったらしい。森川サンも大阪万博をおたくの原風景の一つと考えていて、おたく史の最初期に位置づけている。たしかにロボットらしきものは登場するけど、萌え要素には乏しい万博が、なぜおたくの原風景なのか？　これ、せんせいの世代にはとってもよくわかるんだけど、若いキミたちにはわかりにくいかもしれないな。

大阪万博の日本館で、有名な「お祭り広場」や「デメ」というロボットの製作にかかわったのが、いまや世界的な建築家の磯崎新《いそざきあらた》サンだ。その磯崎サンは、六〇年代から一貫して「廃墟のような都市」に関心を持っている人だった。そのせいかどうか、万博にずっとこだわっているヤノベケンジというアーティストがいるんだけれど、彼が万博に対していだくイメージも「未来の廃墟」なんだね。これ、ちょっと不思議だよね。だって万博ってテクノロジーの祭典みたいなものでしょ？　スローガンだって「人類の進歩と調和」だったりするわけだしね。それなのに「廃墟」って、どういうことなんだろう？　じつはここに、万博が「おたく」に通ずる大きなヒントがあるんだな。

おそらく七〇年代に、「未来」のイメージはピークをむかえた。実際、万博以降、世相はオイルショックやら公害問題やらの暗いニュースが多くなり、だんだん「明るい未来」のイメージが持ちこたえられなくなりつつあった。そして八〇年代には、最終戦争や核戦争後の世界をモチーフとした映画や漫画作品がすごく増えたよね。だからある意味で、「万博」で「未来」は終わったと言うこともできる。まさに「未来の廃墟」だね。

これが森川サンの展示プランとぴったり重なる。秋葉原の街並みが、まだ明るい未来を信じられた時代には家電中心に発展し、終末イメージの進行とともにパソコンの街になり、最終的に未来を喪失したおたくの街へと変貌していく。つまり、いまの秋葉原は、万博と同様に、「未来の廃墟」みたいなものなんだ。この場所を流れる時間は、未来に向けて流れていかない。むしろここには「これからやってくる『祭りの終わり』を懐かしむ」ような、奇妙に入れ子状の時間が流れているような気がする。いや、せんせいはもっとヘンなことを考えているぞ。そう、「萌え」っていうのはさ、「廃墟としての美少女」へ向けられた、郷愁にも似た感情のことじゃないだろうか。単純に「廃墟」に「美少女」がよく映える、ってことでもあるけどね。そう考えていくと、あのビエンナーレの不思議な空間も、まるで万博と同じように、とびきりゴージャスな廃墟みたいなものだったんじゃないかなあ。

二〇〇五年四月号

監禁とガンダム

やあ。日本一「萌え」にくわしい精神科医だよ。

ようやく寝屋川ゲーム脳殺人のほとぼりがさめたと思っていたら、今度は世田谷で監禁事件だってさ。やれやれ。今年は何というか、まるでオタク受難の年だね！

念のために書いておくと、これは二三歳の無職女性が、札幌市中央区の二四歳無職の容疑者によって、約四ヶ月間世田谷区の自宅マンションに監禁されていた事件。この男は、女性を監禁したうえで「逃げたら殺す」とか脅かして、首輪をつけるわ暴力は振るうわで、その所業たるやまさに鬼畜。

被害者女性も体の傷だけじゃなくてトラウマでPTSDになっちゃったみたいだし、ほかにも被害者の女性はいるらしい。

おたくの資格はない！

　しかしまあ、この容疑者の性癖にはいろいろイタい思いをさせられっぱなしですよ！　だってアレですよ、小林の自宅マンションからは調教モノを含むアダルトゲームのCD－ROM約一〇〇〇本のほか、アダルト少女漫画（なんだそれは）やセーラー服などのコスプレ衣装などが見つかったっていうんですから。で、せんせいは聞きたいんだけど、警察のかたは宮崎勤のビデオ六〇〇〇本チェックの時みたいに、人海戦術でゲーム一〇〇〇本、こなしてんでしょうか。いやあ大変だぁ。ゲームは早回しできないからね！

　しかも、コスプレパーティーで犠牲者を捜してたっていうんだから、なんかもう、オタク業界に恨みがあるとしか思えない。おまけにこの男、ナンパのときに「精神科医でバイオリニスト」だって名乗ってたらしいじゃない。え？　それって有効だったのか……んじゃ「本物」なのにモテなかったせんせいの立場はいったい……？　あのう私、バイオリンもちっとは嗜むんですが……。しかも逮捕された時「おれは統合失調症で精神障害者だ」とか言ってたらしいじゃない。もう、小賢しいのかバカなのか、よくわかんないよ……。

　じゃあ彼がおたくだったかって？　いや、それはどうかなあ。でも、少なくともせんせいの知っているおたくは、報道陣のカメラの前で、これみよがしにキメのポーズ取ったりしませんから。いや、そもそもリアル異性を平気で「モノ」扱いできる人間には、とうてい「萌え」の妙なる味わいは理解できないわけで、もうその時点でおたくの資格はない！　まあ要するに、こいつはやることなすこと「ベタ」なんだよね、いちいち。せんせいの考えでは、一番おたくの対極にあるのが、この手のベタ人間だ。

　ただ公平を期するために書いておくけどさ、こういうベタ人間が一人できあがるために何が重要だったかっていえば、それは監禁ゲームとか以前に、この大変な生育環境だろう、普通に考えて。家が裕福で小学生時代から札束持ち歩いて、父親は酒乱で家庭内暴力、母親は思春期に自殺。いや、もちろん、そういう育ちかたをした人間が誰でも小林になるわけじゃない。ただ、どうしてもなにかの影響のせいにしたい人は、ゲームとかより生い立ちのほうを考えてみてはどうでしょうか、と。

ガンダム展@大阪

さて、それはそうと、今回のメインは『ガンダム』だ。なぜいま、『ガンダム』かって？　それは今年の七月に、大阪のサントリーミュージアム［天保山］［★1］でちょっとすごいイベントが開催されるからだ。その名も「GUNDAM―来たるべき未来のために―」。サンライズはもちろん、バンダイやサントリーなど五社が共同で製作委員会を設置して開催される、アートとアニメの融合イベントだ。もはやアニメの古典とも言うべきTVシリーズ『機動戦士ガンダム』をモチーフに制作された、写真や彫刻、絵画といった作品が展示される。

いやほら、せんせいも去年はヴェネチア・ビエンナーレでアーティストデビュー（笑）したわけだし、月刊美術手帖とかで連載を持つ身のうえでもあるし、じつはこの企画のパンフレットにも依頼されてテキストを執筆したってご縁もある。でも、この展覧会はなんといっても、参加アーティストのメンツがすごい！　会田《あいだ》誠《まこと》、小谷元彦《おだにもとひこ》、八谷《はちや》和《かず》彦《ひこ》、天明屋《てんみょうや》尚《ひさし》、常盤《ときわ》響《ひびき》……ああもう、この並びだけでもため息が出るねぇ！　……ねぇってば！　いや、それ全然ちっとも聞いたことすらないんですが？　というキミのために解説するとだな、要するにアレだ、新海誠《しんかいまこと》と今敏と湯浅政明と森本晃司が共同で作ったアニメのオムニバス作品、みたいな！　あるいはBOMEと大嶋《おおしま》優木《ゆうき》と谷明と竹谷隆之が共同製作したガレージキット、みたいな！

割と若手が多いのは、それもそのはず、彼らはみな「フアースト世代」だ。「ファースト・ガンダム」の衝撃でアニメをはじめとするサブカルチャーに目覚めた彼らの作品には、きっちりアートのクオリティを維持しつつも、その根底にはあきらかにサブカルの影響がある。たとえば会田誠サンは主に画家なんだけど、彼がその超絶技巧を駆使して描いた傑作「巨大フジ隊員ｖｓキングギドラ」は、あまりにも有名だ。八谷和彦サンは大ヒットしたメールソフト「ポストペット」を企画したヒトだけど、いまは「愛・地球博」で本物の「メーヴェ」（『ナウシカ』のアレね）を作って飛ばすという作品『Open Skyプロジェクト』を展示中だったりする。だから、彼らがいまガンダム展に参加するってことは、言ってみれば「恩返し」になるのかな。ミュージシャンなら「ガンダム・トリビュート盤」といったところか。

ところで、せんせいは正直、『ガンダム』については基礎教養レベルでしかない人間だ。ガンプラも持ってないしね。でも城達也といえばナレーションが三段階でフェードインする「ジェットストリームアタック」を思い出すし、運転中にはつい「いきまーす！」とか「させるかあっ！」などと独り言を言うこともあるし、締め切り間際には通常の三倍のスピードで原稿を書いたりもする。

アニメの思春期を体現

今回原稿の依頼を受けて、『ガンダム劇場版Ⅰ～Ⅲ』をあらためて見直してみたけど、やっぱり傑作は古びないね。そりゃあ作画の水準やなんかが今時のアニメに比べて、ちょっと見劣りするのは仕方ない。でもね、戦闘シーンの「動き」は今見ても凄いし、ＳＦ的な世界設定も単なるコケおどしに終わってない。それになんといっても、作品に込められた熱量がハンパじゃないよ。もちろんそれは富野監督の熱さでもある。『ガンダム』のテーマのひとつは「思春期」だと思うけど、でも『ガンダム』という作品そのものが、アニメの思春期、あるいはアニメの近代を体現していたのかもしれないね。

よく宮崎駿と対比される富野由悠季《とみのよしゆき》だけど、この二人の天才を対比するのは、なかなか面白い。まず、宮崎には通常の意味でのフォロワーがいない。その意味ではいまだに孤高の人だ。でも富野は、数多くの作家たちに直接の影響をもたらした。家族や個人の葛藤をロボットアニメに重ねるという設定だけでも、どれだけ多くの作品が作られたことか。『ガンダム』シリーズそのものも、ファーストから現在の『SEED』に至るまで、二六年間以上も作られ続けている。なぜこれほどまでに『ガンダム』は愛され、生き延びたのか？

じつはね、『ガンダム』のセリフって、いわゆる「名言」とはちょっと違う、微妙にズレたセリフが多い。だけど、それがこれほど愛されているのは、そこにキャラクターを越えた監督の「思い」が投影されているからだ。そう、人を動かすのは、つまるところ作り手の姿勢なんだよね。長年にわたって受け継がれてきたのは、富野監督の熱い「思い」であり「憧れ」だったんだということ。そんな「思い」がアートという文脈とどんな化学反応を起こすのか。この夏は、それを確かめに大阪まで足を伸ばしてみるといい。

二〇〇五年七月号

★1　二〇一〇年に閉館。現在は大阪文化館・天保山となり、美術展などが開催されている。

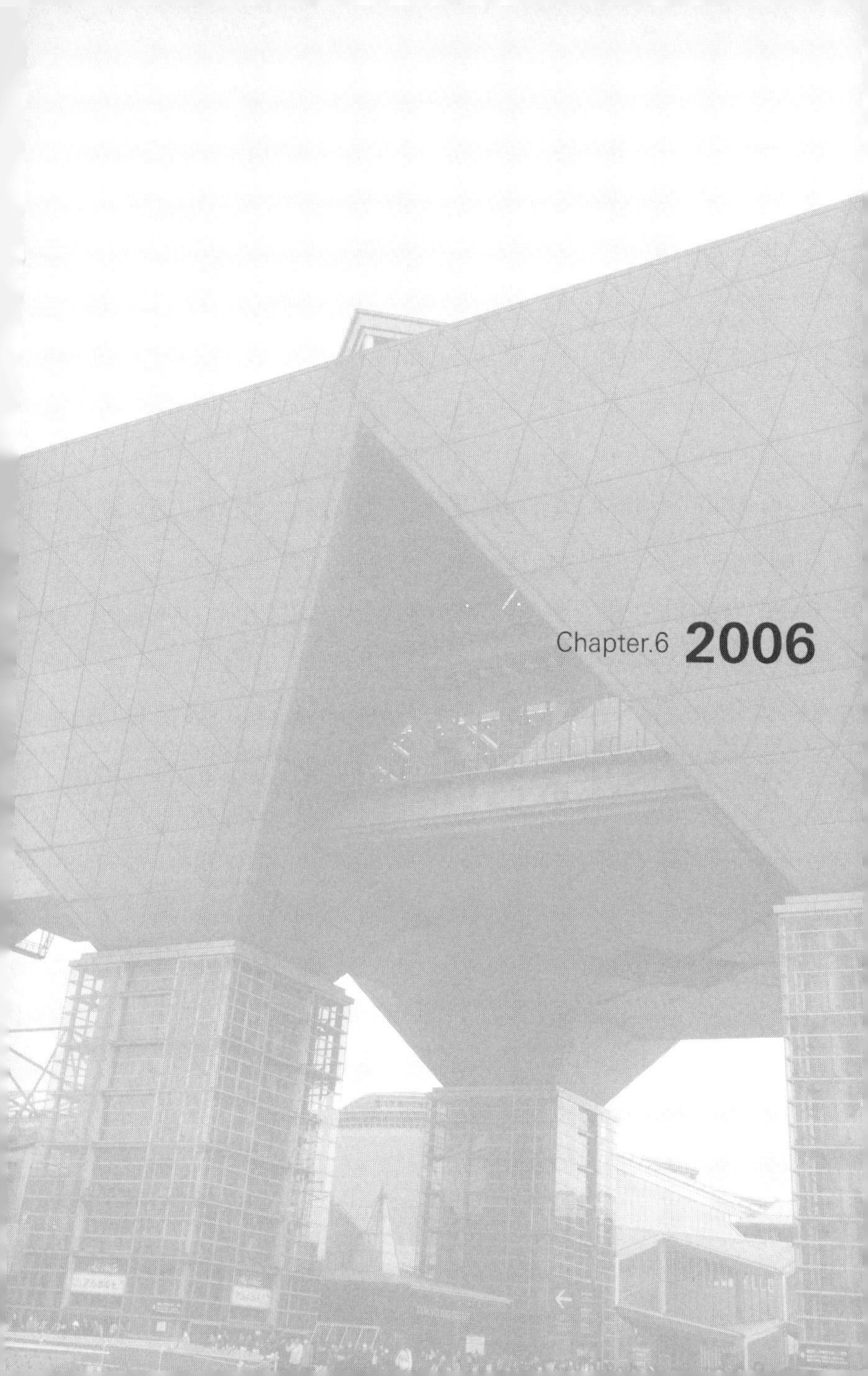

Chapter.6 2006

ミヤザキ死すとも腐女子は死せず

やあ。日本一「萌え」にくわしい精神科医だよ。

なんかこのコラムが「おたくバッシング批判」一色になってもつまんないし、もうこの手の話題は当分いいや、と思ってたんだけどね。でも、やっぱりこのネタはスルーできないや。なにかって？　そうあれだ、「彼」の判決のことだ。

宮崎勤の死刑判決

「彼」こと宮崎勤の死刑判決が最高裁で確定したのは、一月一七日のこと[★1]。この日はホリエモンの記者会見とか、ヒューザー小嶋社長の証人喚問とか、やたらと事件が集中した日だったね。それはともかく、一九八九年に起きた連続幼女殺人事件の判決は、じつに一七年目にして下されたことになる。ある意味、この事件のおかげで「おたく」が有名になったわけだけれど、ただ有名になっただけじゃない。もれなく偏見がついてきた。

実際さ、この「事件」でいちばん迷惑したのは、誰よりも「おたく」の皆さんだったわけだ。なにしろ、当時急速に増加しつつあった「おたく」たちが、一挙に犯罪者予備軍扱いになったわけだから。「事件」後のニュース番組で、わざわざコミケまで取材に行ったTVリポーターが「ここには一〇万人の宮崎勤がいます！」と叫んだのは有名な話。まあせんせいは実際にみたわけじゃないけどね。

でまあ、またぞろコメントを出すわけだな、「識者」の方々がさ。せんせいが読んだのは、ミステリー作家の髙村薫サンのもの。髙村サン、こんなこと言ってる。

「『おたく』はその後、むしろ時代の先端として社会に広く受け入れられ、おおっぴらに消費されている。小学生の少女アイドルは珍しくなくなり、秋葉原では少女たちを人形のように着飾らせた撮影会に、白昼、青年たちが群がる。また、インターネットの爆発的な普及によって、性的な映像情報は日常生活にあふれだしている。

かつて宮崎被告がこっそり楽しんでいた世界が、今では日常の隣にある」

いや……なんか脱力して怒る気にもなれないんですケド……なんかミステリ業界なんかでは、「性的映像が性犯罪の原因になる」って常識が定着してるんでしょうか？　少なくとも一般社会では、まだ誰もそれを証明できた人はいないんですがね……。

このコメントは判決直後のものだけど、その一週間前の毎日新聞朝刊でも、髙村サン、もっと無茶苦茶なことを語る語る。もう言いたい放題。いちいち引用はしないけどさ、とにかく唐突に「動機のわからない犯罪が増えた」とか言い出すわけ。それで、「動機の解明」「社会の病理」「心の闇」とかは、もういい加減ヤメロ！　と一喝。この国は一七年間なにやってたんだよ、もうブンセキなんかしててもしょうがねぇんだよ。とにかくこのロリ映像たれ流しのクソったれな環境をなんとかしろよ！　……とまあ、ちょっぴり乱暴にまとめるとそういう発言。いや髙村女史怖いからさあ、あんまり絡みたくないんだけど、でもあのう、「動機」や「社会」がどうでもいいって言っておきながら、「環境直せ」ってそれ矛盾ですよね？　だって「環境が犯罪の原因」って決めつけてるわけだから。

いやでも真面目な話、いままで「おたくの犯罪」ってどのくらいあった？　せんせいの記憶では、たったひとつしかないんだけどね。二〇〇一年八月に栃木県黒磯市で起きた女児連れ去り事件では、少なくとも容疑者の男性はギャルゲーの「Ｋａｎｏｎ」をやってはいたようだ。でも、ホントにこれくらいしかないのよ。

いや、そもそも宮崎勤がホンモノのおたくであったかどうかすら怪しいわけで。あの有名な部屋写真だって、けっこうそれらしく演出されたものだったらしいし、六〇〇〇本のビデオだって、べつにアニメが主体ってワケじゃない。印象論だけど、宮崎の言動って全体的に「ベタ」すぎるんだよね、なにか。あと、犯行当時はともかく、長く拘留しすぎたせいもあって、いまは本格的に病気になっちゃってると思う。「耳をそぎ落とすのは私にやらせろ」なんて幻聴、演技じゃなかなか言えないよ。

何度も言うけど、おたくが性犯罪者予備軍だっていう証拠は全然挙がってない。むしろおたくの人たちは、フィクションに向ける性欲と現実への性欲とをきちんと使い分けられる人たちだとせんせいは思うね。だから性犯罪が少ないのは当たり前。だいたいさ、二〇〇三年度にわいせつ行為やセクハラで懲戒処分を受けた教師は一五五人も居たんだよ。でもせんせいは「だから教師はヤバい」なんて言おうとは思わない。「識者」の方々にも、このくらいは節度を守ってもらわなくちゃ。

あ、あと最後に髙村薫サンについてとっておき情報。髙村サンの著書には『レディ・ジョーカー』（毎日新聞社、一九九七年、後に新潮文庫）って小説があって、これは読みようによっちゃ、すごくヘンな小説なんだ。だって『マークスの山』や『照柿』に登場する硬派のキャラクター、合田刑事が、義兄である検事、加納祐介にラブレターを出しちゃうんだから。「会いたい。貴兄の声が聞きたい。クリスマスイブは空いているか」ってね。えーっと、つまりこれは「合田×加納」ってことでOK？　おたく嫌いの腐女子といえば、とりあえず「荻ちん（『げんしけん』）」を思い出しますなあ……。

BLカフェ発見！

で、腐女子といえば先日、取材で池袋に行ったんだよね。せっかくだからと乙女ロードにも寄ってみたら、とある店に妙なチラシがあったので地図を頼りに行った先が……。なんと「B:LilyRose」［★2］なる「BL（ボーイズラブ）カフェ」でした。

と言ってもわかんないよね。説明しよう。要するに、BL好きの女子向けに、男装レイヤー（もちろん女性）がいろいろと楽しいサービスをしてくれるカフェ、というコンセプトだ。一応、ウエブサイトがあったので覗いてみると、「秘密の乙女カフェ……」「池袋にOPENしたBLをコンセプトにした新しいカフェ」「昼は素敵なお茶会　夜は社交の場」「ギャルソン一同　沢山のお嬢様を　お待ちしております……」なんて書いてある。

いやまあ「メイドカフェ」がこんだけ盛り上がっているなか、女性向けの店がないほうが不思議といえば不思議だったんだよね。案の定、経営母体はメイドのツボマッサージで有名な「メイフット」と同じ整骨院だとか。

しかしまあ、よく考えたもんだよね。男子がメイドカフェなら、女子にはどんなサービスが可能か？　と考えるとき、男性向けには女性がサービスするんだから、女性向けには若い男性スタッフで固めればいい……と考えるのが普通だと思うんだけど。そこをあえて全員女性の「男装レイヤー」で固めるあたりが、わかってるよなあ。

この日は開店したてということもあって、ケーキも飲み物も一律五〇〇円と安かった。長く居座る常連さんが多そうなのに、これは英断だなあ。客層はゴスロリっぽいファッションが多かったけど、とにかくみんな、心から楽しそうだ。スタッフのキャラクターも、イケメン役ありヨゴレ役ありとかぶらないようになっているみたい。なるほどなあ、つまりBL的世界っていうのは、宝塚といっしょなんだ。そこは性も恋愛も徹底的な虚構として描かれる、異性のいない世界だ。異性、つまり男性の視線を完全に閉め出しているからこそ、心ゆくまでファンタジーとしての「ヘテロセクシュアル」を楽しむことができるんだろう。

しかしBLに引っかけた店名といい、男装レイヤーで固めたスタッフといい、店長はよっぽど……と思いきや、会ってみたら三〇代と思しき男性でした。ガッカリというかビックリというか。

★1　二〇〇八年六月一七日に死刑執行された。
★2　池袋に最初にできた男装・乙女カフェ。二〇〇六年に開店、二〇〇九年に閉店。

二〇〇六年四月号

がんばれ村上隆！

やあ。日本一「萌え」にくわしい精神科医だよ。

今回はねえ、ちょっと気が重いんだけど、やっぱりあの話題に触れないわけにはいかないと思うんだ。現代美術家・村上隆サンがキャラクターの著作権を巡って裁判を起こしたっていうアノ事件。まずは、ことの次第をかいつまんで整理しておこう。

あ、でも村上隆サンのこと、みんなどのくらい知っているのかな？　ほら、あの自分の母乳で縄跳びをする爆乳少女とか、戦闘機に変形する半裸の美少女とか、要するに日本の漫画・アニメ作品にインスパイヤされたアート作品を制作して、ひろく海外でも活躍中のアーティストだ。ルイ・ヴィトンや六本木ヒルズの庭のデザインなんかも手がけて話題になった。ヒゲとメガネとチョンマゲのキャラで親しまれているよね。

え？　ちっとも親しんでないって？　むしろ激しく憎悪？　いやちょっと待て。後で笑いとばしてもいいから、せんせいの話も聞いてくれ。

　今回、村上サンが訴えたのは、大手子ども服メーカーの「ナルミヤ・インターナショナル」だ。このメーカーが商品に使っていたキャラクター「マウスくん」が、村上サンが九二年に発表した「ＤＯＢ君」に瓜二つで、村上サンはそのキャラの使用差し止めや賠償を求めて提訴、ナルミヤ側が約四〇〇〇万円を支払うことで和解が成立したという話。たしかに図像をみればそっくりだし、これはちょっと弁解の余地はないなあと思う。でも問題は、むしろそれからだった。

　このニュースが報じられてすぐ、すごい勢いで「村上叩き」が始まったんだよね。

　もちろん某巨大匿名掲示板でも話題にされていたけれど、今回はなんといっても、ブロガーのみなさんの反応が早くて激しかったように思う。

「盗っ人猛々しい」って言葉があるよね？　ドロボーに入っておいて「オマエの家は戸締まりがなってない」とかお説教するような態度のことだ。ようするに村上サンが叩かれているのもそんな感じ。ものすごく乱暴にまとめるとさ、「いままでさんざん、アニメやマンガからネタをパクっておいて、しかもそれでお金儲けをしておいて、よくもまあ他人のパクリに対して裁判なんかできたものだ」という感じ？

　でも、はてなキーワードの解説に「史上最低の恥知らず、アニオタでも無いくせに既存のアニメやマンガの手法を適当にパクって金儲けするのが得意」なんて書かれているのを見ると、なんか情けなくなってくる。いつからキミたちは、「ほんとうの味方」と「ほんとうの敵」を見分ける力を失ってしまったんだい？

　それにしても、村上サンの置かれた立場の困難さを思うと溜め息が出るよ。こんなにおたくが好きなのに、ちっともおたくからは支持されない。それどころか、いつまでたっても「ニセモノ」か「山師」扱いだ。それでもおたくを嫌いになれない、という点も含めて、せんせいと村上サンの立場はとても近い。

　せんせいは業界にもおたくにも妙なしがらみはないから言わせてもらうよ。今回の件については、せんせいは村上サンの味方だ。もちろん彼とは面識もあるし、いっしょに仕事をしたこともある。『戦闘美少女の精神分析』の表紙だって、村上サンにデザインしてもらった。でも、だから支持したり、同情したりしているわけじゃない。

アート業界の内情

　ありていに言えば、今回村上サンが叩かれた最大の原因は四〇〇〇万円という和解金の金額によるところが大きいんだろうね。でもね、誰かが書いていたけれど、村上サンがそれを「服や車や酒や女に使う」というのはたぶん違うと思う。まして彼をホリエモンに喩えるなんて、カン違いもはなはだしい。

　みんなは知らないと思うし、どうでもいいことかもしれないけれど、日本のアート業界って本当に金にならないんだ。せんせいは約二年間、ある美術雑誌で毎月いろんなアーティストにインタビューしては評論を書くっていう仕事を担当してきたからよく知っている。アートだけで食えている人はほんのひと握り。だいたいは副業で美術系の大学で教えるなどして、かろうじて生活できている人が多いんだ。儲かっている人となるとさらに少ない。トップクラスの知名度で、作品が教科書に掲載されているような有名作家が、信じられないほどの貧乏暮らしをしていてびっくりしたことが何度もあった。

　なんでそうなるのか？　一つには村上サンも言うように、日本にはちゃんとしたアートの市場が存在しないっていう事情がある。才能のある若手はたくさんいるのに、彼らが日の目を見る機会は極端に少ないんだ。それに、せっかく注目されて話題になっても、それで食べていけるようにはなかなかならない。これじゃ完全に先細りだ。

　村上サンには、そういう状況全体をなんとかしたい、という思いがあったんだよね。だから彼は有限会社「カイカイキキ」っていうアーティストマネージメントの会社を設立して運営している。年に二回のアートイベント「ＧＥＩＳＡＩ」で積極的に若手作家のアピールも行っている。しかし傍目から見ていても、この会社で村上サンが若手アーティストから搾取したり、自分だけ儲けて裕福になっているとは思えない。

　今回の事件でも、村上サンはアーティストとしての立場と、マネージメントの立場とのあいだでずいぶん悩んだんじゃないか。訴訟を起こせばどんなことを言われるのか、それがわからないほど「空気が読めない」人じゃないからね。そこを踏まえたうえで、村上サンはあえて訴訟を起こしたんだと思う。そう、「アート」を守るためにね。裁判のコメントでも「私が生きている現代アートの世界はオリジナルであることが絶対的な生命線です」っていうあたりがネタにされているけど、でも公式にはこう言うしかないじゃない？　訴訟のコメントに本音を期待してもしかたないよ。

　村上サンはけっして「山師」や「インチキ」を自称したことはないし、パクリ上等！　とも思っていない。根はむしろ体育会系で、意外なほど（失礼！）誠実な人でもある。むしろそういうベタなところが、どうしてもおたくになりきれない理由なのかもしれない。だから、オタクカルチャーに対するリスペクトはあるけれど、まんまパクった作品は一つもない。一見そう映る作品だって、必ず彼一流のアレンジが施されている。

　その意味で「ＤＯＢ君」にはオリジナリティがあるよ。ミッキーマウスそっくりじゃないかって？　キミ、ホントにそう思うの？　まあ「似ているかどうか」っていう判断は意外に難しいから、この議論には深入りしない。事実関係だけを見ていこう。あれほど露出度の高い商品としての「DOB君」を、ディズニーは一度も訴えなかった。いっぽう東京地裁はナルミヤの「マウス君」と「DOB君」が似ていると認めた。せんせいはこの判断でOKと考える。でも、OKじゃないと言う人もいる。

　OKじゃないと言う人は、ヘンな先入観にとらわれすぎてないかな？　要するにモダンアートっていうのは、他人の作品を適当に引用してアートっぽくアレンジすれば一丁上がりでしょ？　みたいにさ。マルセル・デュシャンやアンディ・ウォーホルの時代じゃあるまいし、そういう「手法」の新しさだけで作品が成り立つほど、今のアート業界は甘くないよ。村上サンの作品が、オリジナリティを放棄した引用とリミックスだけで出来ているなんて言えちゃう人は、もうちょっと自分の偏見と先入観に対して謙虚になってほしいんだけどなあ。

二〇〇六年六月号

はたして「才能」は遺伝するか？

しばらくは父も子もなしゲド戦記

やあ。日本一「萌え」にくわしい精神科医だよ。

まずオタ句からはじめてみました。どう？　解説すると、これはかの宮崎駿の長男、宮崎吾朗の第一回監督作品『ゲド戦記』を詠んだ一句。まず、この夏休みは親子揃ってジブリアニメを楽しみましょうという意味。で、ウラの意味としては、当然、宮崎父子の関係がかけてある。ほら、鈴木プロデューサーが宮崎吾朗に監督をさせると決めたらパヤヲが怒ったらしいじゃない（スタジオジブリ公式サイト　特別企画　雑誌『インビテーション』4月号採録「鈴木プロデューサー　ゲド戦記を語る（1）」）[★1]。家族会議を開いて話し合いをして、結局吾朗の監督就任は認めたんだけど、それ以来、口も利いていないとか。まあ、そういう感じ。この句をかの角川春樹センセイ（角川書店元社長。俳句の天才としても有名）に見せたら、「しばらくは父も子もなし柏餅」に直された。あ、なるほど、子どもの日に親子で柏餅を取り合っている微笑ましい情景だね……ってアンタ、人の話を聞けよ！（笑）

みんなも知ってのとおり、『ゲド戦記』（一九六八年）は『ロード・オブ・ザ・リング』や『ナルニア国物語』と並ぶ、世界三大ファンタジーの一つだ。宮崎駿は『ゲド戦記』の熱烈なファンで、いつも枕元に置いて読み返していたらしい。だから本当は自分が映画化したくて、八〇年代のはじめに原作のル＝グインに打診したんだそうだ。でも、このときは断られてしまった。

ところが、最近になってアメリカのテレビ局が、『ゲド戦記』原作のミニシリーズを制作したんだけど、なんというかひどい出来だった。これにはさすがに、温厚なル＝グインばあちゃんもキレたね。「あたしのゲドは赤銅色の男。いったい誰よ、このなまっちろいモヤシ小僧は！（意訳）」と怒っています。「あいつらは視聴率稼ぎに『ゲド』の名前が欲しかっただけ。なによこの『魔法先生ネギま！』は！（かなり意訳）」。怒ってます怒ってます（ウェブマガジン「Slate」二〇〇四年一二月一六日のル＝グインによる記事「A Whitewashed Earthsea」参照）［★2］。

まあ、ル＝グインは親が人類学者っていうだけあってね、人種問題についてもかなり意識してたんだね。だから『ゲド戦記』の登場人物も、ほとんどが赤茶色の皮膚か、黒い皮膚を持っている。SF界って意外と保守的でね、ブロンドの白人が主人公っていうのが当たり前の世界だから。『ゲド戦記』の本のカバーイラストも当たり前のように白人だったりするんで、ル＝グイン、何度も出版社とケンカしたそうな。彼女はひょっとしたら、そんなやりとりにくたびれて、もう映画化は東洋人に任せるしかない、と観念したのかもね。その意味では、今回のアニメ化は原作にとっても忠実だ。

リスペクト谷山浩子

という知識を詰め込んで、ついに観て来ましたよ『ゲド戦記』試写。金曜日の夜九時からって、とんでもない時間帯。しかも今回はマスコミ関係者限定だったんだけど、四〇〇席ある有楽座があっという間に満席。結果、遅刻して追い返される人続出、みたいな事態に。まあジブリアニメの試写会はこのパターンが多いんだけどさ。

せんせいはさ、いままで宮崎駿のアニメを観て、一度たりとも失望したことがないわけ。それこそ『未来少年コナン』（一九七八年）から『ハウルの動く城』（二〇〇四年）に至るまで、ね。まあ「信者」だからってのもあるけど、実際にクオリティが高いからね。ロリ神パヤヲ（なんだそれは）にはひれ伏すのみ、だ。

でも、年月を経てパヤヲも老いた。そろそろ世代交代が必要だ。後継者にと思っていた近藤喜文は早死にしてしまった。でも、なんで吾朗？　吾朗氏って大学は農学部出身で、アニメ関連の仕事っていえば「三鷹の森ジブリ美術館」のデザインとか館長とかでしょう。それがいきなり監督に大抜擢っていうのは……いいのかね？

手塚治虫の息子の手塚眞だって、いちおうは七光り抜きでインディーズ映画から頭角を現して、けっこう苦労していまの地位を築いたってのにねえ……これはアリなのか？　パヤヲの美学には反しないのか？　絵描きということなら美大出身の弟のほうに話がいかなかったのもフシギだ。まあ、次男っていう立場は、父親に対して斜めの関係になりやすいから、頼まれても断っただろうけどね。

で、かんじんのアニメはというと……まあでも、宮崎ブランドっていう先入観なしで観たら、それなりに真面目ないい作品だと思うよ、うん。パヤヲも素直な映画だってホメた（のか？）って言うし。『ゲド戦記』の翻訳って全部で五巻まであるんだけど、今回の映画は第三巻『さいはての島へ』をベースにしている。ただ、それだけだとアースシー（『ゲド戦記』の舞台となる世界）の世界観がわからない。で細かく観てみると、この映画、五巻全部の要素がさりげなく全部入っている！　いや吾朗お疲れ！　大変だったネ！　これじゃセリフが説明的になるのもしかたないや。

あと声優陣は例によって俳優さんで固めてますな。みんなだいたいうまいんだけど、今回の注目は田中裕子。いや、いつもは美輪明宏せんせいが引き受けてくれてる「魔」のパート、今回は彼女が演ずる「クモ」に振り分けられている。いや、このキャラクターはいいわ。ゲドもアレンも、過去の宮崎アニメのキャラを流用したって鈴木Ｐがあっさり認めちゃってるけど、クモだけはあんまり前例がない。クシャナやエボシ御前とも、ちょっと方向性が違うしね。

いや、そんなことはいいんだ。今回の映画の中心は、じつは「テルーの唄」だ！　いや、主題歌って意味じゃなくて……まあ、劇場に足を運べばわかるよ。この妙に耳に残る歌は、前宣伝や映画館でもずいぶん流れてたから、みんな知ってるよね。ほら、「心を何にたとえよう～」ってアレさ。新人、手嶌葵の純朴な歌声がすばらしいんだけど、作曲者をみてビックリ！　なんと谷山浩子せんせいじゃありませんか！

いや～あんまり喋ったことないけど、せんせいは谷山せんせいの二〇年来のファンでね。一時期、聴かなくなった時期もあったけど、ＣＤはだいたい持ってる。あんまり大ヒットとは縁がないひとだったけど、ずっと安定した活動を続けていたんだなあ……ひさびさにこんな大輪の花を咲かせてくれて、古くからのファン冥利に尽きるってものです。また聴き直してみよう。

というわけで、いろいろとプラスに評価できる作品だネ！　さあみんなも観に行こう！　そして……ジブリスタッフの優秀さと、パヤヲの偉大さを確認してこよう。文化にも遺伝子（ミーム）があるって説がホントなら、ル＝グインのミームは海を越えて宮崎駿に伝えられた。でも父は息子にミームを伝えられなかった、ということになるのかな。

あ、あと腐女子のみなさんに連絡事項があります。アレン（元王子）が鎖につながれてグッタリしてるシーンがありますね。あれ、ほんの一瞬ですから。あんま期待しないようにね。しかし「ハク」のときに味をしめたとはいえ、ジブリもあざといなあ。

★1 http://www.ghibli.jp/20special/000457.html
★2 http://www.slate.com/articles/arts/culturebox/2004/12/a_whitewashed_earthsea.html

二〇〇六年八月号

米沢嘉博さんの思い出

やあ。日本一「萌え」にくわしい精神科医だよ。

今年の劇場版アニメはどうやら細田守監督の『時をかける少女』（以下、『時かけ』）の一人勝ちって感じになってるよね、批評的には。なにしろ例の『ゲド戦記』については、ついに原作者のル＝グインばあちゃんの最終コメントが出てしまったからねえ。「こんなお話は知らないねえ。でもまあ、こういうのもアリじゃね？（超意訳）」みたいな。

で、その後から追い討ち。「こんな暴力的な話じゃないね」「キャラ変わっちゃってるしツジツマ合ってないし」「メッセージが説教臭いねえ」「アレンの分身も父殺しも意味わかんないねえ」「悪役倒してメデタシじゃ単純すぎ」（ゲド戦記ｗｉｋｉ「ジブリ映画『ゲド戦記』に対する原作者のコメント全文」参照）［★1］。

しかしアレだね、ボロクソな酷評って慣れれば平気だけどさ、的確な批評ってのはなんというか、必要以上に痛いね。まあ社交辞令よりかはマシなんだけど。大塚英志サンも「季刊小説トリッパー」（朝日新聞出版）で、『時かけ』観るよりも『ゲド戦記』観ろ！　と書いている。でもその理由ってのが、要するに、下手なぶんだけアニメ制作技術の勉強になるっていうんだから、ひどさでは甲乙つけがたし。でもねえ、なぜに大ヒットロングラン？　ヴェネチア国際映画祭ではスタンディングオベーションだったらしいし。いったいどうなってるんだ？

震災からハルヒへ

それはそうと、せんせいも超おそまきながら『涼宮ハルヒの憂鬱』（角川書店、二〇〇三年）にハマってますよ。原作はもちろん、アニメ版も観たし。はじめはなんとなく「ほう……これが噂に聞くツンデレというものか……」という程度だったけど、いや、これはクオリティ高いですなあ！　でもまあ、そういうことは誰でも言っていることだ。なんにしても、原作はすでにシリーズ八作目まで出版されて、これまでに累計二五〇〇万部が売れたっていうんだから、ねたましいというか憎いというか、いやいや素晴らしいことですよ！

ところで、せんせいが『ハルヒ』に注目しているのは、原作者の谷川流サンが阪神・淡路大震災の被災者だったってこと。みんな知ってた？　じつはいま、せんせいはあの震災がサブカルチャーに及ぼした影響を研究しているんだけど、この作品にもなにかそういう痕跡はないかな、と考えたってわけ。

で、じつはそれがあったんだな。

もったいぶらずに書いてしまおう。『ハルヒ』の世界は、平和な日常世界に見えて、じつは複雑に多重化され、複数化された空間だ。なぜか？　そもそもハルヒを見守る「S

ＯＳ団」の仲間たちは、語り手である男子高校生「キョン」を除けば、長門有希は宇宙人、朝比奈みくるは未来人、古泉一樹は超能力者だ。それぞれが語るこの《世界》のありようは、みんな異なっている。だから彼らが語るハルヒの存在も、「情報フレア」だったり「時間断層」だったり、はたまた「神」だったりと、みんなバラバラだ。

ちょっと前に話題になったライトノベル『撲殺天使ドクロちゃん』（メディアワークス、二〇〇三年）では、主人公の草壁桜くんはドクロちゃんのエスカリボルグで何度も撲殺されていた。もちろん、撲殺されるたびに瞬時に再生されるので物語は続いていく。でも、これだって考えようによっては、主人公が撲殺されるごとに毎回《世界》にリセットがかかるような世界観だ。だからここにも、世界の多重性がある。

もちろんこういう世界観の作品は、アニメにもＳＦ小説にも昔からある。でもこういう世界観が、ごくあたりまえに受け入れられるようになったのは、どうも震災後のような気がしてならないんだ。それが何を意味するのかは、いまそのテーマで単行本を準備中だから、もうちょっと待ってね。

真の意味のおたくの父

などとのんきな話を書いていたら、大変なニュースが。米沢嘉博《よねざわよしひろ》せんせいが亡くなられた。

一〇月一日午前四時四〇分、肺がんのため死去。享年五三。ちょっとまだ、信じられない。若すぎる。せんせいと一〇歳も違わない。

おたくを自負する漢なら、知らないわけはないけれど、念のために書いておくね。米沢せんせいはマンガ評論家で、一九八〇年からコミケ準備会代表をずっと務めていたひと。コミケが四〇万人以上もの人を集める巨大イベントに成長したのは、米沢せんせいの尽力あってのこと、とする意見も多い。手塚治虫文化賞の選考委員を務めたり、マンガ史やＳＦについての著書もあった。

思えばせんせいは幸運だ。この伝説の人物と、たったひと晩だけだけれど、親しく話す機会があったのだから。いつかって? そう、あれは二〇〇四年、ヴェネチア・ビエンナーレに招待されたときのことで、米沢せんせいもせんせいも、たがいに「作家」としての立場で出会った。それまでも二〇〇一年に児童ポルノ法に反対する横浜会議などでご一緒する機会はあったのだけれど、直接に話したのは初めてだった。

なにしろ日本のマンガ史に特筆されるような人物だ。ちょっと緊張しながら会ってみると、なんとも穏和な、飄々《ひょうひょう》とした人物がそこにいた。

激務と重責のプレッシャーをおよそ感じさせないまま、米沢せんせいはマンガを語り、コミケを語り、なんと「萌え」についても語っていたのだった。米沢せんせいにとっての「萌え」は、せんせいが理解している萌えとはちょっと違うもののようではあったけれど、その味わい深い語り口もいまは懐かしい思い出だ。暇ができるとよく港から釣り糸を垂れてたっけ……あれ釣れなかっただろうなあ。

この人柄があってこそ、良くも悪くも個性的人物の多いおたくたちが、数千人規模のコミケ準備会として束ねられていたんだろう。三万五千ものサークルの選別から配置を管理し、カタログを制作販売し、著作権や表現規制、あるいは会場でのさまざまなトラブルにも対応しつつ、ボランティアのスタッフをフルに動員しても一回の支出が五～六億円でちょっと赤字気味、などという話を聞くと、よくもまあこれだけの規模のイベントが年に二回も、三〇年間にわたって続いてきたものだ、と感動すら覚えるよ。これからどうなっていくんだろうなあ、と一抹の不安もあるけれど。

最後まで飄々と去っていった、真の意味でのおたくの父、米沢せんせいの冥福を、心からお祈りします。

★1 http://hiki.cre.jp/Earthsea/?GedoSenkiAuthorResponse

二〇〇六年一一月号

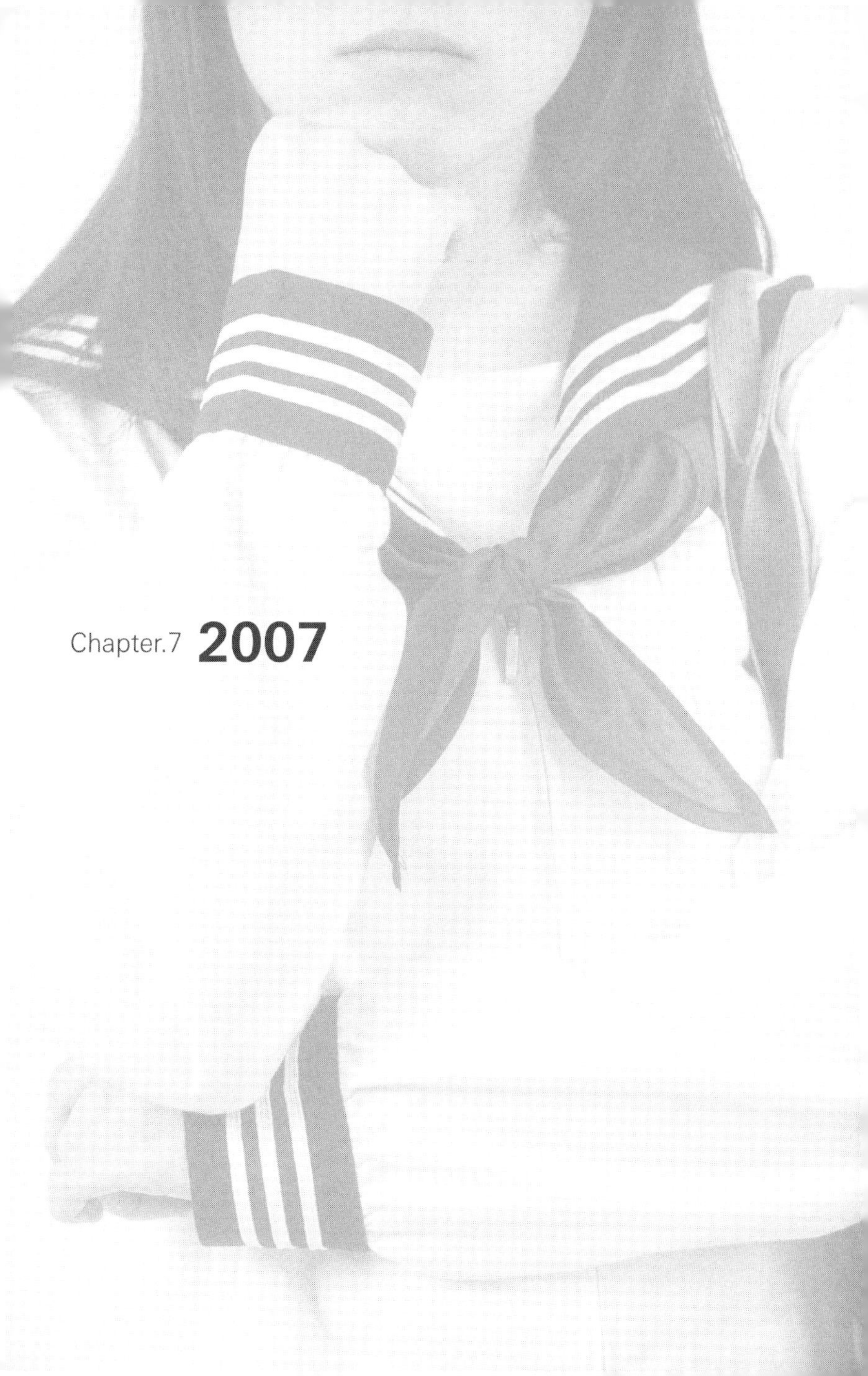

Chapter.7 2007

ツンデレ美少女の精神分析①

やあ。日本一「萌え」にくわしい精神科医だよ。

今回のネタが何かといえば、これがなんと「ツンデレ」だ。なんでいまさら？

じつは先日、年に一回くらいのアニメージュのインタビューを受けたんだけど、そのテーマがツンデレ。インタビューの準備をしているうちに、せんせいはツンデレと呼ばれるキャラが中心となる作品が、かなり構造的に似通っているんじゃないかと思うようになった。これは最近のギャルゲーやライトノベルなどにも共通する傾向なのかもしれない。

もっとも、みんなの大好きなツンデレについて、ここでせんせいがイチから解説しようとは思わないから安心してくれ。だってグーグル検索で「ツンデレ」は四六四万件（二〇〇七年当時）もヒットするんだよ？　ふー、びっくりした。もちろんウィキペディアにも、ものすごい詳細な解説付きで掲載されているし。だからもう各自ツンデレ一般については自習のこと。

せんせいが驚いたのは、とにかくツンデレが類似のジャンルのなかで、抜きんでて強力なことだ。クーデレとかヤンデレとか男のツンデレとか、いろいろと派生ジャンルはあるけれど、みんな二番煎じというか、浸透力が違いすぎる。せんせいはここに、ツンデレのすばらしい普遍性があるとにらんだってわけだ。

構造はどれも似ている

ルーツ探しとかはいまはおいとこう。現在人気のある作品って言えば、『涼宮ハルヒの憂鬱（ハルヒ）』に『ローゼンメイデン（翠星石）』、『ゼロの使い魔（ルイズ）』、『灼眼のシャナ（シャナ）』、『Fate/stay night（遠坂凛）』ってあたりになるのかな（カッコ内は作品中のツンデレ系ヒロイン）。もし、せんせい（今年四五歳）の直感が正しければ、ここに並べた作品たちは、構造的にかなり似通ったところがある。どういうことかって？

どの作品も、基本的には（例外もあるけど）「平凡な男子高校生」が異常な世界に巻き込まれて、人間離れしたヒロインと契約関係に置かれる、というパターンがまずいっしょ。だって『ハルヒ』のキョン、『シャナ』の坂井悠二、『ゼロの使い魔』の平賀才人、みんなそうだろう。そんなのラノベやアニメじゃデフォルトでしょ、っていうキミ、キミは歴史的認識が浅い、浅いぞ。

だって、少なくとも一〇年ほど前は、こういう設定はまだ少なかったんだ。当時のアニメのお約束といえば、フツーの女の子（ただし美少女）が異世界に召喚されて、わけもわからないのに戦闘美少女にさせられる、ってパターンが圧倒的だったんだから。

『美少女戦士セーラームーン』も『魔法騎士レイアース』も『天空のエスカフローネ』も、みんな普通の女子中学生や女子高校生が異世界に召喚されて戦うハメになるってお話だ。かつてはね、こっちのほうがずっと多かったんだ。召喚されるのが男子高校生ってパターンは、わりと最近になって流行りだしたジャンルと言ってかまわないと思う。

いや、そりゃ『エヴァ』だって、そういう話って言おうと思えば言えなくもない。普通……っていうのは抵抗あるけど、まあ普通の中学生・碇シンジが、異世界ネルフに召喚されて、ツンデレ美少女アスカと出会う、とね。でもまあ、『エヴァ』にはほら、すべてがあったわけだから。たしかに、アスカは元祖ツンデレの一人かもしれないけど、作品のジャンルとしてはちょっとね。

トラウマを負った少女

それと、「異世界」のありかたもちょっと変わってきている。

『ローゼンメイデン』では「nのフィールド」、『シャナ』では「紅世《ぐぜ》」がそうだし、『ハルヒ』にもちょっとそんなところがあるけど、要するに「多重化した世界」っていうモチーフね。隣り合う、というか、重なり合っているけど、一般人には見えない世界、という。これは前にも、この連載で指摘した、阪神・淡路大震災後の世界観、みたいなところもあるのかも。

だからなのか、かつての美少女ヒロインと違って、こういう系列の作品のヒロインたちは、みんな人間離れした「圧倒的な他者」ばっかりなんだよね。で、彼女たちが決まってツンデレ。さあどうだ。「なんか強く言われればそんな気も……」って思った？

あんまりツンデレツンデレ言っている自分がだんだん嫌いになってきたが、めげずに先に進もう。

ところで、じつはツンデレ美少女の最大のポイントは、「トラウマ」。少なくとも、せんせいはそう考えている。なぜかって？

いやじつは、せんせいもかなりの〝ツンデレラー〟（って言うの？　マジで？　うわぁー）だったと気付いたのは、『げんしけん』を読んでからのこと。せんせいは「荻ちん」こと「荻上千佳」萌えなんですな。あ、そこ引かないように！

いま説明するから引かないように！

荻上は高校のころ、自分の描いた同人マンガが原因で、好きだったクラスメートの男子が不登校になったというトラウマがある。なるほど、たしかにせんせいの知るかぎり、腐女子は好きなキャラクターほど「総受け」にしたがる……って話はこのさいどうでもいいのだが、ともかく荻上は、そのトラウマが原因で、はじめは「オタク嫌い」のふりをしているんだね。だからサークル仲間にも冷たい。

でも、言動のはしばしに、ついつい「ホモ好き」の血がほとばしりすぎて、慌てたりうろたえたりする機会が増えてくる。そう、「べ、べつにホモの漫画なんか好きじゃないんだからねっ」と全身で叫んでいるようなもの。で、じつはこれが「デレ」なんだ。デレっていうのはベタベタしてみせることじゃなくて、慌てて好意を否認する瞬間のことなんだな。

荻上がやおいへの愛を素直に表現できないのは、過去のトラウマのせいだった。じゃあ、ほかのツンデレ美少女はどうか。これにも例外はあるけれど、みんな好意を率直に表現できないような屈折した事情を抱えている点は同じことだ。それが宿命だったり血筋だったりと事情は異なるけどね。

つまり、ツンデレものの定型は、トラウマ（宿命）を負った異能の美少女が、ごく普通の男子高校生と契約し、その媒介によって目的を遂げようとする物語、ということになるかな。いや、異論があれば大歓迎だ。で、次回はこういうパターンがこれほど流行るに至った背景も含めて分析してみよう。

二〇〇七年三月号

ツンデレ美少女の精神分析②

やあ。日本一「萌え」にくわしい精神科医だよ。

さて、前回のツンデレ話の時点で、いきなり「いまさら」感ありまくりだったわけだけど、今回の前フリは小島アジコ『となりの801ちゃん』（宙出版、二〇〇六年）と、これまたちょっといまさらな話から。といっても、そこはせんせいのことゆえ、ちゃんとツンデレ話に接続するから気にするな。

となりの801ちゃん

これもウェブ連載から生まれた本だけど、タイトルからわかるとおり腐女子ネタの四コマギャグだ。で、珍しくも作者が男性。なんでかというと……帯に書いてあるな。「僕は二八歳、オタク会社員。付きあってる彼女が腐女子でした」。まあそういうことだ。腐女子本は叩かれやすいけど、この本は珍しく好評みたいだ。「彼女」ってのが、またえらくかわいく描かれてるってこともあるのかな？　どさくさに紛れて（？）作者本人も美しきメガネ男子だし。いやまあ実際、こういうオタクも最近は増えてるんだろうけどね。

でもこの彼女、かわいいのはうわべだけ。じつは「ぬいぐるみ型宇宙人」で、獲物（「ホモ」ですよ、もちろん）を発見すると背中のチャックが開いて恐ろしい「中身」が飛び出す。つまりこちらが「本体」で、かわいい女の子の体は「擬体」ってワケ。

作者はこの「本体」に、京都御薗橋801商店街のイメージキャラクター「801《やおい》ちゃん」を転用した。もともと「801」ってのは、商店街の距離八〇〇メートルに未来の発展を意味して一を加えたものだったらしい。

しかし、この漫画のウェブ人気が高まるにつれ、商店街のウェブサイトのアクセスも急増し、それまで「萌え」のモの字も知らずに平和に生きていた人々を困惑させることになる。

その後、この本が商店街に公認されたり、作者が御薗橋を表敬訪問したりと交流は深まっているようだけど、なんかずっとすれ違っているような気がするのはせんせいだけかな？　晴れて公認された「本体」は、賀茂野菜（京都だけに）に耳と手足が生えた、性別不明の異種生命体だ。この異様な生物が「ホモが嫌いな女子なんていません！」とか叫びながら、鼻息も荒くぴょんぴょん飛び跳ねてる姿は、とってもキュート。

いや、でもこの本はいろんな意味で秀逸だ。少なくともこの本には、精神分析的な意味での二つの真理が描かれている。どんな真理かって？

まず一つめ。女性の身体は「擬体」であるってこと。自分の体を意識したり、違和感をもったりする人は、男子よりも女子の方に圧倒的に多い。これが高じると、過食や拒食みたいになったり、リストカットに走ったりする。こういう自傷っぽい行動も、突き詰めれば女性に共通する身体への違和感ゆえじゃないだろうか。

二つめはもっと重要だ。じつは女性の本体は、性別を超えた非定形の存在だってこと。まさかって思う？　まあちょっと荒唐無稽かな。でもせんせいは真面目にそう考えているよ。だってさ、女性の女性らしさってほとんどが身体的なものでしょう？　で、精神分析によれば女性らしい身体っていうのは、突き詰めれば男性の欲望が投影された結果、ってことになる。

女性が男性から愛されたいと願っているうちは女性らしい体を保っている。じゃあもし女性が女性だけの純粋な欲望を追求し始めたら？　そう、そのとき女性はみんな「８０１ちゃん」になってしまうんじゃないか。あの、なりふり構わない欲望の塊に。どうしてもペニスを捨てられない男子よりも、女性の欲望のほうがずっと自由で深いのはそのせいかもしれないね。

震災とオウム以降のリアリティ

で、ここからが「ツンデレ」話、後編。前回せんせいは、ツンデレものの定型が、トラウマ（宿命）を負った異能の美少女がごく普通の男子と契約し、その媒介によって目的を遂げようとする物語、と断言した。まあとくに反論もないようだから先に進もう。

前にも言ったように、せんせいはツンデレ美少女とその世界観が、阪神・淡路大震災以降のリアリティに思えてならないんだな。これじつは単純には言い切れなくて、本当は「震災とオウム」以降、と言うべきかもしれないし、震災直後に放映がはじまった『エヴァ』以降と言うべきなのかもしれない。そのへん、ちょっと曖昧さは残るけど、ともかく一九九五年前後を境にして、僕たちのリアリティの感覚は確実に変化したんだ。

前回触れた「世界の多重化」っていうのも、その一つ。なぜかって？　大きな災害を身近に経験するってことはね、おそらく「もし災害が起こらなかったら……」っていう、「別の世界」への想像力を強化してしまうからじゃないかな。

　せんせいが『戦闘美少女の精神分析』で書いたように、かつての戦闘美少女たちはさしたるトラウマもなしに戦闘するものが多かったんだ。そう『セーラームーン』しかり『レイアース』しかりさ。かつてはそれで良かった。トラウマもなしに戦う少女たちというどう考えてもウソっぽいイメージを、僕たちはそのウソっぽさゆえに愛することができた。現実とはかけ離れた「ウソの世界」とともにね。

　でも災害の経験は、僕たちの想像力にも亀裂を残す。震災以降、一時トラウマものの文学や映画がやたら流行った時期があったよね。あんなふうに僕たちは、フィクションのなかにもどこか欠けた部分がないとリアルじゃないと感じるようになってしまった。それはちょうど「不完全な自

分じゃないと安心できない」みたいな感じかな。

　そんな屈折をめいっぱい抱えたオタク男子にとって、主人公＝自分を無条件に愛してくれるヒロインなど信じられない。むかし「私を入会させるようなクラブなんかに入りたくない」って名言を吐いた喜劇役者がいたけれど、そんな感じ。「こんなオレのことが大好きな女なんて信用できねえ！」というかな。

　愛されるときくらい自分が見えなくなってもいいのにね。でも、それができない。世界が多重化すると、語り手自身の姿は客観視されてしまうからだ。なぜかって？　語り手自身の外に視点を設定しないと、世界の多重化がリアルに描けないからだ。

　それでなくとも、人間には何かが隠された状態にあるときほど、その隠されたもののほうをリアルに感じるくせがある。だから、ツン99％＞デレ1％だと、デレのほうが真実だと信じられる。逆に、デレ99％＞ツン1％だと信用されない。だから最初から愛情全開の人は信じられないんだ。

むしろふだんは、さんざん軽蔑されたり罵られたりしているほうが安心できる。でもね、ツンデレ美少女は、最後の最後で「だがそれがいい！」と言ってくれるんだ。いやあもう、その存在自体が物語だよ！　……とまあそういうわけで、ツンデレ萌えは最強なのです（ホントか?）。

で、約束どおり（忘れてた?）『801ちゃん』に繋げるなら、ついうっかり擬体を脱いで本性を曝け出してしまう『801ちゃん』もまた、立派なツンデレだよね、って言う話なのでした。日常をやおい的に多重化（なんだそれは）するヒロイン、みたいなね。

二〇〇七年四月号

自虐に萌える漢たち

やあ。日本一「萌え」にくわしい精神科医だよ。

それにしてもバージニア工科大学の銃乱射事件にはビックリしたね！　いろんな意味で。学校で銃の乱射、と聞けば誰しも思い出すコロンバイン高校の事件をはるかに上回る、三二人っていう犠牲者数。犯人が二三歳の韓国人男子学生だったっていうのも驚きだけど、こういう事件が起きてもアジア人叩きばかり盛り上がって、銃規制運動はさっぱり盛り上がらないアメリカって国もいったい……「学内に銃の持ち込みを禁止している大学では事件が起こりやすい」って、どんな屁理屈だよ！

まあどんな背景があったにせよ、犯人のチョ・スンヒがしたことに弁護の余地はない。ただね、今回の事件では「アタマがおかしいから」では済まされないものが背景にあるような気がする。犯行直前にチョが自分で撮影したトラヴィス（映画『タクシードライバー』の主人公）ばりのビデオには、ちょっと共感しちゃった人もいたんじゃないかな。

バージニアテックの悲劇

チョは成績はけっこう優秀だったみたいだけど、大学では誰とも口を利かず、友だちもいなかった。作文の授業では、残虐描写満点の文章ばかり書くので、生徒の大半が気持ち悪がって授業に出なくなってしまったりもしたらしい。ストーカー事件も二度起こして通報されている。事件の背景には、どうやらほかの裕福な学生たちへの憎悪があったようだ。

まあ、チョは極端な例かもしれないけどさ、みんなこういう彼の境遇に、つい同情しちゃう気持ちってないだろうか。同情しないまでも「こ、これはイタい」って思わなかった？　せんせいはね、思わず思ってしまいました（どっちだよ）。

もし自分も同じように、むやみに明るい学生連中に混じって共同生活をしていたら、なかなかなじめない自分をダメ人間の典型のように感じたかもしれない。で、そうやって自分をおとしめがちな人間は、だんだん被害妄想的になったり、他人に対しても理不尽な憎しみを募らせていくことが多いんだよね。

チョはNBCに郵送したビデオで言っている。「貴様らがオレを追い詰めた」「この死は貴様らのせいで、その手に染まった血は永遠に洗い落とせない」「貴様らはオレの心を破壊し、魂をレイプし、良心を冒した」ってね。もちろんこんなのは根拠のない言いがかりだ。でもね、銃には手を出さないまでも、こんな憎しみを抱えて生きている青少年は、ものすごくたくさんいるような気がする。

先月号の連載で伊藤剛サンが取り上げていた福満しげゆきのマンガなんて、その典型だよね。『僕の小規模な失敗』

(青林工藝舎、二〇〇五年)なんて作品、痛々しくて読めないと感じた人も多いんじゃないだろうか。カネもなく学歴もなく彼女もいない、おまけに才能もない、と、福満サンはとことん自虐的だ。

　でも実際には福満サン、結局は大学に入っているし、彼女もできて結婚したし、こうして作品もあちこちで話題になっているから、もうそんなふうに感じる必要ないじゃん、とも言える。でもねえ、こういうダメ意識っていうのは、わりと一生モノだったりするんだよね。森川嘉一郎サンの指摘する、おたくのダメ意識ってやつだ。

　こういった考えかた、ひところ(今でも?)人気のあった「つげ義春」ってマンガ家の作風にも通ずるところがあるとも言われているけど、せんせいはちょっと違うと思うな。つげサンのダメ意識って言うのは、はっきりとインテリのプライドに支えられている。だから正確には「オレはダメだ」じゃなくて、「いっそダメになってしまえたら」「落ちるところまで落ちたらラクになれるかも…」っていう感じに近い。

なぜ熱い共感を呼ぶのか

　こういう自虐系の作風って、けっこう伝統というか歴史があるよね。せんせいの記憶では、やっぱり山田花子サンがいちばん最初になるのかなあ。人とうまくコミュニケーションできない不安と、よろしくやっている連中への憎悪。前に何度か取り上げた久米田康治サンも、かなりライトではあるけれど、近いニオイを感じるね。作風にも反映されているけど、ネット上にしばらく掲載されていた日記のネガティブさは凄かった。

　文学というか小説のジャンルでは、これはもっと歴史があって、なんといっても最強の元祖は太宰治でしょう。太宰って今でも人気あるけど、今思えばちょっと、おたく的な要素もあるかもね。ぐっと新しくなると大槻ケンヂさんとか、『ＮＨＫにようこそ!』(角川書店、二〇〇二年)でブレイクした滝本竜彦サンとかね。

　不幸にして自殺しちゃった山田花子サンは別としても、

ほかの作家はそれなりに売れたりモテたりと、普通に考えればハッピーな状態にあるとも言える。でも、なぜかダメ意識が直らない。なくなっちゃったら商売にならないって事情もあるかもしれないけどさ、少なくともここに名前を挙げた人たちは、ホンモノに見えるんだよね。

　ところで、この系列の最新バージョンがある。よしたにサンのベストセラー『ぼく、オタリーマン。』（中経出版、二〇〇七年）だ。なんかもう三〇万部も売れちゃったらしいし、うれしいことにウェブサイトの連載もまだ読めるから、迷ってる人はそっちから見てもいいかもね［★1］。

　主人公は某三流会社に勤務する二〇代のオタクサラリーマン。理系でSEなので、パソコンやプログラミングは得意。で、人づきあいは苦手でもちろん彼女ナシ。酒好きで尿酸値が高くて小太りだが外見は気にしない。

　内容に関してはご本人の説明がいちばんわかりやすい。「この本は　僕が―　仕事や　恋愛や　友情や　そういったものにちょっとずつ挫折していく過程を描いた日記まんがです。」とある。

　同期の飲み会に出席して孤立しちゃったり、アキバのパソコン専門店にカポーさま（カップル）が来店してるのを見てムカついたり、今風のファッションにチャレンジして緊張したり、スーツにデブ穴（内股がこすれて出来るらしい）が出来て死にたくなったりと、漢なら誰もが熱く共感せずにはいられない（そうか？）エピソードが満載だッ。

　オタク方面の話題は、せいぜいガンダムやエヴァや藤島康介くらいだから、あっさりめに抑えたんだろうね。自虐もオタクもライト風味なら売れるという意味では、例の『電車男』（新潮社、二〇〇四年）にもちょっと近いかな。

　じゃあ、こういう作品は、どうしてみんなの熱い共感を呼んでしまうのか？　じつはそこにはね、男の単純さ、という問題がある。

『オタリーマン』のなかに、主人公が飲み会に行って、上司や同僚から「彼女作れ」「結婚しろ」「子ども作れ」みたいに励まされるエピソードがある。これが典型だ。要するに、すべての男性は「社会的に成功して女を捕まえて子孫を残せ」って命令されているんだよね。恐ろしいことに、誰一人として、この命令から自由になれない。

今回紹介してきた福満サンにしてもよしたにサンにしても、この命令に従えないことのコンプレックスが、作品を生み出す原動力になっているんじゃないだろうか。だって「ダメ」とか「非モテ」とか「ニート」とかっていう価値観は、まんまさっきの命令に対する違反なんだから。そこから生まれた作品は、もちろんおもしろいんだけど、せんせいはそろそろ、この「命令」を無視したりひっくり返したりしてくれる作品も読んでみたいなあ。

★1 http://comic-walker.com/contents/detail/KDCW_CK01000004010000_68/

二〇〇七年六月号

アキハバラは解放されたか？

やあ。日本一「萌え」にくわしい精神科医だよ。

また締め切りに遅れてしまって、担当の編集者には迷惑かけどおしのせんせいだが、遅れたかいあっておもしろいイベントの情報を知ることができた。

なんと、おたくのみなさんが聖地・秋葉原でデモを決行したという。ミクシィ内のコミュニティから湧き起こったムーブメントらしい。題して「6・30アキハバラ解放デモ」。ちなみに「コミュニティの説明」にはこうある。

「サウンドデモという合法的なスタイルを利用しては路上で怪しい電波ソングからAKIBA－POPまでを堂々と大音響で垂れ流し、踊りたい奴らは踊りまくって、コスプレしたい奴らはコスプレしまくって、あらゆる少数派が言いたいことを言いまくるカオスな空間の創出によって街を解放してしまうという危険なイベントだ！」

「全てのオタク・萌え・非モテを中心に、コスプレイヤー、メイドさん、ニート、引きこもり、ロリコン、ショタコン、腐女子、腐男子、ゲイ、ビアン、性的マイノリティー、貧乏人、ワーキングプア層、苦学生、よっぱらい、その他諸々の大バカモノと少数者はもはや結集するしかない！　そしてボクらの時代をボクら自身が作り上げよう！」

……なるほど。

うむ。キミたちの気持ちはよくわかった。

しかし、これはイタい。イタいなあ。

……などとゲームラボでも人気のコラムニスト・小田嶋隆せんせいの猿真似は似合わないからやめるとして、このデモは、実行前からいろんなところで賛否両論だったようだ。いや、むしろ批判のほうが多かったか。

主催者の主張は公式サイトにいろいろ書いてあるね。運営しているのは「革命的非モテ同盟」「革命的オタク主義者同盟」「革命的萌え主義者同盟」の「三派系全学連」だとか。彼らは事前にデモの許可申請を出して、万世橋警察署から正式のデモの許可証を受け取って「誰にも怒られることなく」デモする権利を勝ち取った。

お上の公認を受けたデモだと？　この軟弱ヘタレどもが！　とか言いたい向きもあるだろうが、これはまあ、しかたない。コミケの運営がいかに偏見との戦いだったかを知った今となっては、警察とモメても得るものなんかひとつもないことはわかっている。怒られないデモ！

じつに香ば……いやすばらしい。

もっとも、何かの主張があるデモではないようで、参加者個人がてんでに好き勝手な主張をした模様。「マンガやアニメの表現を規制する法案に反対」「マスコミによるおたく偏見報道を許すな」といったわかりやすいところから、「グリーン車を廃止し、クロスシートを復活させよ」「ヨドバシカメラは新宿に帰れ」「赤ずきんチャチャを再アニメ化せよ」みたいな個人的主張まで、本当になんでもありだったようだ。

デモをする人、批判する人

せんせいはたまたま、デモのあった直後の七月一日にこのニュースを知って、デモについて触れているブログ記事や「2ちゃんねる」のスレッドをあちこちチェックしてみた。もちろん「YouTube」にも直後から動画がアップされていたからそっちも覗いてみた。

いやあ、驚いたね。

ほぼ一〇〇%に近いバッシングなんだもの。2ちゃんとブログって、けっこう意見が分かれることが多いと思っていたんだけど、今回の感想は限りなくいっしょに近い。

「お前ら自身がキモい」「その行動がおたくへの偏見を助長しているって気付け」「こういうバカのせいでまっとうに生きているおたくが迫害される」「おたくは隠れて生きるものだ」「単に目立ちたいだけ?」「なれあいたいだけだろ」「こいつら本物のおたくじゃない」「他人に迷惑をかけるな」「秋葉原はもともと電気街でおたくの街じゃない、おたくのほうがよそものだ」「やるなら渋谷とかアウェーでやれ」「解放されるべき、どんな抑圧があるの?」「目的がわからない」「単に騒ぎたいだけだろう」「背後に中核派が絡んでいるらしい」「企業がバックについてる」……

バッシングの理由はいろいろあるようだけど、大きくまとめると、こんな感じになるかな。

いや、そりゃせんせいも思ったよ。「これはイタい」とね。うん、「YOSAKOIソーラン祭り」とかと、どっちがイタいか、たっぷり五分間も考え込んでしまったくらいだ(結論は出なかった)。

そもそもこういう行動は、せんせいの美学とは全然相容れない。もしデモに誘われても、参加したいとは思わない。たとえ今より二〇歳若かったとしても、そう判断したと思う。じゃあこんなデモ、やるべきじゃなかったのか? せんせいは彼らを批判したいのか?

じつはね、そうでもないんだ。

デモをする側の論理と、デモを批判する側の論理。この二つをじっくりと比較してみて、せんせいははっきりと、デモをした側の論理に分があると感じた。少なくともこちらのほうが自由で、寛容で、多様性を受け入れている。いっぽう、デモを叩く側のしょくん。あえて言おう。キミたちは不自由で、了見が狭くて、保守的だ。

叩く側の論理を抜き書きしながら、せんせいはぞっとしたね。あまりにも言葉が貧しすぎる。スルー力（笑）ないのですか？　これぞまさしく、「世間」の論理だ。目立ったり、人と違うことをしたりすると、とたんに難癖をつけてくる、あのうっとうしい「世間」のね。キミたち自身が、そういう世間からの視線の被害者じゃなかったのか？

くり返そう。デモはイタいし、見た目はちょっと恥ずかしい。ただね、そんなことを言えば、キミたちにとってはどんな集団行動も、政治的主張も、ウザくてキモいものだろう。でもたったそれだけの理由で、「主張をする自由」まで手放してしまっていいのか？　キモいから出歩くな、行動するなっていう発言こそが、偏見と差別の論理じゃないのか？　デモ主催者が目論んだのは、そういうおたく内部からの抑圧的な視線からの解放だったのかもしれないじゃないか。

なにもせんせいだって、おたくはもっと自己主張しろとか、おたくであることを恥じるなとかお説教したくはないさ。でもね、おたくがひっそり生きることは、権利であって義務じゃない。だから主張するおたくがいてもいいし、そういう存在はむしろ必要なんだ。

それでなくても、おたくを取り巻く状況には、いろいろと懸念も増えはじめている。前回ここで触れたような、表現規制の問題や、著作権法の非親告罪化という大問題も控えている。マスコミの偏向報道だって依然として根強いし、いつまた「ゲーム脳」みたいなトンデモな主張が台頭しないとも限らない。

だからせめて、言いたいことがあるときは黙って言葉を飲み込むのじゃなくて、声を挙げる作法くらいは知っておきたいじゃないか。せんせいはデモには参加しないけれど、集会や紙媒体ではそういう「運動」を続けるつもりだ。つまらないからやめろ、だって？　でも、やるんだよ！（これが言いたかっただけ？）

二〇〇七年八月号

世界SF大会で萌えについて考える

やあ。日本一「萌え」にくわしい精神科医だよ。

今回はちょっと気が重い……もういろんなところで話題になってるから、知ってる人もいると思うけど、とうとう同人作家で逮捕者が出てしまったからだ。それもコミケの直後に。

逮捕されたのは松山市在住の三〇代の同人作家。彼は自作の漫画を一万七〇〇〇冊ほど印刷し、一昨年の四月から去年の一〇月ころまで東京や神奈川などの書店に委託販売していたという（二〇〇七年八月二三日付RNBオンラインニュース参照）。

まあ、くわしいことはいろんなサイトにも出てるからそっちを見てもらうとして。問題は、今回の逮捕がどんな意味を持っているか、ということだ。いや、だってエロ同人の委託販売なんて、誰でもやってることでしょ？　せんせいだって、絵が描けて時間があっておたく遺伝子を持ってたら（ココ重要）、やってたかもしれないし。

同人作家逮捕の理由

いろいろ調べてみたら、どうもこんな事情らしい。

（1）まず問題の同人誌の「消し」が甘かった

つまりですな、いちおう日本の法律では、人体のエロス部分をもろに描いてはイケナイ。だから形式的にせよ、ボカシやモザイクなどで修正するきまりになっている。ところがこの同人誌では、修正がほとんど「点」、つまりないにひとしいものだったらしい。

でも、このくらいなら正直、珍しくもないような気がするね。でも問題がもう一つ。

（2）「成人指定」の表記がなかった

たぶんこっちのほうが重要だったんじゃないかな。この表記がないと、性描写のある作品を未成年でも買えてしまう。あるいは、そういう描写を見たくないと思っている人の目にも触れてしまうおそれがある。

いや、この点はさすがにまずかった。この作家も少々認識が甘かったというほかはない。せんせいは、いっさいの表現規制に反対だけれど、これはあくまで「ゾーニング」を前提としての話。つまりね、さしあたり露骨な性表現は、あんまりコドモの目にふれないほうがよろしかろうと、そういう立場だ。

まあ法的にはしかたない面もあるけど、しかし、逮捕の必要があるのかなあ。セクハラしてもタイホされない教師とかいっぱいいるんだがなあ。

あと個人的には、同人表現の三つのアキレス腱が、これではっきりしたという思いがある。三つというのは「著作権」「税」「わいせつ」のことだ。

著作権がらみでは、一九九九年にピカチュウの同人誌を売ったとして（たった一二〇冊！）逮捕され二〇日間も勾留された女性の例が有名だね。今年二月には、ＢＬ漫画で二億円（！）稼いだ作家が、脱税で起訴される事件もあった。うん。もうけたら税金は納めようね。

で、今度の「わいせつ」だ。せんせいの知るかぎりじゃ、この罪状で同人作家が逮捕って初めての気がする。あらためて思ったけど、同人業界って、法的にはすごく危ういバランスの上で成り立ってるんだね。

弁護士の山口貴士サンも言ってるけど、こういう一連の事件で心配なのは、これを機会に「自主規制」がどんどん厳しくなることだ。以前にも日本同人誌印刷業組合の加盟社がゆきすぎた自主規制に走ったことがあるらしい。

どうみても「みせしめ」くさい今回の逮捕だけど、これで萎縮する必要はないよ。「性器描写」に気をつけて「成人指定表記」をきちんとしておけば、少なくとも逮捕はされない。

わずらわしい制約だけど、それを逆手にとるつもりで頑張ってほしいな。その……多種多様なコトをね。

せんせい、ＳＦ大会初参加

話変わって、九月一日には、ワールドコンにいってきました。知ってる人もいると思うけど、ワールドコンってのは「世界ＳＦ大会」のことね。今回は第四六回日本ＳＦ大会も兼ねていて、「Nippon2007」と冠されていた。いやあＳＦ大会、ウワサには聞いていたけど参加は初めてで、ちょっと緊張したなあ。でも会場となったパシフィコ横浜の会議場には、コスプレの人も大勢いたし、コミケと同じあの臭いが漂っていて、たちまちなじんでしまった。

まあ、もともとＳＦっておたくの基礎教養の一つだし、ファンもかぶるし、雰囲気が似ていて当然なんだよね。実際、今回のＳＦ大会でも「コミケの歴史」とか、コミックマーケット協力企画が目玉だったみたいだしね。

なんでせんせいがＳＦ大会に参加したかって？　企画の

一つ「おたくスタディーズ」のパネリストだったからさ。くわえて、さる筋からの特命で、白衣にメガネという人生初コスプレも。まあこれはせんせいの「普段着」なんだけどね。

東浩紀サンの司会で、伊藤剛、永山薫、竹熊健太郎、小谷真理、といういつもの『網状言論』メンバーに、日本学者（?）のマーク・ドリスコルなんかも参加。こんだけのメンツ集めて二時間以内で結論出せって、そりゃ無茶でしょ。まあ、せんせいは持ち時間厳守したけどね。

なにしろテーマは「萌え」なんで、せんせいの新しい萌え理論を披露してきましたよ。

「萌え」ってのはおたくの本質で、これを欠いていたらおたくになれない。脳科学では、ぼくらと同じような意識を持ってないのに、まったくぼくらと同じようにふるまう人間のことを「哲学的ゾンビ」っていうらしい。それにならっていうなら、萌えがないのにオタクの仲間って顔している連中は「おたくゾンビ」だ。ぜひ「おまえゾンビだろう!」

とか言い合って盛り上がってほしい。せんせいですか?とっくにゾンビです、はい。

大事な言葉は定義できない

脳科学では「意識」を定義できないし、その存在も証明できない。精神分析では「無意識」を証明できないようにね。おたくのヒトたちが、「萌え」を定義できないのも同じこと。だって自分の存在をささえるコトバだよ?　そういうコトバは語れないようになっているんだよね。いやマジメな話。だとすれば、おたくのヒトたち同士は萌え萌え言いながら、なんでコミュニケーションできるんだろう?「萌え」が定義できないのに?

じつはここに、コミュニケーションをめぐる本質的なテーマがひそんでいる。「おたく」という共同体は、その根本を支える「萌え」が定義できないからこそ、団結力が強いのかもしれないってこと。

せんせいの考えでは、はっきり定義できない概念をわかちあっている集団が、いちばん強力な共同体をつくるんだな。その集団のなかでは当たり前のように使われているのに、その外部では定義とか説明がないと通じないような言葉。まさに「萌え」がそうだけど、そういう言葉こそが、じつはその集団の本質にかかわるようなものだってこと。
　というわけで、メガネ萌えは人生の再チャレンジ！　を実感したワールドコンでした（そっちかよ）。

二〇〇七年一〇月号

Chapter.8 2008

6月8日、秋葉原通り魔事件　撮影：ロイター/アフロ

ゲーム脳犯罪に釣られる人々

やあ。日本一「萌え」にくわしい精神科医だよ。

せんせいはまだ駆け出しの研修医だったころ、茨城県のつくば市に住んでいた。つくばってさ、『げんしけん』のモデルになったサークルがあったとこだけに、おたく率が異様に高いんだよね。いまやTX（つくばエクスプレス）でアキバと直結という、おたくには夢のような環境だけど、せんせいのいたころは常磐線しかなかった。で、この常磐線を使って、バイト先の病院に通っていたわけだ。

だからこのあいだの日曜日、テレビのニュース画面になんか見覚えのある駅が映ったときはびっくりした。そう、三月二三日に茨城県土浦市の荒川沖駅で八人が殺傷された通り魔事件だ。あそこって、通勤の時に一番よく利用した駅なんだよね。

あいかわらずの「識者」たち

逮捕された金川真大《かながわまさひろ》容疑者（二四）は、この犯行の四日前にも別の男性を殺害して指名手配されていた。鬼のように捜査員を動員して厳戒態勢だったはずの茨城県警の無策っぷりもアレだけど、その後のメディアの報道も輪をかけてひどいもんだった。

それもまあ、当然か。だって金川容疑者ときたら、絵に描いたような「ひきこもり」の「ゲーム脳（笑）」なんだもの。

彼は地元ではゲーマーとして有名で、バイトをやめて無職になってからは、自宅にこもりきりでゲーム三昧だったとか。彼の部屋からは一〇〇冊余りのマンガ本とゲームソフトが見つかっているし、何年か前には秋葉原で開催されたあるゲームの関東地区大会で準優勝を果たしている。事件現場そばのショッピングセンターにあるゲームコーナーの常連で、格闘技ゲームで負けると大声を上げてゲーム機をけり上げることもあったらしい。つまり、「キレやすい若者」でもあった、というわけだ。

　さあ活きのいいネタは揃いました。それでは「有識者」のかたがた、ぞんぶんにどうぞ!

　まずは福島《ふくしま》章《あきら》上智大名誉教授。「ゲームの主人公に成りきって、バーチャルと現実の垣根を越えてしまったのではないか」（MSN産経ニュース）。

　続いておひさしぶり、帝塚山学院大学教授の小田《おだ》晋《すすむ》センセイ。「引きこもりでゲームにハマる人間には、もはやバーチャルと現実の境界が曖昧になり、誰かが死ねばゲームの負けは解決するのだと、自分勝手に解釈するのです」（日刊ゲンダイ）。

　さて、満を持しての登場は、日大教授の森・ゲーム脳・昭雄センセイ。「ゲームをやり続ける人の中には、テンションが上がって自己抑制ができなくなり、達成感によって冷静になることがある」「（犯行で）達成感が得られたのだろう」（MSN産経ニュース）。

　ああ……せんせいもこの人たちと同業か、近いところにいるのかと思うと、つくづく情けないよ……。バーチャルと現実の境界がってアンタら……宮崎事件から二〇年間、ずっとおんなじ理屈かよ。ちょっと精神医学ばっかやりすぎてさあ、過去と現在の区別がつかなくなってるんじゃないの?

　おどろいたのは森センセイだね。「私がずっと前から予言していたとおり、ゲーム脳は危ないのです。金川容疑者は、もっと自然に親しんでお手玉などで前頭葉を鍛えておくべきでした」とか言うのかと思いきや、意外に平凡なコメント。批判を無視してトバしっぱなしの森センセイも、今回の事件で「達成感」が得られたのだろう。と、せんせいならそうコメントするね。

「釣り」型犯罪?

　じゃあお前はどう解釈するかって?　うん。せんせいにはねえ、金川容疑者の行動が「釣り」にしかみえないんだよ。それも、ちょっとやりすぎなくらいのね。彼の行動って、いっけん計画的なようで無茶苦茶なんだよね。バイトで貯金して目標金額七〇万円を貯めてたっていうけどさ、たかがナイフや包丁を買うのにそんな金いらんでしょ。変装用のスーツだってコナカなら二着で三万円しないし。あとは散髪代とかメガネとかゲームソフトの代金くらいか。これ全部でもまあ一〇万円もあれば足りるよね。

周到に逃走の準備をしていたわりには、やたらと証拠を残したがるのも妙だ。最初の殺人の後に自分の携帯から、自宅にあったもう一台の携帯に「すべては運命」とか送信してるし。県警を「早く捕まえてごらん」とか電話で挑発したり、通り魔直後には不在交番の電話から「私が犯人」と自分で通報したりとかね。

で、きわめつけは所持していたリュックに入ってたＤＳ用のゲームソフト。「ニンジャガイデン・ドラゴンソード」。でもこれ発売が三月二〇日なんですけど……つまり、少なくとも最初の殺人とこのゲームは無関係ってワケだ。じゃあ三日やっただけで通り魔したくなるゲームってことか？　まさかね。

これはアレだよ、最近のレイプ犯が逮捕されて「ＡＶ見過ぎて真似したくなった」とか供述するのと一緒。彼の行動にたったひとつ一貫したものがあるとすれば、それはとにかくメディア受けする行動を取る、っていうことだ。そう考えるなら、その妙な計画性も、それにそぐわないデタラメな行動もなんとなく辻褄が合う。

刃物を使った通り魔のリュックに、敵を斬り殺していくゲームソフトが入っていたら、メディアはどんなふうに反応するか。彼は間違いなくそれを想定していたし、メディアや識者の反応は、完全に想定の範囲内だったはずだ。

だからせんせいは前から言ってたじゃない。メディア悪玉論は、刑法第三九条と一緒で、加害者側の卑怯な言い訳にされる可能性しかないってさ。第三九条ってのはアレね、「アタシＰＴＳＤでアタマおかしいんですぅ〜だからヒトの首切ったって無罪なんですう」って、そんな法律（どんなのだ）。いや、たとえばの話ね。

じゃあなんで人を殺したくなったかって？　そりゃわかんないよ。彼もいろいろと家族や世間に不平不満はあっただろうし、たぶん自分自身のことも嫌いだったんだろうけど、そういう人は何百万人もいるからね。なぜ彼が、何百万分の一になったかは、わからない。でも動機を考えるなら、ほとんどの若者がやっているゲームのせいなんかにするよりは、もうちょっと家庭とか育った環境とかさ、先に考えることがあるでしょうに。

というわけで、今度の話のオチもまあ見えてるよ。たぶん精神鑑定受けさせられて、弁護側からなんかの発達障害があるから無罪、って主張がされて、でも成人の発達障害は治療してくれる場所がないし世論が許さないからってんでうやむやになって、とりあえず無期懲役あたりで、って感じで手打ち。誰もまともな検証なんてする気ないからね。虚しいなあ［★1］。

ところでさあ、もういいかげん「虚構と現実が〜」って論は禁止にしたほうがいいね。だって誰も純粋に虚構だけを生きたり、逆に現実だけを生きたりすることはできないんだから。せんせいはむしろ、現実を生き抜くには虚構の支え（思想や宗教なんかもそうだ）がぜったいに必要だし、虚構を本当に楽しむにはどっかで現実との接点がないと難しい、って考えている。

おたくの人たちを見ていると、彼らがけっして虚構ばっかりに逃避しているわけじゃないってことが、よくわかる。金川容疑者は、たぶんゲームをやってもそんなに楽しくなかったんじゃないかな。だから今回の教訓は、ゲームもおたくもひきこもりも、どうせやるなら胸を張って楽しんでやろう、ってことで。

★1　二〇一二年に死刑確定、二〇一三年に死刑執行された。

二〇〇八年六月号

秋葉原通り魔事件と非モテ問題

やあ。日本一「萌え」にくわしい精神科医だよ。

いや今回は気が重いわ。だって「おたサナ」的にはもう、ネタはあれしかないんだもの。え？　いやさすがに秋葉原通り魔事件をスルーするわけにはいかんでしょ、やっぱり。

まず最初にハッキリさせとくけど、せんせいは容疑者（以下、K、［★1］）にはいっさい同情しないことに決めた。理不尽に殺傷された一七人の犠牲者や、そのご家族の無念さを考えたらね、安い同情や英雄視は間違いだよ、やっぱり。

そりゃ「神！」とか言いたいヒトはいるだろうし、そういう意見に説教しようなんて思わないけどさ、キミたちはあの事件が秋葉原で起きたことを忘れてないか？　あの日曜の昼下がりに、あそこでキミたち自身が殺されていた可能性を考えてみた？

なぜ秋葉原で起きたのか？

さすがにショッキングな事件だけあって、いろんなヒトがコメントを出してる。せんせいのところにもたくさん依頼が来たよ。最初に受けた仕事が週刊プレイボーイってあたりが微妙だけども。いやいや、あそこはスキあらばオタクをバカにしてやろうって姿勢が露骨なんでね、わざと引き受けましたよ？　戦略ですよ戦略。

相変わらず「虚構と現実が」とか言ってるヒトがいたけどね、もうそういう連中には……哀れすぎて何も言えねえ（言えた）。むしろ今回は、東浩紀サンとか森川嘉一郎サンとか、オタク系批評家のコメントが光ってたね。あとメディアのオタク叩きがほとんどなかったことにもビックリした。もうオタク叩きが陳腐になったとか、メディアの側にもオタクが増えたとか、いろんな事情があるんだろうけども。

場所が秋葉原、というのもかえってわかりにくいかもね。だって、もしKがオタクなら、秋葉原にいるのはいわば「仲間」でしょ？　不謹慎は承知で言うけど、もし場所が渋谷とかならね、「アキバ系の復讐」みたいな、もっとベタな話になったと思うんだ。そういえば、まだ誰も言ってないみたいだけど、阿部和重サンの小説『シンセミア』（朝日新聞社、二〇〇三年）に、まるで今回の事件を予言するようなシーンが描かれていたの、知ってた？　渋谷の歩行者天国にダンプカーが突っ込んできて通行人を何人も殺傷するってシーン。

それにしてもねえ、なんでアキバだったんだろう？　行き慣れた街ってのは大きい気もするけれど、やっぱり近親憎悪的な気分もあったのかもね。

せんせいが思うに、Kってね、限りなくオタク的な感性を持ちながらも、最後までオタク的な割り切りができなかったような気がするんだよね。「自分はもう二次元でいいです」的なね。非モテでも萌えキャラでそれなりに満足したり、そんな現実を仲間同士で自虐的に語り合ったり、そういう「作法」を、どっかで軽蔑してたんじゃないか。

やっぱりさ、青森高校っていう、太宰治や寺山修司、オタクがらみではウルトラ怪獣のデザインで有名な成田亨《なりたとおる》とか、いろんな偉人を輩出した県下一の進学校に入ってるわけじゃない。なまじこういうハンパなエリート意識があると、どうしても「虚構よりは現実」ってこだわりが残るんじゃないかな。

それと家族。Kは家族との関係が悪くて、ほとんど実家に帰らずに地方の職場を転々としている。オタクっていちおう、親と同居が基本形でしょ。だって生活費がかさんだら趣味にカネかけられないじゃない。Kの部屋も同人誌が数冊あるだけで、ほとんどオタクらしからぬ殺風景ぶりだ。それに依存症なくらいケータイで掲示板の書き込みとかしてるけど、PCなしでオタクやるのはきついんじゃないかなあ。

不細工と「喪女」

でも、なんといっても印象的なのは、Kの執拗な自己卑下ね。「不細工には人権などない」「彼女がいない、ただこの一点で人生崩壊」とかね、そういう書き込み。なんかものすごく彼女を欲しがってるんだけど、自分ブサイクだからありえないとか、そういう考えがぐるぐるしている。

本田透サンをはじめ、こういう葛藤はオタクの自意識としてよくあるよね。「非モテ」「キモメン」「ブサメン」とかね。いやいやアンタがブサイクなら人類の過半数はブサイクですからというヒトまでそう思い込んでいたりする。これ、精神医学で言うところの「醜形恐怖」みたいな感じに近い。大した根拠もなく自分の顔を醜いと感じていて、それで人間関係がうまくいかないと思い込んじゃう病気ね。

醜形恐怖のヒトって、顔に自分のダメな人間性がにじみ出していて、それが醜さの原因になっていると感じていることが多い。これはジレンマだよ。中身の問題だから顔を整形してもダメ、でも顔の問題と思い込んでるから、中身を変える努力もムダ。それと醜形恐怖ってね、一種の加害者意識なんだ。ブサイクな顔で迷惑かけてすみません、みたいな。被害者意識なら負けずに頑張ろうって気になれるけど、加害者意識ってのは努力する気すら奪ってしまうからね、いっそうやっかいだ。

じゃあ、もしKに彼女がいたら、事件は起きなかったか？これがねえ、難しいんだな。もちろん、その可能性はある。でもね、やっぱりダメだったかもしれない。なぜかって？「彼女さえいれば」ってこんなに願ってるんだから、もし本当にKに彼女ができたら、さぞや大切にしただろう。そう思うよね？　ところがそうとは限らないんだな。せんせいが知っているオタクカップルって、意外なほど男尊女卑っぽい関係が多いんだ。大切なはずの彼女が、いつのまにやら「オレ様の女」になってしまうみたいな。

これ実は、かなり大きな問題につながるんだよね。おおげさに言えば、フィクションってものが、本質的に男女平等じゃないってことと関係している。どういうことかって？

物語に出て来る男性キャラは、だいたい四種類ある。「イケメンで強い」「イケメンで弱い」「ブサイクで強い」「ブサイクで弱い」とね。じゃあ女性キャラはどうか？　この分類で言えば、三種類しか存在しないんだ。「美人で強い」「美人で弱い」「ブスで強い」の三種類。「ブスで弱い」キャラには、ほとんど居場所がない。

「喪男」の物語はいっぱいあるけど、同じ意味で「喪女」の物語はほとんどないし、実際誰もそんなものは読みたくない。いまは高年齢童貞はわりと人気あるけど、高年齢処女っていろいろと難しいでしょ。そういう話。

これ、フェミニズム的にどうとかいう話じゃなくて、そういう残酷な現実があるってこと。仮想のキャラに萌えることに、もし問題があるとすれば、現実的にはけっこうたくさんいるはずの「喪女」の存在が想像できなくなることだ。

Kにとっては、「背が小さくてアニメ声で、巫女さん」みたいな彼女よりも、こういう「喪女」とのつながりが少しでもあれば、ちょっとは違ったかも……という気がする。いや、もちろんKに限った話じゃない。あるいはオタクに限った話でもない。「喪女」の物語をどう取り戻すかは、映画や文学にとっても、すごく大切な課題に思えてきた。じゃあせんせいはもう寝るから、誰か続きを考えてくれ。

二〇〇八年八月号

★1　二〇一五年二月に死刑が確定した。

ロリコンは「少女の変形」の夢を見る

やあ。日本一「萌え」にくわしい精神科医だよ。

コミケが終わり、夏も終わるねえ。さて、今年はせんせいにとってとっても特別な年だ。なぜかって？　四年に一度やってくるパヤヲ新作の年じゃないか！　吾朗が残念だっただけに、期待はいやがうえにも高まるさ！　まあ老若男女がそこらじゅうでポニョポニョ言っている現状では、若干タイミングは外し気味、だけどね。

映画は相変わらず大ヒットみたいだけど、今回は雑誌やムック本の仕事があんまり来なかったな。そもそも宮崎駿特集自体がそんなに多くなかったし。そういえば前回はビエンナーレの年で、ヴェネチア映画祭で盛り上がっているのを横目で見ながら、ビエンナーレ日本館でちまちまと紙工作にいそしんでいたんだっけ……。

ロリとペドの違い

さて、われらが世界に冠たるロリコン大王・宮崎駿の新作公開を記念して、今回はロリコンの歴史を振り返るところから始めてみよう。嫌がらせ？

そもそも「ロリコン」、すなわち「ロリータ・コンプレックス」ってコトバは、ウラジーミル・ナボコフの小説『ロリータ（Lolita）』（一九五五年）から来ている。これはみんな知ってるよね。中年の大学教授ハンバートが、一二歳の少女のドロレス・ヘイズ（愛称ロリータ）に一目惚れをするって話。

この小説からロリータ・コンプレックスという概念を作ったのが、アメリカの心理学者ラッセル・トレーナーだ。彼によれば、ロリータと呼ばれるのは、大人の男性とセックスをする九歳から一四歳の少女たちのことらしい。

で、ここからが重要。実はロリータ・コンプレックスというのはね、もともとは「大人の男性を好きになる幼女」の無意識の欲望を意味する言葉だったんだ！　で、それがいつのまにか、「幼女好きな男の欲望」って意味に逆転して、今に至るってわけ。ここ、もしロリコン検定があればゼッタイ試験に出るから、要チェック！　ちなみに日本以外では、こういうのを「ペドフィリア（小児性愛）」って呼ぶんだけれど、日本ではなぜか「ロリ」と「ペド」を使い分ける習慣がある。……いやあ勉強になるね、ウィキペディアは！

ちょうど良い機会だから、ここで、せんせいの過去の超名言を再録しとこう。「ロリとペドがどう違うかって？　ハヤオとツトムの違いだよ（笑）」。もう名言過ぎて、逆に不謹慎だね。なにが逆だ。でもガンダム芸人が人気の昨今、「ハヤオとツトム」って萌え芸人コンビ（なんだそれは）がNSCで研修中、とか聞かされてもせんせいは驚かないぞ。

まあそんなわけで、日本のロリコン文化は、けっこう特殊な形で発展してきた。盛んになったのは一九七〇年代から八〇年代初頭まで、かな。当時、日本のロリコン文化に革命をもたらしたのが、マンガ家の吾妻ひでおサンだ。最近ではホームレスやアルコール依存症の経験を描いた『失踪日記』（イースト・プレス、二〇〇五年）がベストセラーになったあの人ね。

その吾妻サンたちのグループが一九七九年のコミケで販売したロリコン同人誌「シベール」こそが、その記念すべき第一歩だった。その中身たるやなんと、美少女キャラクターを素材としたポルノだったんだけどね。え？　同人誌なんだから当たり前だって？　いやだから、その「当たり前」の本家本元が吾妻サンたちなんだよ！

それまでのポルノコミックっていうのは、だいたい劇画調のリアリズム路線だったんだけど、吾妻サンは手塚治虫とかが作り上げた「かわいい」絵柄でセックスを描いた。これがおたくの皆さんのツボにダイナマイトヒットした、ってわけですね。

ただしササキバラ・ゴウサンによれば、おたくにロリコンが多かったからそういう流れになったんじゃないらしい。むしろ、はじめはパロディやユーモアの表現だったんだよね。「やおい」モノにも似た経緯があって、ちょっとシャレで始めてみたら、マジにハマる人続出、みたいな。

ともあれ、この手法のメリットは、もともとデフォルメされた絵柄だから少女をいくらでも変形できるってことにもあった。事実、吾妻サンは、『メチル・メタフィジーク』（奇想天外社、一九八〇年）をはじめ、一貫して少女のメタモルフォーゼを描き続けていたしね。だから少女の変形は、ロリコンの歴史においては超重要な視点なんだ。

ポニョの「変形」の論理

で、ここからが『崖の上のポニョ』なんだが。

宮サンはとんでもないことをやらかしてくれました。

いや、設定は相変わらずで、子どもはとことん可哀想な境遇だし、大人は勝手なダメ人間だし、声優は棒読みだし、ストーリーは破綻すれすれなんですけど。

でもねえ、やっぱり「運動」はすごいんだな。今回なんといっても泣けたのは、みんなホメている波の上を疾走するポニョ、あそこももちろんすごいんだけど、せんせい的には冒頭シーン、通り過ぎていくダイオウイカと光で交信するフジモト、のシークエンスかな。複数の運動が縦横に絡み合うあの場面は、これから始まることへの期待感でいやおうなしに盛り上がるねえ。

あそこは『千と千尋の神隠し』（二〇〇一年）で言えば車掌が千尋の切符を切るシーンとか、『ハウル』ならマルクルの変身のシーンとかに当たる。宮サンの描く運動やメタモルフォーゼは、なんというかな、「アニメに居直っていない」ところがいいんだ。アニメって、猫をヒトにしたり、ヒゲをメガネにしたり、なんでもずるずる変形できる手法でしょ。でも宮サンはそれを絶対にやらない。「形が変わる」には構造と論理が必要だ、ってガンコに考えている。

だから、いちばん感動したのは、ポニョの変形なんだ。宮サン「異類婚姻譚」(別の生き物と結婚する話。鶴女房とか八犬伝とか)がどうのと釈明してたけど、違うねッ(断言)!彼は「ポニョ」で、ついにロリコンの奥義、「女の子の変形」に到達したんだッ。

もちろんここでも、魚がぐりぐり変形してなんとなく人間に、みたいな変化は描かれない。宮崎アニメでは、どんな場合でも「運動ありき」だ。人間になりたいと思ったポニョは、まずヒレをぐいぐい突っ張って足に変形させる。この中間形態ポニョが実にブキミなんだ。なんたって顔はトカゲ、足はトリ足なんだもの。中間形態グッズだけが売れ残り必至! みたいなブキミさだ。

でもねえ、これが宮サンの「論理」なんだよ。むかしドイツにヘッケルっていう生物学者がいてね。この人が「胎児から ヒトになる過程は、魚↓トカゲ↓猿↓ヒトという進化の過程をなぞるように形態が変わる」と指摘した。今は否定されてるけど、昔はけっこうこの説は信じられていてね。宮サンはこの説をふまえてポニョを変形させていると みたね、せんせいは。魚↓トカゲ(+トリ)↓ヒトみたいなね。

おそらく宮サンがいちばん描きたかったのは、この「変形」だったはずだ。「アニメは何のためにあるのかって? 少女の身体を変形するためさ!」という宮サンの呟きが聞こえるようだ(幻聴)。

もうわかったね。『ポニョ』で宮サンは、自分が吾妻ひでおと同じ欲望を持っていることを告白してしまったんだ。そう、究極のロリコンは「少女の変形」の夢を見る。吾妻サンがそうだったように。だから『崖の上のポニョ』は、ロリコンの表の王と裏の王が三〇年の時を経て、ついに握手をかわした記念すべき作品なんだ。

二〇〇八年一〇月号

『よつばと!』キャラクター的リアリズム

やあ。日本一「萌え」にくわしい精神科医だよ。

さあ、とうとうみんな大好きローゼン閣下が総理だよ! 盛り上がってるかい?

もちろんせんせいはがっかりだよ。組閣からしてもうグダグダじゃん。せっかく小泉がKYのお手本を見せてくれたってのに、またコネと情実の世界に逆戻り? なんだかなあ。

でもまぁ、世界は悪いことばかりじゃない。ようやく待ちに待った『よつばと!』(メディアワークス、二〇〇三年)の新刊(第八巻)も出たことだしね。ひょっとしたらお隣で連載中の伊藤剛サンもいろんな事情でこの作品を取り上げるかもしれなくて、今月の「ゲームラボ」は『よつばと!』祭りみたいかもしんないけど、まあ気にするな。

誰も『よつばと!』を売らない

ともあれ出たんだよ、一一ヶ月ぶりに。新刊が。

せんせいはもちろん、このマンガのことをいろんなところで宣伝しまくってる。雑誌にも何度か批評(常に絶賛ですが何か)を書いたことがある。こんなにメジャーなマンガをいまさら宣伝かって? いやそれがさ、累計五〇〇万部超えのベストセラーマンガだってのに、まだ『よつばと!』を全然読んだことないっていうフトドキ者が意外にいるんだよ世間には。ひょっとして知らなかった? いま知りなさい。

でも、こないだせんせいの若い友人から面白い話を聞いた。彼はおたくじゃないせいか、まだ二〇代のくせに『よつばと!』を知らないって言うんだ。もちろんせんせいは、当然のように『よつばと!』を勧めたわけだ、ドヤ顔で。

そしたらすぐに買いに走ったのはまぁ感心だけど、どこを探しても一冊もなかったという。「いや八月に新刊出たばっかだし、ありえないんだけど」「でもホントに、どの巻も一冊もないんですよ、ブックオフには」……ブックオフかよ！　ちゃんと新刊買えよマンガ業界はいろいろ大変なんだから！

　でもこの話は、ちょっと見方を変えればなかなか面白い。要するに、買った人は誰も『よつばと！』を売らなかった、ってことだからね。まぁ彼ひとりの経験じゃアテにならないから、せんせいもひさびさに寄ってみたよ、近所のブックオフに。そしたら、やっぱりないんだよね。そういえば『あずまんが大王』も見当たらなかったかな。みんなもヒマだったら確かめてみてくれ。

『よつばと！』ってマンガのスゴさは、何度繰り返し読んでも飽きない、ってことにある。考えてみれば不思議だ。ストーリーは淡々系だし、絵は緻密だけどコマ割りが大きいから情報量は知れているし、まあ二〜三回読んだら売っちゃうヒトがいてもおかしくない。でもね、みんなきっと、大切に手元に置いときたいんだろうな。そしてせんせいみたいに、寝る前にちょっと一〜二話パラパラめくって、ニヤニヤしたりしてるんだろうなぁ。

　まあでもせんせいの場合、『あずまんが大王』に「萌え」を教わった身の上だから、刷り込まれちゃってるというのはあるな。なにしろ勢いあまって『天地無用！』や『大運動会』のパロディ集のほうの『あずまんが』まで、遡って買っちゃったくらいだから。それどころか、序ノ口譲二『淫魔の乱舞』（松文館、一九九七年）なんて本まで持ってるし。いや、さすがにあずまサンが手がけたセラムン同人本までは持ってないけれどもね。

究極の寸止めマンガ

　ところでさ、ちょっとマンガ通を気取りたい人（ローゼン閣下とかね）ほど『よつばと！』と聞くと、「あ、あのほのぼの系マンガね」で済ませてしまいがちだよね。これはとっても残念なことだ。絶対そんなワケないのに。

だって、もし単なる「ほのぼのコメディ」だったら、これだけ通のマンガ読みが軒並み絶賛、ってありえないでしょ。でも、こんな講釈をエラそうに垂れといて、「じゃあどこがどう『ほのぼの』じゃないのか説明してミロ！」とか詰寄られたら、さすがにせんせいも口ごもるなあ。

でもまあ、口ごもりつつも説明してみよう。『よつばと！』がどう「ほのぼの」じゃなくて、それなのにあれほど面白いのか。

この作品には、実は何人か「ほのぼの」世界の住人がいる。綾瀬家のお父さんと、娘の風香がそうだ。恵那にもほのぼのキャラに育ちそうな気配があるが（「はっぴだからハッピー」宣言）、それに対する内省力もある（「いまのうそ！」発言）から、まだどうなるかわからない。しかしお父さんと風香だけは、もう遅い。彼らはすでに取り返しがつかない（何の？）。

『よつばと！』世界では、彼らは常に、ズレた存在だ。お父さんはよく死んだことにされるし、風香は「ファッションセンスのない食いしん坊キャラ」扱いだし。

たとえば第六巻の第三五話「よつばとリサイクル」を見てみよう。リサイクルごっこのために「いらないもの」を探すよつばに、風香とお父さんは同じリアクションを返す。「世の中にいらないものなんて一つもない」ってね。で、あさぎとお母さんは同じツッコミをする。「そーゆーのはいいから」。「いいから」ってお前ら……『ハトよめ』ですか？

まあこうした感じで、基本的に『よつばと！』のエピソードってのは、だいたい「いい話」や「ほのぼの」になりかかってはコケる、ってパターンが多い。だから「物語」も「教訓」もいっさいなし。だいたい「地球温暖化」も「リサイクル」も、最初っから完全にネタ扱いだったしね。

もう文字数も残り少ないから一気に結論に行っちゃおう。『よつばと！』は究極の「寸止めマンガ」だ。なんの寸止めかって？「物語」、「テーマ」、そして「設定」への寸止めだ。だってもう八巻にもなるのに、よつばの出生の秘密はおろか、出身地すらいまだに明かされていないんだよ？これだけ若い男女が登場しながら、恋愛フラグのひとつも立たないし。この「語られそうで語られない」という「寸止め感」がえんえんと続くので、『よつばと！』は何度でも楽しく読めるんだ。

ついでに言えば、おたく的な素養がある人ほど、この「寸止め感」が楽しめる仕掛けになっている。このあたりも巧妙だなあ。

作者のあずまサンは、伊藤剛サンのインタビューで「生きたキャラクターを描きたい」（「キャラクターがそこにいるというマンガを」月刊ユリイカ二〇〇六年一月号）と話している。だからあえて、ストーリーや設定をしないのだ、と。

普通はキャラって、ストーリーを動かすために「設定」するものだよね。でも、あずまサンはその逆を目指す。リアルなキャラクターを描くために、「物語」も「設定」も犠牲にするという、まさに「キャラクター的なリアリズム」。

こんな実験的なマンガ、ちょっとほかに見当たらない。

それにしても第八巻の「みうら」登場シーンは衝撃だったなあ。ここだけちょっと、いつもの「寸止め感」を突き抜けそうになってる。「またどっか連れていけよ」とか言われてるジャンボがうらやましい……って、せんせいちょっと「しかたないやつ」になってる？

二〇〇八年一一月号

Chapter.9 2009

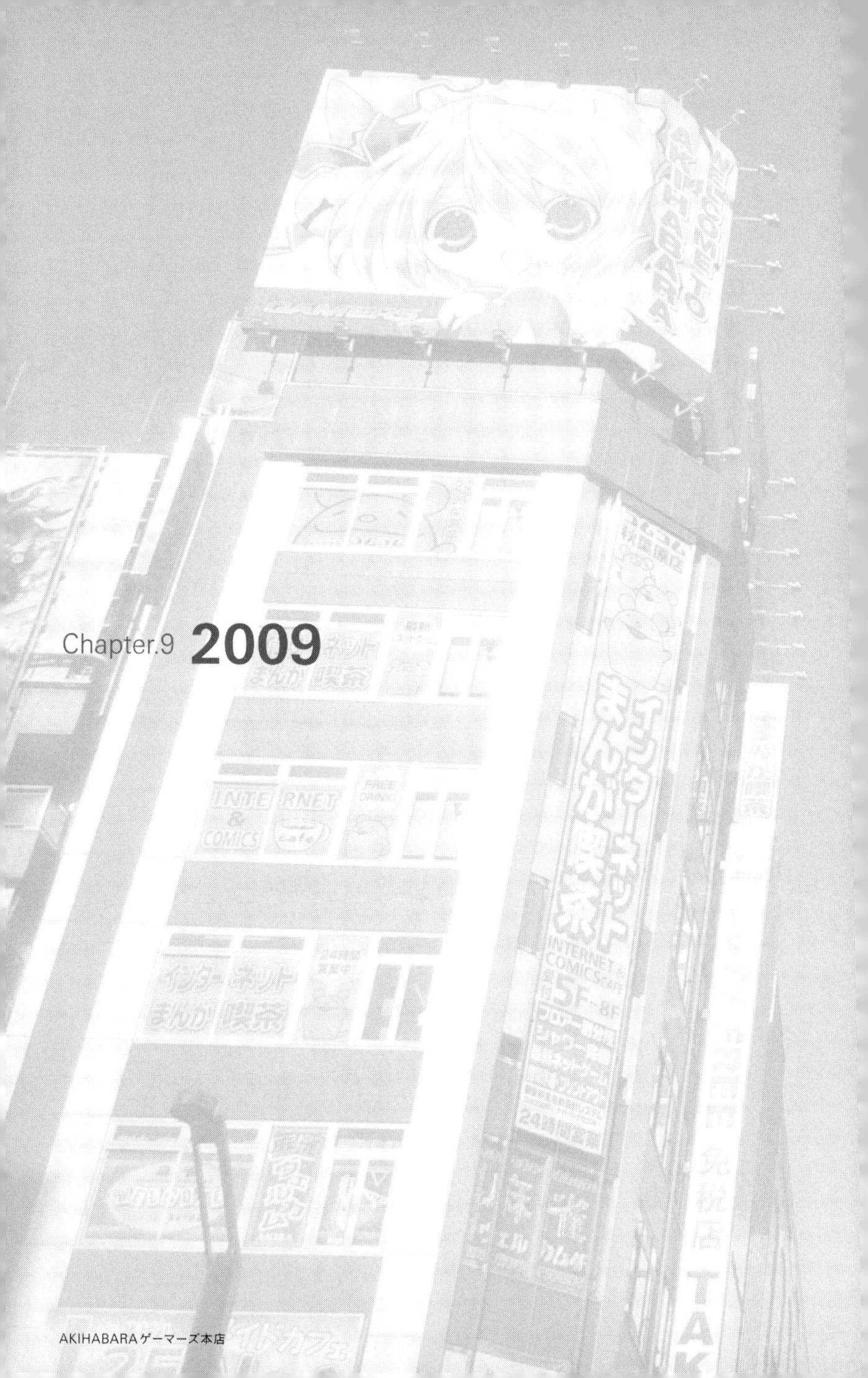

AKIHABARAゲーマーズ本店

エロゲデビューで逮捕？

やあ。日本一「萌え」にくわしい精神科医だよ。

それがさあ、ちょっと聞いてくれよ。萌えにくわしいとか言ってるうちに、とうとうせんせいも萌えられる立場に。なんと、ついにエロゲデビューですよ！　そこ、なにポカーンとしてんだ。え？　四七歳にしてやっとエロゲはじめたのかって？　いやいやいや！　違う違う！　エロゲなんて「ＡＩＲ」と「月姫」を途中までやったことくらいしかないよ。それももう五年くらい前だし、取材目的だったし。

せんせいがエロゲをはじめたんじゃなくて、せんせいの存在にインスパイヤされたキャラクターがエロゲに登場！　っていうめでたい話。

このエロゲのタイトルは、「殻ノ少女」（グングニル）。昭和三〇年代、少女が誘拐されて内臓を切り取られて惨殺される、っていう猟奇的な犯罪が連続し、警察が捜査に乗り出すが……という推理ものらしい。

精神科医、西藤環

ホラここ、よくみてみろ、登場人物に「西藤環」ってのがいる［★1］。いるだろ。ローマ字で「saito tamaki」だ。銀行振り込みならサイトウタマキで一緒だ。サンプルボイス聞いてちょっと吹いた。なんてまあ滑舌の良さ。

え～と、さっそくマネしてみるかな。

「ええ。ですがそれこそが、彼の苦悩を物語っているとは思いませんか」

……ダメだ噛んじゃった。せんせい滑舌悪いんだよなあ、東北人だけに。

しかしこの渋い声は、きっと緑川光サンみたいな名のある声優さんに違いない……って誰なんだこの「Ｂａｃｋ麗男」ってヒトは！　そんなにばっくれたいか。

　しかしなあ、まさかせんせいも自分の眼が黒いうちに、こんなめにあうとは思ってもみなかったよ。やればできる！　じゃなくて、やってもいないのに、できちゃった感じ？

　その後ネットでいろいろ調べてみたら、西藤環ってかなり重要なキーパーソンらしいね。しかしだね、ちょっとコイツは邪悪すぎだろ！　まあしかたないか。精神科医ってキャラ設定は、たいてい変態だったりヒトの心を破壊したり、みたいな傾向に結びつきやすいのがお約束ですから。

　しかしこいつら……なんで知ってる。せんせいが黒のタートルネックを二着も持っていることを。靴はヤコフォームしか履かないことまで調査済みですかそうですか。そして微妙な白髪とシワの加減まで。なんてことだ……いいやこれはウソだね！　ホンモノは白髪はあるけど、皺《しわ》なんて（そんなに）ないもん！　白衣の前だって閉めてるもん！

　しかしマジメな話、こういう場合ってせんせいは「肖像権」とか主張できるのかね？　だいぶ昔の話だけど、郷ひろみサンが「この人形は自分をモデルにしている！」と訴えて発売中止にしたり、小林よしのりサンが描いた似顔絵がブサイクだと本人から訴えられたりした例があるよねえ。せんせいだって、ふだんは真面目に臨床やったりエロゲ擁護活動にいそしんだりしているのに、なぜこんな悪役に（そこかよ）？　みたいな訴えを起こしたら……勝っちゃったりするのかしら？

　な〜んてねウソウソ。開発者のヒト（読んでるでしょ）、安心していいよ。「殻ノ少女」については、むしろ喜んじゃってるくらいだから。

　せんせいはマンガとかのモデルになるのがもう大好きで、去年はその意味じゃ当たり年だった。なんたって「週刊少年マガジン」デビューから始まって、「漫画サンデー」では内田春菊サンにありえないくらいイケメンに描いてもらったし、年末にはなんと、あの和田誠サンにまで似顔絵描いていただいて、挙げ句にエロゲにまで。もう思い残すことはないね！　あ、でも事前に一言、連絡あればなおうれしかったな。そしたら宣伝だってできたのに……。

マンガで懲役二〇年！

いつもはネタ振りのはずの前半がずいぶん膨んじゃったな。

で、今回の本題なんだけど。去年の一一月に、ブラジルのリオデジャネイロで第三回「児童の性的搾取に反対する世界会議」が開かれた。これは日本の新聞でもけっこう大きく取り上げられたから、知っている人もいるかもね。日本を含め全世界約一七〇ヶ国の政府代表や民間機関（NGO）が参加して、共同宣言を出したりしてるね。

内容？　まあ要するに、児童買春や児童ポルノは許せないから取り締まろうねという、当然といえば当然の内容。ただし、やたら日本が叩かれている。なぜかって？　いろんな規制が遅れているからさ。たとえば児童ポルノの製造や販売は禁止でも、所持や閲覧は罰せられない。それってマズくね？　という。

単純所持問題にはちょっと複雑な議論があるけど、今回はパスしとこう。それよりも重要なのはアレだ、少女が脱いだり性行為したりするマンガやアニメはOKなの？　という問題。これって被害者がいないからOKじゃね？　と思ってるヒトが多そうだけど、世界的には違うんだな。今回、日本はこの点でも批判されている。せんせいがずっと問題にしているのもココだ。

確かに現在、日本以外の多くの国では、ロリコンマンガは「犯罪」になる。「写真」じゃなくて「絵」もダメ、しかも単純所持がダメ、となったら、どうなる？　早い話が、もうコミケやら同人誌やらは端から端まで速攻で全滅だ。大量のマンガ家とアニメーターが失業することになるだろう。もちろん、今これ読んでるキミらも、というかせんせいも懲役刑になっちまう。

やっぱり、ピンと来ないよね。でも英語版ウィキペディアの"Lolicon"の項目には、そういう恐ろしい実話がいっぱい載ってるよ。ちょっと紹介しとこうか。

二〇〇五年一〇月には、二六歳のカナダ人男性が、児童ポルノ画像を含む日本のマンガ雑誌を輸入した罪で逮捕されている。彼は一八ヶ月間ネットへのアクセスを禁止され、一〇〇時間の奉仕活動とカウンセリングを義務づけられた。ちなみに、この気の毒な男性は、世界で初めて、エロマンガの罪で逮捕されたヒトみたいね。

二〇〇七年八月、あるオーストラリア男性が、二二枚のアニメDVDを輸入しようとして罪に問われ、九〇〇〇豪ドル（約六〇万円！）の罰金刑に処せられた。

でも、きわめつけはこれ。

二〇〇五年に、バージニア州リッチモンド在住の男性が、二〇冊の日本製のエロマンガ雑誌を職安のパソコンでダウンロードしようとして逮捕。彼は別件の性犯罪で逮捕され、仮釈放中だったが、この一件で、なんと懲役二〇年の刑に処せられた。

これは結構有名な話で、日本のサイトでも紹介されているね。

さあ、もうわかったよね。こういう動きはすでに全世界的なもので、ひょっとしたらもう止められないかもしれないってこと。だから僕らは、マンガやアニメやゲームへの欲望を守るためにも、「抵抗」しなきゃならないってこと。

そのためなら、せんせいは、エロゲでも何でも、よろこんで「出演」しますよ。しますとも。

★1　「殻ノ少女」（グンニグル）公式サイト（http://www.gungnir.co.jp/innocentgrey/products/pro_shell/）の登場人物コーナーの西藤環の画像参照

二〇〇九年二月号

医療マンガは難しい？

やあ。日本一「萌え」にくわしい精神科医だよ。

今年は巨匠・手塚治虫の生誕八〇周年だ。その記念ってことで、いろんな企画が目白押し。幻の作品「新宝島」もついに完全復刻されたしね。ＮＨＫ－ＢＳ２では、今年の四月から一一月にかけて、「週刊・手塚治虫」って番組を毎週放送するらしい。

実はせんせいも、この番組にちょこっとだけ出演することになっている。週替わりにテーマがいろいろあって、「夢と未来」とか「宇宙と正義」とかね。で、せんせいの担当は？　なんか「闇と痛み」だってさ！　ふん、そうでしょうとも！　どうせサイトウタマキは猟奇連続殺人の主謀者だよ！（まだ「殻ノ少女」の件を引っぱるか……　一四二ページ参照）

手塚治虫の恐怖

なんでせんせいにお呼びがかかったかって？　そりゃまあせんせいも、いちおうホラ、プチ「文化人」の端くれですから！　「文化人」ってなんだか知ってる？　せんせいもイマイチよくわからなかったけど、カントクのゴダールさんは言ってたねえ。「テレビに出ている人たちのこと」ってね。うまい！　そう、だからアノ人やこの人なんかは典型的なブンカジンだ……たとえばモギケ……ゲフン、いや、何でもありませんよ？

冗談はともかく、せんせいが呼ばれたのはおそらく、いろんなところで「手塚が怖い」って話をしてきたからだろう。そう、幼い日に読んだ手塚治虫は怖かった。

なんたって最初の手塚体験が、なぜか家にあった「ＣＯＭ」って雑誌の『火の鳥　未来編』（一九六七年）で、少年マンガでは週刊少年サンデー連載中の『どろろ』（一九六七年）だもんなあ。ちゃんと親が最初っから『アトム』とか与えてくれたら、こんな猟奇的な大人にはならなかったのに……。

「手塚が怖い」っていうのは、内容が怖いっていうんじゃないんだ。むしろ、絵と中身のギャップが問題。だって手塚の絵って、いわばディズニー直系でしょ？　つまり「カートゥーン」の絵なんだよ。カートゥーンにはいろんなお約束があるけれど、いちばん大切なことは「キャラクターが死なない」ってこと。トラックに轢《ひ》かれてぺしゃんこになっても、次のページでは、バンソーコ貼っただけで復活！　みたいなね。

ところが手塚のマンガって、あの可愛い絵柄でキャラはばんばん死ぬわ、なんかエッチなことを始めるわで、せんせいはコドモ心に「ちょっとこれヒドくね？」とか感じてたんだね。でもディズニーっぽい絵でセックスを描きたいって気持ちは、エロパロ同人本のルーツみたいなものかもなあ。そういや手塚には、萌えやロリコンの元祖的なところもあるけれど、二次創作のスタイルにも手塚の影響があるのかも。

佐藤秀峰が変えたもの

ところで、みんな忘れてると思うけど、せんせいって実は医者なんだよね。今も病院に当直しながら原稿を書いている。手塚治虫の話を振ったのは、「医療マンガ」に話を繋げようって魂胆さ。

医療を扱ったマンガは、けっこう前から人気ジャンルだ。ドラマ化とかされた作品だけでも、『ブラックジャックによろしく』（講談社、二〇〇二年）、『医龍』（小学館、二〇〇二年）、『Dr.コトー診療所』（小学館、二〇〇〇年）とかね。あ、そういえば『スーパードクターK』（講談社、一九八八年）なんてのも……。

むかし、このジャンルは『ブラック・ジャック』（秋田書店、一九七三年）の独擅場だった。というか、ほかの医療マンガの水準がひどすぎた。CT画像で脳の前後が逆になってたりね。あと病院に紛れ込んだ犯人をスーパー女医が笑気ガスで失神させてタイホ、みたいな話もあったけど、いやいや、それ犯人殺しちゃうから！　ガスは量の加減が難しいんだから。

でも最近の医療マンガは、ちゃんと現役医師が監修者に付くから、事実関係のミスはほとんど見あたらない。中でも臨床の迫力がダントツだったのは、なんと言っても佐藤秀峰『ブラックジャックによろしく』だ。とにかく、医療の現実をうまく絡めたフィクションとしては、本当に良くできている。『ER緊急救命室』（一九九四年）が医療ドラマを変えたように、『ブラよろ』（通はこう略すらしい）は医療マンガを変えてしまった。もう、『ブラよろ』の後では、いい加減な知識でこの手のマンガは描けなくなっちゃったんだから。

ところが、この単行本が一〇〇〇万部も売れた人気マンガが、連載されていた週刊モーニング誌上から、突然消えてしまった。……で、しばらくしたら今度はスピリッツ誌上で新『ブラよろ』シリーズが再開。原稿料の件でモメたとか、いろいろ噂はあったけれど、相変わらず面白いからまあいいやと思って読んでいた。

先日、知り合いのミクシィ経由で、佐藤サンのウェブサイトがすごいことになっていると聞いたんで、さっそく行ってみた。いやあ、確かにすごいやこれは。とくに「プロフィール」。ウェブマンガスタイルの自己紹介なんだけど、これだけで一本の作品になってるし、内容がまた、とんでもなく過激。講談社・モーニング編集部とのトラブルが、つつみかくさず、全部描かれてる（現在は公開終了）。

しかしまあ、これだけ読むと、編集部の姿勢はなかなかヒドいものがあるなあ。セリフやキャラクターの名前を勝手に変えるわ、『ブラよろ』ムック本を無断で許可するわ。しかも内容について読者から抗議を受けたら、責任は全部作者がかぶれとか（医療情報には監修者がちゃんといる）。ほとんどイジメだよこれじゃ。講談社漫画賞やるから小学館漫画賞は辞退しろとか、何だよそれ。

驚いたのは原稿料だ。モーニングの作家の原稿料は、一枚当たり平均三万一六八〇円（高い！）。ところが当時の佐藤サンの原稿料は、たった二万三〇〇〇円だったという。アシスタント代を払えば赤字だったそうだけどこれじゃ当然だなあ。いやでも、もっと驚いたのは、作品の二次使用許可を、編集部が勝手に出しちゃってる件。で、その膨大な著作権料は、一体誰のフトコロに入ってるわけ？

日本のマンガはアメリカの映画に当たるって説があるけど、確かにもう、そうなってるんだなあ。手塚の時代と違うのは、もう紙とペンだけじゃメジャーなマンガは作れないってこと。そりゃそうだ、編集者やアシスタントだけじゃない。原作者や監修者なんかが参加して、ようやくあれだけの作品ができ上がる。関わる人が増えれば人件費も増えるし、取材費だって膨大になる。お金の流れもずっと複雑になる。エージェントでも付けて自己防衛しないと、マンガ家はいいカモなんだろう。

そういや茨木保サンというマンガ家の『患者さんゴメンナサイ』（ＰＨＰ研究所、二〇〇五年）って本には、監修する側のウラ話が描かれてて、ちょっと面白いよ。このヒトはせんせいと同世代、現役の産婦人科医で、『Ｄｒ．コトー診療所』の監修をやったりしている。そういやせんせいも、マガジンでひきこもりマンガの監修をしたけど、ちょっとだけやるぶんには楽しかったなあ。まあせんせいのキャラは『ギャグマンガ日和』みたいだったけど……。

ともあれせんせいは、ずっと佐藤サンを応援しているよ！『ブラよろ』精神科編に出てきた精神科医は、なぜか坂本龍一ソックリだったけど、あれはせんせいにインスパイヤされたんだよね、佐藤サン！　実はよく言われるんですよ「似てますね」って。え？　いやあハハハ、ぜんぜん似てるなんて思わないよ自分では！　自分ではね！

二〇〇九年四月号

ヤッターマンと深田恭子

やあ。日本一「萌え」にくわしい精神科医だよ。

いやあ驚いた。なにが驚いたって、映画『ヤッターマン』（二〇〇九年）の大ヒットだよ。三月七日に公開したばっかりなのに、二週間もたたずに動員一二〇万人、興行収入一三億八〇〇〇万円を超えたってんだから。いや『おくりびと』（二〇〇八年）とかならまだわかるよ。『ヤッターマン』だよ『ヤッターマン』。

あんまり評判なのでせんせいも行ってみた。診察が終わってから、平日の最終上映にね。

いやだってほら、昼間は親子連れとかいっぱいいそうで気まずいじゃん。しかし最終なのに結構客が入っていたのには驚いたね。


でも、もっと驚いたのは、これが傑作だったってこと。

三池監督の最高傑作

まあ三池崇史監督だけに、下手なモノは撮らないだろうとは思ってた。でも正直これほどまでとは……三池監督によるマンガの映画化と言えば『殺し屋１』（二〇〇一年）があったけど、まあ悪くないとはいえ、ＣＧはしょぼかったし、基本的にこの監督、やりすぎ感とか下世話さとかがウリの一つでしょ。だから『ヤッターマン』向きかなあ……と心配だったんだ。フタをあけてみたら、なんか満を持したみたいにこの傑作。正直なめてました、すいません。

まず特筆しておきたいのは、ＣＧ映像の違和感のなさ。もうね、せんせいはＣＧにはうるさいよ。黎明期からずっと見てきたんだから。この映画はセットも大がかりだけど、とにかくＣＧパートがやたら多い。で、それがみんな継ぎ目なくはまっている。これ邦画ではホント、ありえないくらいのことだ。これだけでも十分快挙。

格闘シーンのスピード感もいいね。軽いといえば軽いけど、「激しいわりにはヒトが死なない程度の戦闘シーン」って、けっこう実写じゃ難しいからね。庵野秀明監督の『キューティーハニー』（二〇〇四年）では、派手なアクションをコマ撮りで処理した「ハニメーション」が話題になったけど、あれからさらに進化してる。

細かいところでは、ヤッターワンとかオモッチャマ、あるいは敵メカにしても、いちいち造形が凝ってるの。キャラクターのリファインを寺田克也サンが担当したと聞いて納得。かっこよくて笑えるメカという意味では、ほとんど完璧だ。

とにかく全般に、制作者側の原作リスペクトぶりがすごい。ゾロメカ、おだてブタ、爆発時のドクロ雲、敗走用の三人乗り自転車とか、やりすぎなくらい忠実に再現されている。これを観て思ったね、観客の何割かは絶対、「子ども向け」を隠れみのに劇場に走った原作ファンの親たちだって。

もっとも、そこは三池監督だけに、ベタなリスペクトばっかりじゃないよ。ヤッターワンの出動シーンは山本正之サンの歌う主題歌も相まって、ちょっとウルっときそうなくらい盛り上がるんだけど、実はけっこう笑いどころ。ヤッターワンって、コクピットに搭乗できないから外側に摑まって移動するんだけど（消防車がモチーフだとか）、それで海の上とか高速移動したらどんな悲惨なことになるかがよくわかる。

こういう愛ある突っ込みもふくめ、いろんなところに思い入れが炸裂していて、リアルタイムでは『タイムボカン』（一九七五年）しか知らないせんせいでも、つい懐かしいとか思わされちゃうんだよなあ。

特筆すべきはドロンジョ

それにしても、やはり特筆すべきはドロンジョ・深田恭子は大人気。ヒットの五〇％くらいは彼女のおかげでしょう。そりゃせんせいもさ、最初にキャスティングを聞いたときは「いやちょっと待てコラ」とか思ったさ。

まあ、冗談企画のアンジェリーナ・ジョリーはともかくとして、シャレで叶姉妹のどっちかとか、杉本彩サンとか、同世代ならエリカ様とかさ、あるわけでしょ、いろいろと。それなのに深田恭子。略して深キョン。ああ、いい歳して深キョンとか言っちゃった。以下せんせい的には「深田サン」で統一しよう。

深田サンってのはなかなか不思議な女優でね。彼女が登場すると、画面の虚構っぽさが一気に五〇％くらい上がるんだよね。男優で言ったら誰だろう、阿部寛とか唐沢寿明とかかなあ。なにしろ出演作も『下妻物語』（二〇〇四年）とか『富豪刑事』（テレビ朝日系列、二〇〇五年）とかでしょ。ありえないキャラを違和感なく演じられる女優という立ち位置は、ほとんど彼女が独占してるんじゃないかな。

そりゃ深田サンが何も考えてないからだろうって？　お人形さんみたいに空っぽだからそういう役にはまるんだろうって？　うんまあそうとも言うけれど、でも正直ちょっと待て。可愛くて空っぽだったら、誰でも深田サンの位置に就けるのか？　そりゃちょっと無理だろう。

たとえば役所広司って俳優がいるよね。なんでもこなせるという点では、たぶん日本でも一、二を争うくらいの器用でうまい役者だと思うけど、ご本人はそんなに個性的なヒトでもないらしい。ただ演技力は半端ないわけ。空っぽだからなんにでもなれる、という言葉は、こういうヒトのためにある。あとロバート・デ・ニーロとか。

じゃあ深田サンも空っぽだから虚構が似合うのか？　まあ確かに彼女もおっとりした性格で、口数もそんなに多くはないらしいから、そんなに女優としてキャラが立ってるようには見えないやね。じゃあそのぶんだけ役になり切れてるかと言えば……うーん微妙。だって彼女、演技はそんなにうまくないじゃん正直。

例の「やっておしまい！」ってセリフにしてもさ、一生懸命声を張ってるんだけど、オリジナルのムチのようなキレがなくて、なんかこう、おっとりしてるんだよねえ。真綿でクビを絞めるようなって、そりゃちょっと違うか。ちなみに映画の後半、ホンモノのドロンジョ様、つまり声優の小原乃梨子サンがカメオ出演するんだけど、もう全然比較にならないの、声の演技については。

でもね、結論から言うと、やっぱりこの映画は、彼女あってのものだよ。

この映画で最高のシーンは、なんといってもドロンボー一味がメカを作りながら「天才ドロンボー」を歌い踊るところ。三池監督も思い入れがあったんだろうね、フルコーラスじっくり歌わせている。映画で歌を自然に入れるのってけっこう難しいんだけど、この映画は全部はまってるからエラいなあ。『ゲド戦記』でテルーがいきなり歌い出した時には、良い歌なのになんかこうムズ痒い感じがしたもんなあ。いやそんなことはいいとして。

このシーンの深田サンが実にすばらしい。やる気があるようなないような微妙なテンションで、変な格好と変な振り付けで、変な歌を歌わされている！ でも単なる「やらされている」感だけなら、単にイタい羞恥プレイだ。そうじゃなくて「やらされているはずだったのに、いつのまにか場面を乗っ取ってしまっている」という逆転がそこにあるんだよね。これが深田マジックだ。

せんせいの考えでは、深田サンは空っぽなんじゃない。憑《ひょう》依《い》キャラでもない。そうじゃなくて、虚構のキャラを演じようとするときだけ、本人のキャラも立つ、という珍しい才能を持っている。言い換えるなら、あるキャラを愛する身振りにおいて、本人の個性が最大限に発揮されるという特異体質だ。だからせんせいも、素の深田恭子のことはいまだにピンとこないけど、ゴスロリ少女に扮した深田サンやドロンジョを演ずる深田サンのことは正直惚れたね。

というわけで三池監督、『護法少女ソワカちゃん』実写化のさいにはぜひ！ 深田サンで！（ないない）

二〇〇九年五月号

忌野清志郎がくれたもの

やあ。日本一「萌え」にくわしい精神科医だよ。

　実はここ数日、せんせいはちょっと気が重いんだ。なぜかって？

　電車で仕事しようとしたら、網棚からカバンが落ちてきて、愛しのダイナブックがまっぷたつに折れちゃったから。うんまあそれもあるが（あるのか）、それだけじゃない。なんといってもアレだ、忌野清志郎が死んだってことが大きいな。五月二日に。そう、死んじゃったんだよ清志郎が。癌性リンパ管症のせいで。

　おっと、「誰よそれ?」って反応はとっくに想定済みさ。そう、わかってる。この人の死を本当に悼んでる連中はほぼ四〇歳代。あとは五〇歳代前半少々、ぎりぎり三〇歳代後半がぼちぼちだろう。フツーの若者はまあ、「ああ、なんかいたね、そんなひと」って感じじゃないかな。こういうときは、ブログって便利だよね。気合いの入った追悼記事を書いている人をみると、世代分布がなんとなくわかるから。

　え？　萌えと関係ないじゃんって言いたい？　うん今回はそんな気力ないや、ネタはいろいろあるんだけどね、いいじゃんたまには連載を私物化したって。それに清志郎ファンのマンガ家は多いし、アニメ『県立地球防衛軍』（一九八六年）のサントラとか『ちびまる子ちゃん』のエンディングとか歌ってるから……ってのはさすがに苦しいか。まあ個人的な追悼記事ってことでカンベンしてくれ。

　ショックなニュースってさ、それを聞いた時の自分の状況込みで鮮明に記憶に残るっていうじゃない。今回がまさにそうだったねえ。原稿書きの合間についのぞいてみた「痛いニュース(ノ∀`)」で、せんせいは清志郎の死を知ったんだった。「痛いニュース(ノ∀`)」って……でもホントだから仕方ないんだぜ？　で、その時はぼーっとしてたし、ずっと癌で闘病中だってことは知ってたから「ああ、とうとう逝っちゃったか」とか思っただけ。せんせいはこころの温かい爬虫類なので、そのまま原稿にもどって、ニュースのことはどっか行ってしまった。

　でもその後、いろんなニュースやあちこちのブログ、掲示板なんかで繰り返し訃報を見聞きするうちに、じわじわ襲ってきたね、喪失感ってヤツが。それはなんというか、胸にぽっかりと清志郎型の穴が空いてしまったような気分。ここ最近はそんなに熱心に聞いていなかったクセにね。あ、そういえばちょうど先月、何を思ったか、ｉＴｕｎｅｓでＲＣサクセションのアルバムを大量にオトナ買いしたことがあったけど、あれは虫が知らせたのかなあ。

　忌野清志郎、享年五八。一九七〇年にＲＣサクセションを結成、永らく不遇の時代があったが、一九八〇年にシングル「雨上がりの夜空に」と「トランジスタ・ラジオ」が大ヒットして、一躍フロントラインに躍り出る。一九八二年に坂本キョージュと組んだシングル「い・け・な・いルージュマジック」も大ヒットとなった……なんて詳しい情報は、ウィキペディアでも読んでくれ。こっからさきはもう超個人的なことばっか書くからな。

清志郎の思い出

　今からは想像もできないだろうけど、八一〜八二年頃の清志郎人気は圧倒的だった。坂本キョージュだって、一方的にほれ込んでユニット組んだって言ってたし。ちょうど思春期まっさかりのせんせいは、このパンクスみたいな髪形と化粧をした猿顔の小男に、完全に魂を持っていかれた状態だった。大学の合格通知が届いた朝には、ステレオで「雨上がりの夜空に」を、めいっぱい大音量で鳴らしたものさ。別にめでたい歌じゃないんだけどね、あれはせんせいにとっては、「歓びの歌」なんだよなあ。

　当時、どのくらい彼の影響が大きかったか。彼のボーカルスタイルが甲本ヒロトやYO－KINGに影響していることは有名だけど、忌野清志郎は、その喋りもひとつの芸だった。一説によれば、清志郎の口調を真似したのが泉谷しげるで、その泉谷を真似たのがビートたけしだったらしい。泉谷しげるのことはともかく、清志郎とたけしは気質的にも似通ってるものがあったし、わかる気がするね。

じゃあ、なにがそんなに画期的だったのか？

清志郎の書く歌詞には、おそらくはじめて、ロックが日本語で歌われなければならないリアリティがあった。一曲でも聴いてみれば、それがはっきりわかると思うよ。その独特の言語感覚は、ライブのMCで有名になった「ベイベー」「愛しあってるかい？」にもよくあらわれてるよね。ちなみにこのセリフは、清志郎が敬愛してやまないオーティス・レディングのセリフ、〝We all love each other, right? ... Let me hear you say YEAH!〟の超訳らしい。

いや、もっと大胆なことを言えばさ、「イエー！」ってかけ声あるじゃない。おたくな君らでもそのくらい言うよな？　流れでは。これも日本では清志郎のMCが最初じゃなかったかなあ。清志郎以前に「イエー！」って言ってたミュージシャン、ちょっと思いつかないや。

彼の声質には好き嫌いはあるだろうけど、あれほど声量のあるヴォーカリストは日本では珍しい。なにしろ、あの陽水とタメ張れるくらいだ。歌い方がまたせんせいのツボだってこともあるのかな。RCのほとんどの楽曲が、彼の声質や唱法に合わせてできている。だからRCの歌は、カラオケではけっこう歌いづらい。

そんなRCの登場をもって、日本におけるロックは一気にメジャーなジャンルに昇格したってわけだ。せんせいがすぐに彼らに夢中になったのも、それまで日本に本格的なロック・ミュージシャンが存在せず、欲求不満がたまっていたせいもある。しかし、影響力の大きな存在は、忘れ去られるのも早い。彼は、自分自身の及ぼした影響のまっただなかで、溺れてしまったことになるだろう。

しかしこうして振り返ってみると、忌野清志郎はせんせいにとっての八〇年代そのものだったんだなあ。スカとかなんとか、あまり良く言われないこの時代だけど、ＲＣやＹＭＯの活躍みたいに、音楽シーンのその後を決定づけるような重要な動きがいくつも起こったのもまた事実。そういう意味では幸福な時代でもあったよな。

清志郎の死は、せんせいにとっては「八〇年代」の終わりを意味している。その後の世界に何がみえてくるか、それはまだわからない。確実なことは、不世出の天才バンドマンが永遠にこの世を去った、ってことだけ。清志郎さん、今はどうか安らかに眠ってください。本当にお疲れさまでした。

二〇〇九年六月号

腐女子と「批評」

やあ。日本一「萌え」にくわしい精神科医だよ。

前回の忌野清志郎から訃報が続くけど、五月二六日、作家の栗本薫サンが膵臓がんで亡くなった。まだ五六歳だった。栗本サンのことは、今どきの若い子たちも『グイン・サーガ』（早川書房、一九七九年）は読んでるから、みんな知ってるよね。

栗本薫逝く

このひとは、今で言うボーイズラブに近い小説を七〇年代から書いていたし、耽美小説誌「ＪＵＮＥ」の創刊にもかかわっている。つまり、腐女子の恩人みたいな人なわけ。

なにしろ中島梓名義で『タナトスの子供たち』（筑摩書房、一九九八年、後にちくま文庫）なんてヤオイ分析本まで出してるんだから。そんな腐女子史（言いづらいネ！）の生き証人が、こんなに早く逝ってしまうとは……せんせいもいっぱい聞きたいことがあったんだけどなあ。残念。

さて、せっかくだから（何が）、ひさしぶりに腐女子の話でもするかな。

いやなにね、せんせいはつい最近、『関係の化学としての文学』（新潮社、二〇〇九年）って本を出したんだが、これけっこういい本なんだよマジで。なんたって批評の世界に、ほとんど初めて、やおい的視点を取り入れたという。谷崎潤一郎とか中上健次とかの文学が、「攻め」とか「受け」とかのコトバを使ってここまで論じられたのは初めてだ！　……というか、うんまあ、たぶん初めてなんじゃないかな？　でも実際、やおい視点は批評の一ジャンルになり得ると直感したね！

そんなこんなで最近気がついたら、腐女子関連本がずいぶん増えている。やっぱり『となりの801ちゃん』とかがきっかけなんだろうな。『801ちゃん』とほぼ同時期にブログ発で出版された『腐女子彼女。』（エンターブレイン、二〇〇六年）なんて、マンガ化されたのは良いとして、今年はなんと映画化までされちゃったもんね。

ちなみにこれ、どっちも彼氏視点で腐女子の生態をオモシロおかしく描いてる点は同じ。でも正直、『腐女子彼女。』のほうはなんというか、『電車男』や『ぼく、オタリーマン。』っぽい感じでせんせい的にはイマイチだったなあ。だいたい結婚をハッピーエンドって書けちゃうベタさってどうよ？　結婚後にこそ修羅場が待っているというのに。

この点『801ちゃん』は、腐女子のシャレにならないダークサイドもちゃんと見据えている。ネタも巻が進むごとに濃くなるし、結婚後の展開も容赦ないし。いやだってさ、そもそも腐女子のカラダが実は擬体で、興奮するとチャックが開いて中から変な小動物が飛び出してくるって……絵柄がアレだからまだいいけど、はっきり言って非常にグロな発想ですよそれは？　しかもある意味、真実を突いちゃってるし。

しかしまあ、濃い本やウスい本やいろいろあって、腐女子市場も成熟していくんだなあ、と感慨深く思いながら、最近話題のアフタヌーン新書『なぜ、腐女子は男尊女卑なのか？』（講談社、二〇〇九年）って本を読んでみた。なんかせんせいのことも取り上げてるって聞いたもんでね。いちおうチェックしとかないと。

せんせい大ピンチ！

おお、載ってる載ってる。しかも写真付きだ。わざわざ数年前の若い時の写真を使ってくれてありがとう！　う〜んまたしてもダンディとか坂本龍一似とか書いてあるな、いやあ、まあそれほどでもないって！　……あれ？　これホメてるんだよな？　おかしいな……ハハハ嫌な汗が止まらないぞ？　なんか酒井順子サンとの対談本がネタにされてるけど……せんせいひょっとしてホメ殺しにされてる？　結論。せんせいかなり叩かれまくり。もう泣きそう。でもいちおう抗議しとこうかな。涙目で。

えっとまずね、ちょっとここを見てくれ。「引きこもりやニートの批判っぽい本を書いている（中略）文化人」（同書二〇ページより）って紹介。どう思う？　コレちょっとひどくね？

いやモギケン（茂木健一郎）みたいに有名じゃないのは仕方ないんだけど、なんで真逆の紹介を？　せんせいのホームページ（ただし廃墟）を読めとは言わんが、せめてウィキペディアくらい調べてくれんか？　せんせいと引きこもりの関係について、もういちいち説明はしないけど、いちおう「胸を張って脛をかじれ」って〝名言〟があることは知っておいてほしいなあ。

まあ腐女子サンプルが偏っているのは仕方ないとして、でも腐女子ってサンプリングがえらい大変なんだよ！　だって、いままで出たどんな腐女子本も、かならず叩かれてるんだよ？　当事者が書いているのに。つまり、男子オタクに比べて腐女子は集団ごとのばらつきが大きくて、一般化がすげえ大変。

いや、この「サンプリングの難しさ」って問題はけっこう重要なんだが、それはまた別の機会にしよう。それに偏りって点で言えば、この本を書いた〈フジョシシンジケート〉のサンプルだって、せいぜい数人じゃん。本格的な統計でも取らない限り、このへんの議論はキリがないよ。

あとさあ「やおい」って言葉は死語って言うけど、そりゃ言い過ぎだろ。いやまあ、リアルな腐女子会話で使われていないことくらいは知ってるよ。「ホモ」とか「ＢＬ」とかでしょ。でもそんなこと言うならまず『８０１ちゃん』にも抗議だろ！　『電脳やおい少女』だって二〇〇二年だ！

それに一般人にいきなり「ＢＬ」とか言いたくないんだよ、せんせいはね！　まずはオリジンから説明する、その姿勢が大切なんだな、うん。

まあでも、せんせいって友達が少ないんじゃね？　って指摘は当たってるかもな。あとほかにも、いろいろプライベートな憶測書かれまくりだけど、ちょっとそれ本題と関係ないから！

そういや、巻末の参考文献もヘンだ。なんで『解離のポップ・スキル』（勁草書房、二〇〇四年）？　やおい論なら『博士の奇妙な思春期』（日本評論社、二〇〇三年）だろ！　あと解説を書いた野火ノビ太サンの『大人は判ってくれない』（日本評論社、二〇〇三年）とかさ、今回の『関係の化学としての文学』とか……批判するなら、せめて基礎文献を読んでからやってくれよ頼むから。

……とまあネタにマジレスしてみたわけだが、まあアフタヌーン新書の井戸端会議本に目くじら立てても仕方ないんだけどさ、事例として興味深かったのでつい……。

でもさ、せんせいひとつだけ気付いちゃった。

腐女子ってね、なかなかカミングアウトしづらいって言うじゃない。この趣味は、絶対一般人には言いたくない、とかね。おそらくある時期までは、そういう人が多かったんだろう。でも最近、なんか世間の雰囲気が「腐女子？超オッケー！」みたいになってきた。このあたりから、少しずつ腐女子の自己主張ができるようになってきた。

　ただね、まだベタな主張は難しい。だからなんだろうな、「彼氏視点」がウケてるのは。自分で自分をネタにするのはイタいけど、腐女子である自分を肯定してくれる彼氏の視点を一枚噛ませると、イタくないネタにできるってわけだ。

　こういう「腐女子本」たたきもそう。

　実はね、「あなたが語るその〈女〉は、私がそうであるところの〈女〉ではない」っていう抗議の形式は、けっこう古くからある自己顕示のパターンなんだよね。その点について不用心なまま地雷原に踏み込んだせんせいは、やっぱり判断が甘かったってことかな。でもね、いまさら後戻りできないんだ。このまま前進するしかないよ、涙目でね。

二〇〇九年七月号

エヴァとサンタフェ

やあ。日本一「萌え」にくわしい精神科医だよ。

とりあえず観てきましたよ、『エヴァンゲリヲン新劇場版：破』（二〇〇九年）。よりによって舞浜の映画館でね。さすが東京ディズニーランドが近いだけあって、劇場の入りは半分くらい。今時どこも満席だってのにね。まあミッキーマウスの領土内でわざわざエヴァ見るやつぁいないか。

変化と成長

それはそうと、いやあ面白かった。展開がえらい速くて一瞬たりとも気が抜けない。いや実はせんせい、前作の『序』（二〇〇七年）まだ観てなくて、ようやく最近になってDV

Dで観たんだよね。だからエヴァをじっくり観るのは……一九九七年以来だから……えええー？　もうあれから一〇年以上経ってるの？

ちょっと昔話でもしてみようかのう。せんせいがエヴァを観たきっかけは、なんだったと思うか？　もちろんリアルタイムじゃ観てない。なんか評判らしいというウワサは聞いていたけど、タイトルがいかにもおたく仕様って感じでね。そんなせんせいに「絶対観ろ」とプッシュしてくれたのが、なんと超おかたい雑誌「現代思想」の編集長。

このヒトはちょっとアンタ大丈夫かというくらいハマってたなあ。そこへタイムリーなことに雑誌の「スタジオボイス」から原稿依頼が来てね。これ幸いと全話収録ビデオを借りて観てみた。で、あとの展開はわかるね。まあ当時こそ毀誉褒貶《きよほうへん》あったけど、いまや誰もが認める古典的名作だ。

さすが古典だけあって、ほぼ完全にキャラとストーリーを把握していたのには自分でも驚いた。せんせいそういう記憶力は弱いんだけどな。『序』もそうだけど、今回の新作だって、基本一見さんはお断りでしょ。テレビシリーズと全話観た人じゃないと、話の展開速すぎてワケわかんないと思うよ。なのに旧作との微妙なキャラ設定や展開の違いに気付かされてしまうって、どんだけ濃い体験だったんだろう。

まあでも、これは劇場版かくあるべしって出来でお腹いっぱい。全体に言えることは、成熟した安定感かな。旧作にあったどこに連れて行かれるかわからない青臭さがほとんどない。なんたって、エヴァ病理部門ナンバーワンだった綾波レイが「お食事会」を企画して料理の練習してる！この驚愕のキャラ変容ぶりからもわかるとおり、「変化」と「成長」のファクターが明確な意志を持って投入されている。だから病理好きには食い足りないだろうけど、物語としてはしっかりしているね。

細かい設定の変更は、パラレルワールドっていうよりも同人誌っぽいノリかなあ。「惣流」が「式波」だったりストローが邪魔だったりにおいフェチだったりポカポカしたりと、微妙なくすぐりでニヤニヤできるのもやっぱり同人ノリを感じるね。びっくりしたのは海が真っ赤だったこと。はい、生態系終わってます。陸ではひぐらしが鳴いているのにね。

　しかしまあ『序』『破』と来て、次作が『Q』ってのはいったい？　ウルトラQ？　とか言ってる人もいるけど、せんせいの新説によれば、これは村上春樹『1Q84』（新潮社、二〇〇九年）のQだ。もうひとつのありえた世界、って意味でもね。まあカヲル君もシンジに「今度こそは君を幸せに」とか何とか言ってたことだし……。

児ポ法の新キャラ

　さて今度はちょっとまじめな話。しばらくここで触れてなかったけど、このところすごい勢いでゲーム業界で規制が進んでいるね。

　まず問題となったのは「陵辱系ゲーム」。なんでも日本製の陵辱系ソフトが英国議会で取り上げられて批判されたことがきっかけらしい。これを受けてゲームソフト団体のソフ倫が「陵辱系ゲームソフト」の販売を自主規制することが決まった。なにもねえ、イギリス人にまで気をつかわなくてもねえ……いや、べつにせんせいが「陵辱系ゲーム」をぜひやりたいというわけではないですよ？　ただせんせいが前から言ってるように、ゲームをすることで犯罪に走らないですんでいる層ってのがあるはずで、一律禁止はちょっと乱暴じゃないかな。ゾーニングで十分に対応できると思うんだけどなあ。

　で、もうひとつの動きは国会だ。児童買春・児童ポルノ禁止法改正案について、いま与党と民主党が話し合っている。主な争点はこんな感じ。

①児童ポルノとは何か？

②持ってるだけでダメ（与党）か、買ったり売ったりしたらダメ（民主党）ってことにするか

③いい加減な理由で捜査とかタイホとかされないためにどうするか

で、相変わらずアグネス・チャンとか呼んでるし、なんでこう生産性のないことにコストかけるかなあ。

でも……これだけは予想外だった。まさか、こんないいキャラが、こんなイイ展開をみせてくれるとはね。

主役はこの人。自民党の葉梨康弘サン。もうね、このヒトの発言がいちいちすごい。

「メールでもＦＡＸでも、どんな手段でも児童ポルノ持ってたら即タイホ」「映画だろうが本だろうが写真だろうが、一八歳以下のヌード持ってるやつ全員タイホ」「童顔で制服着てれば児童ポルノ」「ジャニーズも乳首写ってたら児童ポルノ」「写真や雑誌が使用済みだったらタイホする」「親の遺産に児童ポルノがあったら相続したやつタイホ」「マンガやアニメやゲームも研究が済み次第タイホ」とまあ、まあとにかくなんでもタイホしたいらしい。ひょっとして目玉つながってないか？　と写真見たらちゃんと離れてた。

規制側にこんな笑えるキャラがいるってのは、ちょっとうれしいものだ。

で、ここからが超展開。

なんと二〇年前のベストセラー、宮沢りえヘアヌード写真集『サンタフェ』（朝日出版社、一九九一年）が児童ポルノかどうか、なんて議論が始まってしまった。もちろん葉梨サンは児童ポルノだからすぐ捨てろと主張して、新聞やネットなどでさんざん叩かれた。そしたらよせばいいのに自分のブログで大反論。ねえ葉梨サン、いまや国会動画は誰でも見放題だし、ブログは魚拓とかで永遠に残っちゃうんですよ？　そんなレベルの認識でメディア規制なんかされるのはちょっと……。

とまぁ、真摯な議論の場のはずが、苦笑と弁解が飛び交うグダグダの流れに。もちろん、これで審議が有利に展開するってわけでもないだろうけど、「コドモを守れ！」ってテーマはどっかに行っちゃったなあ。それはそれで重要なのに。

せんせいの意見はいつもと同じだ。法律と道徳は違う。法律は、それ以上はみだしちゃダメ！　という最低ラインを決めるもの。セクシャリティっていう、曖昧で多様なものを、一律に法規制するのは限界がある。だから少々面倒でも、規制や逮捕っていうのは「これはひどい」と判断されたケースごとになされるべきで、年齢とか乳首とかで線引きするのはナンセンス。そうじゃないか？　みんなキャラが立ってれば麻生でも許しちゃってるみたいだけど、葉梨サンみたいなキャラについては、ちょっと考えたほうがいいと思うぞ。

二〇〇九年八月号

愛は仮想の外にある？

やあ。日本一「萌え」にくわしい精神科医だよ。

なんか夏中苦しんでたんだけど、ようやく出ることになりそうだ、せんせい初の「ジェンダー本」が。またタイトルが良いんだよ。『関係する女　所有する男』（講談社、二〇〇九年）。ほら、ちょっと読んでみたいでしょ？

いやせんせいもね、たまには売れる本を書かなきゃ、とか思ってて。で、ふと思ったんだけど、ほら男女格差本って、けっこう売れるじゃない。『話を聞かない男、地図が読めない女』（主婦の友社、二〇〇二年）とか、全世界で六〇〇万部も売れたらしい。おかげで著者のピアーズ夫妻は世界中を講演旅行三昧。いいなあ。実は科学的にはデタラメばっか書いてあるトンデモ本なんだけどね。

だいたいあの手の本ってさ、男は右脳型で女は左脳型とか書いてあって、まあ要するに男と女は脳の仕組みが違うんですよ、って話に落としちゃう。じゃなきゃホルモンのせいにするとかね。でも、そんな単純なワケないじゃん。そんなんで「女」がわかるなら、せんせいもこんな苦労やあんな苦労はしなくて済んだのに……まあそもそも右脳―左脳仮説ってもの自体がインチキなわけだし。

女性をたくさん所有したい

せんせいの本では、脳の話は最後まで出てこない。ってか、最初で否定しちゃってる。モギケンの恨みかって？　違うね！　脳科学は、まだぜんぜんそこまで成熟してないって話だよ。だいたいさ、おたくのジェンダー差を脳で語れるか？　おたく脳とか腐女子脳とかで説明されて納得できますかっての。

でもね、別に脳とか持ち出さなくてもジェンダーは語れる。この本にはそういうことが書いてある。男性は所有を目指し、女性は関係を欲する。たとえば男のハーレム願望って、とにかく女性をたくさん持ってたいって気持ちの現れだよね。だから昔からアニメでもゲームでも「ハーレムもの」は人気がある。でも女は関係を求めるから、めったに「数」は追求しない。このあたり、一青窈《ひととよう》サンがうまいこと言った。「(思い出を) 男はフォルダ保存、女は上書き保存」ってね。わかる？

だからもちろん、キャラ萌えだって大違い。男のおたくは、とにかくビジュアルに萌える。「萌え要素」って、基本的にキャラの外見的要素でしょ。でも腐女子は関係性萌えだから、キャラのビジュアルだけじゃダメ。「攻め」か「受け」かっていう属性がハッキリしてないとね。あと腐女子は男おたく以上に「声」にこだわるよね。ＢＬＣＤとかもあることだし。

なぜかって？　視覚は所有欲をそそるけど、声は関係欲を刺激するんだよね。とまあ、そんな興味深い話が満載だ！

実はね、せんせいのジェンダー論って、基本的に「おたくのジェンダー」を考えるところからはじまったんだ。だからこの本は、おたくに恩返しって意味もある。おまけにこれを読めば女心がわかって、ついにキミにもモテ期到来！　たまには三次元もイイよ！　騙されたと思って買ってみよう！

『サマーウォーズ』雑感

慣れない宣伝はこのくらいにして、観てきましたよ『サマーウォーズ』（二〇〇九年）。いやホントにヒットしてるんだね、ららぽーと船橋のＴＯＨＯシネマズ、平日午後九時から最終上映だってのに高校生集団が。ここ、シネコンのくせにビデオプロジェクター上映で画面は小さいし、上映環境はけっして良くないんだけどね。

で、感想としては、うん、なかなか結構でした。エヴァとは違ってエログロはないし、宮崎駿みたいな「前衛性」やテーマ性の暴走もないけれど、おたくもファミリーも取り込める佳作なんじゃないでしょうか。

テーマは仮想空間でのＡＩの暴走っていう、ある意味定番中の定番。どのくらい古典かっていうと、はじめてＳＦにコンピュータが登場して以来、繰り返し描かれてきたという。ちなみに世界初のＣＧ映画『ウエストワールド』（一九七三年）もそんなテーマだった。

設定は今から一年後の二〇一〇年らしいけど、この何でも可能な仮想空間〝ＯＺ〟の描写、絵的にはなかなか良かった。もろ村上隆ワールドだったけどね。そりゃまあ細かいことを言い出せば、電気だの水道だの、インフラ全部ＯＺ経由で制御ってのはさすがにありえないでしょ。モデルとなったセカンドライフも結局コケたわけで、日本人って意外とヴァーチャルどっぷりは嫌がるんだよね。アメリカ帰りでＡＩ「ラブマシーン」開発者の侘助がｉＰｈｏｎｅ使いってのもちと違和感が。ここはＢｌａｃｋＢｅｒｒｙとかのほうが「らしい」んじゃ？

ちょっと目新しいのは、仮想空間と対比されるのが田舎の大家族って言う、わりにベタな設定ね。長野の武家の末裔である陣内一族みたいな理想的な大家族が描かれるんだけど、ほとんど昭和村みたいなテーマパークっぽさ。せんせいも名家じゃないけど大家族経験あるから知ってるよ。なにこの爽やか大家族。あ り え ま せ ん（何があった）。高校生ぐらいなら、親族なんてうっとうしいに決まってるじゃん。なんか細田監督の奥さんの実家がモデルらしいけど、もしこんな家族が居るとしたら、それはきっと「理想的な田舎の大家族」を演じているんだと思うよ。

ただしこの映画、ヴァーチャルな関係よりも家族が大事！っていう「お説教」は一切ない。監督の細田サンがえらいのは、しょせん「人間関係」なんて、みんなヴァーチャルなもんじゃね？　って視点が一貫してぶれないからだ。

ふだんはばらばらに住んでいても、みんなをつなぐのはやっぱりメディアだ。佳主馬が万助から少林寺拳法を習うのは仮想空間ＯＺの中だし、万作もＯＺ経由で母親・栄の

健康状態をチェックしてる。あと、高校野球ね。なんで野球？　って思った人もいたみたいだけど、テレビ画面を通じて息子の応援をする母親ってのも、いわば「ヴァーチャルな絆」なんだよね。そういや栄が日本の指導者層を動かすのも「手紙」と「電話」を通じてだったし。

そもそもアニメが現実と仮想を描くのに向いているのは、現実と仮想の違いをたんなる「レイヤーの違い」として描けるからだ。これが実写だとね、どうしても「現実のほうがエラい」って話に収束しやすい。

だから季節は「夏」じゃなきゃダメなんだ。なんでかって？　一年中で夏が一番、記号っぽい季節だからさ。海とか入道雲とか、風鈴とか朝顔の鉢とか、かき氷とかスイカとか。ひぐらしの声ひとつでもう「夏」だ。夏は一番仮想っぽいから、アニメ映えするんだよ。

ただ一点だけ、「仮想よりも現実」って描写が実はある。それが「性愛」。健二だって、せっかく戦いに勝ったんだから、ごほうびはアバターよりもリアル夏希先輩のキスが

いいでしょ、そりゃ。なんでもありのOZだけど、こればっかりはねえ。もちろんさえない高校生が全校のアイドルと結ばれるのはOZのおかげなんだけど。つまり、愛（AI）だけはOZの「外」から来るってわけ。うまいこと言えた！

二〇〇九年一〇月号

Chapter.10 2010

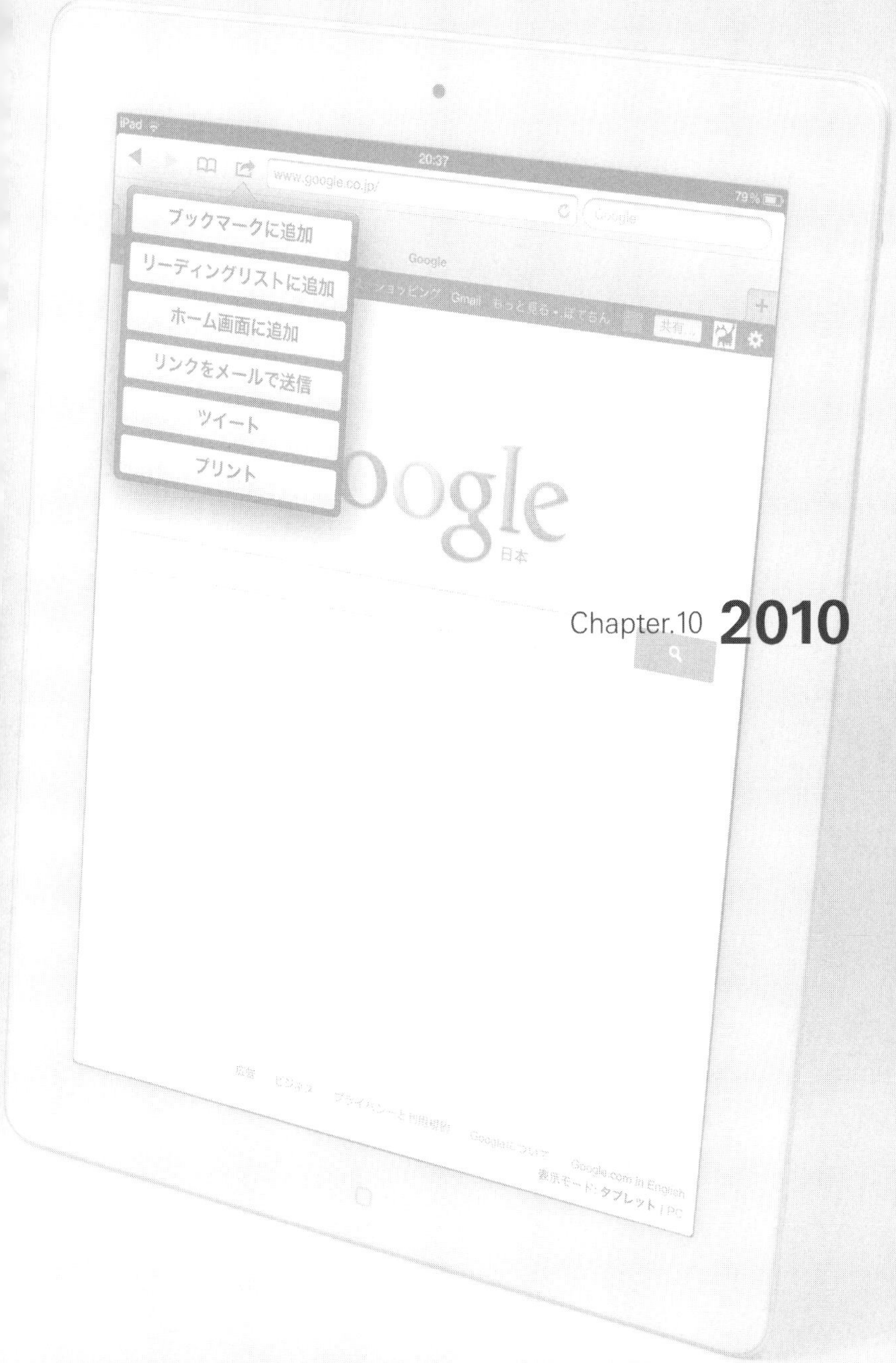

5月28日、iPad発売

やらずに語ろうラブプラス

　そういうわけで、せんせいはまだやっていないんだな、「ラブプラス」。

　いや興味はすごくあるんだ。なにしろ発売二ヶ月で一五万本を売った革命的ソフトだし、さすがコナミは格が違った。ただせんせいの悪い癖で、先に状況のほうから見ちゃうんだよね。「急に8×4《エイトフォー》のフローラルティアラが品薄になったらしい」とかさ。それに、いまはまだ「ピュアな紳士」たちの言動が面白すぎて、とても目が離せない。

紳士たちの名言を聞け！

　だってこんなんだよ。

「何か人生観が変わりそう」「グッバイ三次元」「おいおいリア充だらけだな」「家の中なのにコンタクト入れて髪もちゃんとスタイリングしてからやる俺きめえ」「金曜日と月曜日に有休取って連休にして本当に良かった」「このゲームのために本名変えた」「なんか三人とも可愛すぎて涙がでてきちゃうんだが」「神様。二次元に入れないのならもう俺を殺してください」「彼女できたんでカップル板に移動します」「DSの中で彼女達自身が意志を持って生きているとしか思えない」「恋なんだよ。彼女なんだよ」

　すごいなあ紳士たち。ちょっと感動しちゃったせんせいがここにいるよ。「どうせ変態という名の紳士（byクマ吉）だろ！」とか、失礼なことを考えてしまってごめん。

　ほかにもいろんなサイトや資料を読んでみると、どうもそんなに新しいテクノロジーが使われているというゲームではないらしいね。でもキャラの図像はさすがだ。3Dポリゴンで、ちょっと二次元寄りに描かれた美少女は「古くて新しい」ってコンセプトだったらしいけど、まさにそんな感じ。なんというか、ちょっとフィギュアの素体っぽい感じもあって、「オレ色に染めてやるぜ！」って気分になりやすいのかも。

「ラブプラス」は「ときめきメモリアル」（コナミ、一九九四年）とかとは違って、攻略、つまり恋人関係になっておしまい、ってゲームじゃない。むしろ恋人関係になってから、その関係を大切に育んでいく過程を楽しむゲームだ。う〜んしかし、いまひとつぴんと来ないな。なにがそんなにリアルだったのか。そう考えていたら、ちょうど「CONTINUE」（太田出版）って雑誌に、紳士たちのアンケートが載っていたんで読んでみた。

ちなみにキャラ人気は①寧々、②凛子、③愛花って順になってるけど、そんなに差はないかな。

まず「もっとも胸がときめいた瞬間はいつでしたか？」って質問。

「初めて名前を呼ばれたとき」「凛子に深夜のコンビニに呼び出されたとき」「寧々さんがウェディングドレスよりもエプロンのほうが憧れるみたいなことを言ったとき」「告白された瞬間のドキドキ感は尋常じゃありませんでした。でも、そこからが、毎日のドキドキの始まりなんですけど」

驚いたのはこのゲーム、紳士たちの生活さえも変えてしまうようなのだ。

「彼女が言ってくれる『おはよう』が聞きたいがために早寝早起きを徹底するようになりました」「昼休みにトイレにこもる時間が長くなりました」「つまらなかった毎日が楽しく幸せに過ごせるようになった」「凛子がいれば満足なので、性欲が薄くなった」「気持ちに余裕ができた。女性に優しくなった」

これは……なんか下手な三次元よりも影響大きくね？これはヤバい。ちょっと本気でひきこもってる患者とかに勧めてしまいそうになってきた。まずい誰か止めてくれ！

そんなこんなで、いろいろな意見を総合すると、だいたいこんな感じか。
・タッチペンによるスキンシップが神

・セリフのバリエーションの多さが神
・声優のハマりっぷりが神
・キャラの画像や動きが神
・日常生活の一部にできる携帯性とリアルタイム性が神

関係性のゲーム

せんせいの知り合いの社会学者、鈴木謙介サンもハマった紳士のひとりだ。彼の分析も面白い（4Gamer.net「ドラゴンズドグマ　オンライン」二〇〇九年一二月二六日付「社会学者鈴木謙介氏に、現代社会におけるコミュニケーション論や、そこでゲームが果たす役割について聞いた――『ラブプラス』を中心に」）[★1]。鈴木サンは「ラブプラス」で、告白されるまではルールがあるけど、告白後はルールがないため、プレイヤーが遊びの中で作っていくしかないことに注目。それはプレイヤー同士のコミュニケーションも含む形で発展するわけだけど、鈴木サンはその全体を「ゲームをプレイする遊び」、つまり一種のメタゲームであると指摘する。なるほど、メタゲームのネタにもなるという意味からも、「ラブプラス」はリアルなゲームなんだろうな。

で、せんせいの考えはというと……おそらく「ラブプラス」っていうのは、これまで男子向けに発売されたメジャータイトルの中では、ほぼ唯一の「関係性ゲーム」なんだ。「ときメモ」をはじめとする従来の女子攻略型のゲームは、いわば「所有型ゲーム」として、男子の所有欲を刺激してきた。そこへ満を持してコナミが導入したのは、所有の対極にある関係欲を刺激するゲームだったってわけ。

「所有」と「関係」って、また持ちネタかよ……と言われそうだが、本当なんだから仕方ない。

さっきの鈴木サンは、「ラブプラス」が携帯電話向けの乙女ゲームに良く似ていると言っていた。たぶんそのせいなんだろうな、「ラブプラス」にハマっている女性プレイヤーもすごく多いらしい。つまり、女性（淑女？）たちも寧々や凛子と、普通に恋愛して楽しんでるってことだ。これきっと、「ラブプラス」が関係性のゲームだったからこそ可能になったんだと思うよ。だって、この逆（男性が乙女ゲーにハマること）は、ちょっと考えにくいもの。

告白後のゲームというのは、いかに二人の関係性を発展させていくかに関わっている。攻略しちゃったら終わり、という従来のゲームには、こういう視点はない。相手の気持ちを想像しながら、こまめに関係性のメンテナンスをしていこうという発想は、男子向けゲームでは新鮮だったってわけだ。夫が「ラブプラス」買って妻激怒っていうケースが多いらしいけど、まあ妻よりもキャラばっかりかまってたら当然そうなるでしょ。

そう考えると、今更ながらタッチペンでのスキンシップというアイディアは素晴らしいなあ。なぜかって？ 関係性を育むにはリアルな身体性が必要ってことさ。もちろん逆のことも言える。リアルな身体性のためには、リアルな関係性が大きな意味を持つともね。

「ラブプラス」のキャラが三次元に対抗できるのは、プレ

イヤーとの関係性のもとでたっぷりと時間をかけて育まれた、すごくリアルな身体性があるからだ。しかし僕たちはその身体を、けっして「所有」することができない。そう、DSの筐体に入っているのに、ラブプラスモードで彼女たちの私生活すら覗けるのに、できるのはひたすら「関係」することだけ。それなのに、それがこんなに楽しいだなんて！

僕たちは一つのゲームソフトから、ただ「関係すること」の楽しさを教わりつつある。どんな教育プログラムもなしえなかったことを、一本のゲームソフトがあっさり達成してしまったんだから、これは驚きだ。おまけにせんせいは、このゲームの評判だけから「ゲームの関係性」と「関係におけるゲーム性」の関係、なんてややこしいテーマを見つけてしまったぞ。どうしてくれる。

というわけで、せんせいは目下、買おうか買うまいか思案中だ。マズいよなあ。たぶん絶対「凛子は俺の嫁」とか言い出すんだろうなあ。でもこのゲーム、うまくすれば治

療に使えそうな気がするんだよなあ。なんたって紳士たちの行動を変えちゃったわけだし……よしわかった、ちょっとせんせいアマゾン行ってくる。

★1 http://www.4gamer.net/games/094/G009426/20091225093/

二〇一〇年二月号

東京都ブロンティスト委員会

やあ。日本一「萌え」にくわしい精神科医だよ。今回からこの連載もリニューアル。心機一転がんばろう。

まずはコレ見てよ！

タイトルとイラストがなんと！　すがわらくにゆき画伯じゃありませんか！　……って自分で指名してお願いしたんスけどね、ええ。ああっ素晴らしい！　素晴らしいよすがわら画伯。

特に竹やぶがイイ！

あれは今から一〇年前、かの超脱力傑作『魔術っ子！海堂くん!!』（アスペクト、一九九八年）を来る日も来る日も来る日も読み倒していたあのころ。せんせいはひそかに心に誓ったんだ。「悪い同人誌を買い漁れ！」って……じゃなくて、「いつかすがわら画伯に自分の本のイラストを！」ってね。それがまさかこのコラムで実現するとはなあ。テラ感無量。ゲームラボとかの副業をやってて心からよかったと思えたのは、榎本俊二サンの『ムーたち』第二巻（講談社、二〇〇七年）の解説を頼まれたとき以来だ。

　すがわらサンは藤子・F・不二雄チルドレンで、ときどきやるパロディは魂が乗り移ったようにソックリだ。あとせんせいが個人的にツボだったのは、高野文子リスペクトなところと、テレビアニメ版『じゃりンこチエ』にはまってたところ。『チエ』と言えば、せんせいにとっては最初期の萌えアニメなのに、今まで誰もわかってくれなかったんだ。でもすがわらサンが描くチエはホントに可愛いから、みんな見てみるといい。今でも十分にいけるから（何が）。

　おまけに新作『快速！　FREE　NOTE　Book!!　3』までいただいて、これはうれしい。海堂くんも超健在だ。たとえば！　「俺様が作ったアニソン」はこうだ！　「それっ！　アーンイーーンストール!!　アーンイーーンストール!!!」「わたっしはーげーーんきーー！」……やっぱり、キレたオタクを描かせたらピカイチだなあ。

　そんな海堂くんの言霊にピンときたキミは、いますぐとらのあなに走れ！　同人誌だからな！

朝日新聞でブロンティスト！

　さて、「愛は負けても親切は勝つる！」……いや、いきなりで申し訳ない。いやコレ最近のお気に入りフレーズなもんでね。解説すると、カート・ヴォネガットって作家の名言を、「ブロント語」に翻案したわけだが。

　ブロント語の話って、もうしたっけ？　まあ、くわしくはいっぱいあるまとめサイトを見てもらうとして。簡単に言えば「ブロントさん」とは、2ちゃんねるネトゲ実況板で活躍していた名無しの別名だ。匿名なのにあまりにも卓越した言語センスで注目を集め、どこの板に出現してもすぐ「中の人」を特定されてしまうという。その個性的にもほどがある文体は、模倣するものが後を絶たず、彼らは「ブロンティスト」と呼ばれる。

その名言は数知れないが、せんせいのお気に入りはコレ。「おれにパンチングマシンで100とか普通に出すし」「俺がどうやってBurontだって証拠だよ！」いつぞや某知人にブロント語のレッスンを受けてからというもの、すっかりハマってあちこちで小出しにしているんだが。

そんなある日、せんせいにチャンス到来。バンクーバーオリンピックで「チッ反省してまーす」の国母せんしゅについてなんか書けってね、朝日新聞が言ってきたの。ひそかに呟いちゃったよ。「きた！」「アサヒきた！」「これで勝つる！」ってね。まあ内容は、みんな国母叩きしてるけどホントは大好きなんだよねー不良が、みたいな感じなんだが、そんなことはいいとして。

できるだけ格調高い感じで書きはじめておいて、まず第一弾投下。

「さすが集団主義と同調圧力の国は格が違った」。うーん、バレるかな？

あれ、バレないや。じゃあ続いて、第二弾投下。「君が人気者になるのは確定的に明らかだ」。これ文法おかしいからさすがに直されるな……って、何のおとがめもなしだよ！すんなり載っちゃったよ、朝日の朝刊に！　ブロント語が二つも！

というわけでスッカリ得意になったせんせいがドヤ顔で検索かけてみたら、二人しか気付いてくれませんでしたとさ。みんな新聞とか読もうよ！　もっと！

委員会爆発しろ！

で、新聞を読めば読んだで、ろくなニュースがないわけだが。

あのアタマのおかしい東京都の青少年問題協議会が、こないだからなんかもそもやってるなあと思ってたら、またやらかしてくれた。

東京都青少年健全育成条例の改正案とやらが、二月二四日に都議会に提出されたんだけど、これがひどい。あんまりひどいんで、さっそく「痛いニュース(ノ∀`)」で取り上げられているくらいだ。だってこんなだよ。

売ったり貸したり見せたりしちゃいけないものの対象として、

年齢又は服装、所持品、学年、背景その他の人の年齢を想起させる事項の表示又は音声による描写から一八歳未満として表現されていると認識されるもの（以下「非実在青少年」という。）を相手方とする又は非実在青少年による性交又は性交類似行為に係る非実在青少年の姿態を視覚により認識することができる方法でみだりに性的対象として肯定的に描写することにより、青少年の性に関する健全な判断能力の形成を阻害し、青少年の健全な成長を阻害するおそれがあるもの

なんだよ「非実在青少年」って！「在広東少年」みたいで、ちょっとカッコ良いじゃないか！　いやそういうことじゃなくてだな、これじゃ絵師とかマンガ家さんとか声優さんとか声優さんとかが大変なことに！　どちらかと言えば大反対だ！

もちろん改悪はそれだけじゃない。

児童ポルノ所持の違法化はもちろん、青少年のネット利用ではフィルタリングを強化したりと、積年の恨みを晴らすかのようなやりたい放題。そういう表現がどんな悪影響をもたらすかって検証はどうなった？　絶対そんなのやる気ないだろ！　影響があろうとなかろうと、不健全に見えるものは不健全に指定しましょうってことだよな要するに。

委員会の名簿みてみたら相変わらず加藤諦三と前田雅英が居座ってるなぁ。せんせいがメンバーだったころは、もっと若手の識者も多くて、ガンガン反対したからこういう無茶苦茶な規制は食い止められたんだけど、あれでスッカリ懲りたんだろうな。もうこいつらは意地だねきっと。な

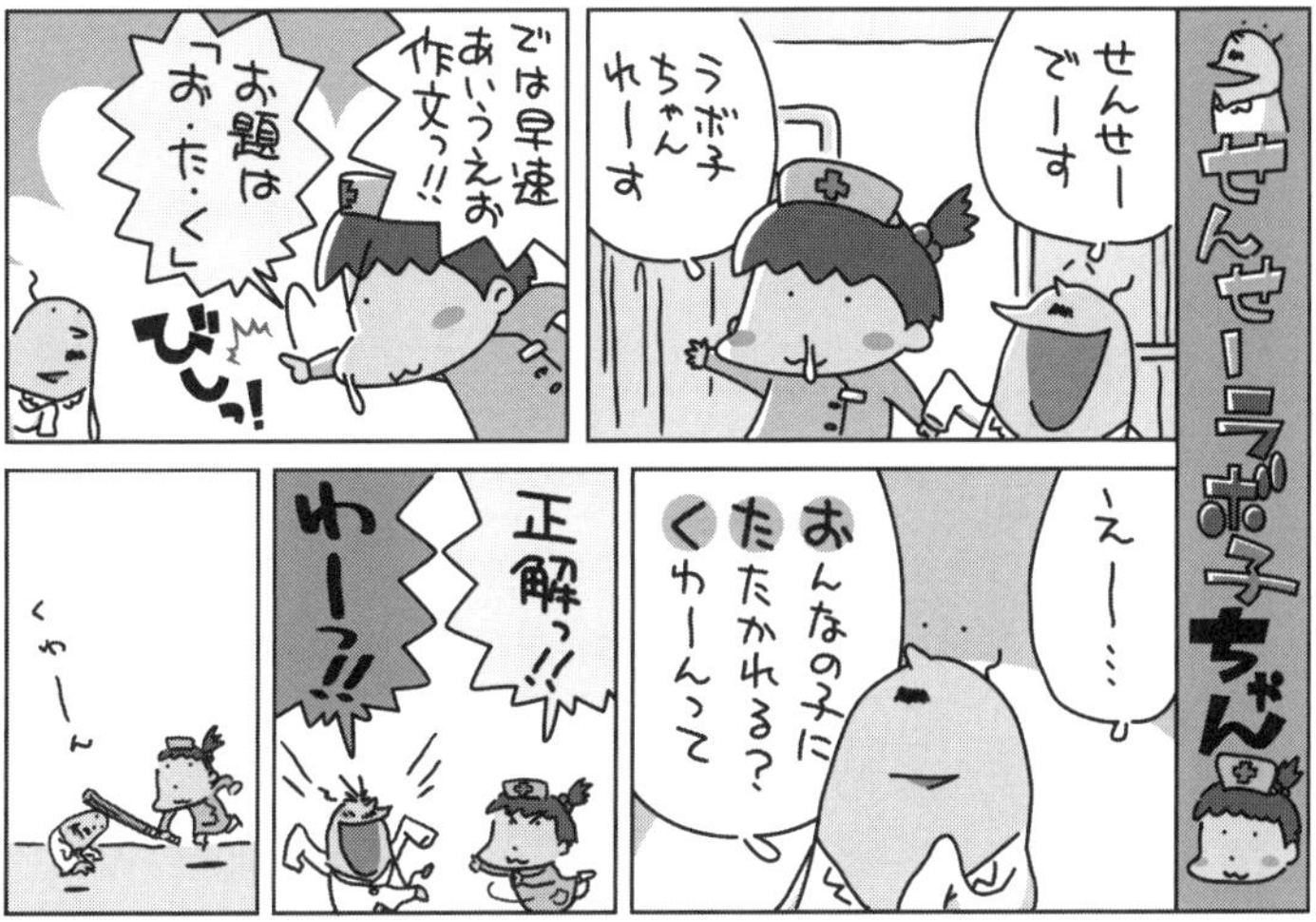
せんせーラボ子ちゃん
せんせーでーす
ラボ子ちゃんれーす
では早速あいうえお作文っ!!
お題は「お・た・く」
びしっ!
えー…
おんなの子にたたかれる?くゅーんって
正解っ!!
わーっ!!
くゅーん

にがなんでも規制強化って結論ありきだよ完全に。こんな委員会なくなってしまえばいいのに。むしろ爆発とかすればいいのに。

でもまあ希望がないワケじゃない。今の都議会は民主党が第一党だ。民主党だからって油断はできないが、自民党よりは話が通じるかもしれない。委員会の決定が議会でひっくり返されるのはよくある話。せんせいのコネをフル動員したらなんとかなるかなあ。

見てろよ委員会。あまり調子に乗ってると裏世界でひっそり幕を閉じることになるぞ?

二〇一〇年四月号

オタクとロックとかまってちゃん

やあ。日本一「萌え」にくわしい精神科医だよ。

去年の今ごろは、五月二日に亡くなった忌野清志郎の追悼記事を書いてたっけ。それにちなんだってわけでもないけど、今回は音楽の話だ。

このところ邦楽ＣＤが全然売れないって話をよく聞くね。オリコン二〇位の曲が三〇〇〇枚割ったとかさ。でも、まさかアニソンがランキング一位二位独占の時代が来ようとはねぇ……もちろんアニメ『けいおん!!』のオープニング「ＧＯ！　ＧＯ！　ＭＡＮＩＡＣ」とエンディング「Ｌｉｓｔｅｎ!!」の話だけどね。

いや実際、売れてないのは邦楽よりも洋楽がもっと深刻でさ、こないだランキング見たら、なんだこれ。エイジアはいるわジェフ・ベックはいるわＡＣ／ＤＣはいるわ……いつの昭和のランキングだよ！

トウメをつかむぜ！

まあ要するに、ＣＤの売れ行き全体が低迷してくると、購買力のある固定ファン（＝大きなお友達たち）が支持している曲が勝手に浮上してくるという、単純と言えば単純な話だね。洋楽だって売れるのはレディー・ガガみたいな大メジャーか、昔からの大御所か、あとはメタル系だもの。

でもなあ、やっぱりメジャーな楽曲の質は全体に落ちてるっぽくね？　そりゃ九〇年代だって結局コムテッツとつんくにいいようにやられた時代だって言われりゃそうなんだけど。でもなんといっても当時はオザケンがいたし、スピッツだのブリグリだのイエモンだのと、かなり質の高い楽曲がちゃんと売れていたわけだしなあ。

それが最近じゃ、たまにＦＭとかで聴く歌がなんかみんな同じに聞こえる。ごくたま〜に中村中とかアンジェラ・アキみたいな才能もあるけどね。まったく、いい加減さあ、「いつだってそばにいい」たり「出会えた奇跡に感謝」したり、「ありのままのキミを守った」りしてるヒマがあったら、「翼ひろげてトゥメをつかむぜ！」くらい唄ってみろってんだ！　まあそんなCD買わないけどね。

そんなわけで、最近のメジャーな邦楽には一ミリも関心が持てないせんせいだが、どうもインディーズ系には面白いバンドが多くなってきたように思うんだ。

こないだ週刊ビッグコミックスピリッツ読んでたら花沢健吾のゾンビ漫画『アイアムアヒーロー』で、女子高生同士の会話が妙にリアルだった。「最近だと相対性理論とか9mmとか……andymori、かまってちゃん、アジカンとか……古いのも聴くよ、はっぴいえんどとか来生たかおとか」

これ結構マニアックな女子高生という設定ではあるんだけど、このチョイスはイイね！　アジカン以外はせんせいも全部好きだしCDも持ってる。9mmいいよね、ちょっと〝歌謡曲〟っぽくて。

せんせいも去年の今ごろは、相対性理論と凛として時雨にハマってたなあ。特に時雨は、スリーピースでこんなに凄い音圧のバンド見たことない。相対性理論の新作も凄くいいし、もうこれからは〝こっち側〟だけ聴いてればいいかな、と正直思うくらい。

パンクの場所

でもね、この中ではかまってちゃんがやっぱり別格だ。語りたくなるって意味でもね。あ、もちろん神聖かまってちゃんのことね。

最初の出会いはYouTube、「ロックンロールは鳴り止まないっ」のPV。これ、ちょっとびっくりした。ひさびさに鳥肌立ったな。こういう感じ、邦楽では時雨の「Telecastic fake show」のPV以来だ。

で、この連載につなげて言えば、おたく（かつ非モテ）とロックの融合、という問題になる。

マニアとは別の意味でのおたく、という文脈で言うなら、最初にそれをやったのはオーケン（大槻ケンヂ）だろうね、やっぱり。あと最近では銀杏ＢＯＹＺか（映画『ボーイズ・オン・ザ・ラン』の主題歌ＰＶは凄すぎる）。

でもねえ、やっぱりかまってちゃんのインパクトには敵わない。まあ確かに、みんな言うように〝イカ天〟っぽかったり〝九〇年代臭い〟ところもあるだろう。でも、そんなのは上っ面だけだ。

ちなみにせんせいは、ｉＰｏｄに二万曲弱を常時携行しているし、『けいおん!!』で有名になるはるか以前に平沢進サンとロフトで指名対談するくらいには邦楽を愛してきた。もちろんイカ天も毎週見てたし、清志郎に並ぶ天才としてベンジー（浅井健一）のことは尊敬している。

そういう人間として言わせてもらえば、かまってちゃんはなんというか、ものすごく古くて新しい。いわば〝普遍的〟ってわけだ。

いや、パフォーマンス自体はそんなに新しくないよ。ライブとか色んな奇行を動画配信したり、ネットを拠点に活動ってのも平沢進という偉大な先駆者がいるしね。ＮＨＫで暴れたり、ライブでリストカットしてみせたり、こういうのは八〇年代のインディーズシーンのほうが正直、過激だった。

音楽性だってまとも。パンクにしては、というよりも、パンクだからこそのポップさがあって、すごく斬新ってワケじゃない。

でもねえ、〝声〟がいいんだな、〝声〟が。下手とかキチガイとか言われてる「の子」のボーカルだけど、こんな永遠の変声期みたいな声、誰が出せる？ 腹筋鍛えました系のイイ声は、「出会えた奇跡」とかのヒト向きだけど、の子の声はロックだよ、冗談じゃなくて。この声を与えられてしまった以上、もうバンドやるしか人生の選択肢はないとすら思う。せんせいはまさにピストルズのジョニー・ロットンの声を思い出したな。

とりわけ銀杏BOYZからかまってちゃんの流れを見ていて思うのは、まず、もうオタクとかサブカルとか分けても仕方ない、ってこと。あとね、今はかまってちゃんのポジションに〝パンクの場所〟がある、ってことかな。

放課後から続く蛙道、どーでもいいやとほざきつつ／どこまでもどこまでも生きたいと願っているのかよ／殺してやると呟いて頭を下げて謝った／僕はいつまでもそんな糞ゲロ野郎でさ／あぁもうどうなるか、まぁどうでもいいんですが（「ぺんてる」）

ゆーれいに僕はなるのさ／今日こそはキメてやるのです／自殺しちゃうぞと叫んでも／誰からも返事ございません（「ゆーれいみマン」）

自分自身も否定しかねない強烈な違和感。矛盾だらけの無茶苦茶な〝主張〟。それらが、ポップな形式に押し込めら

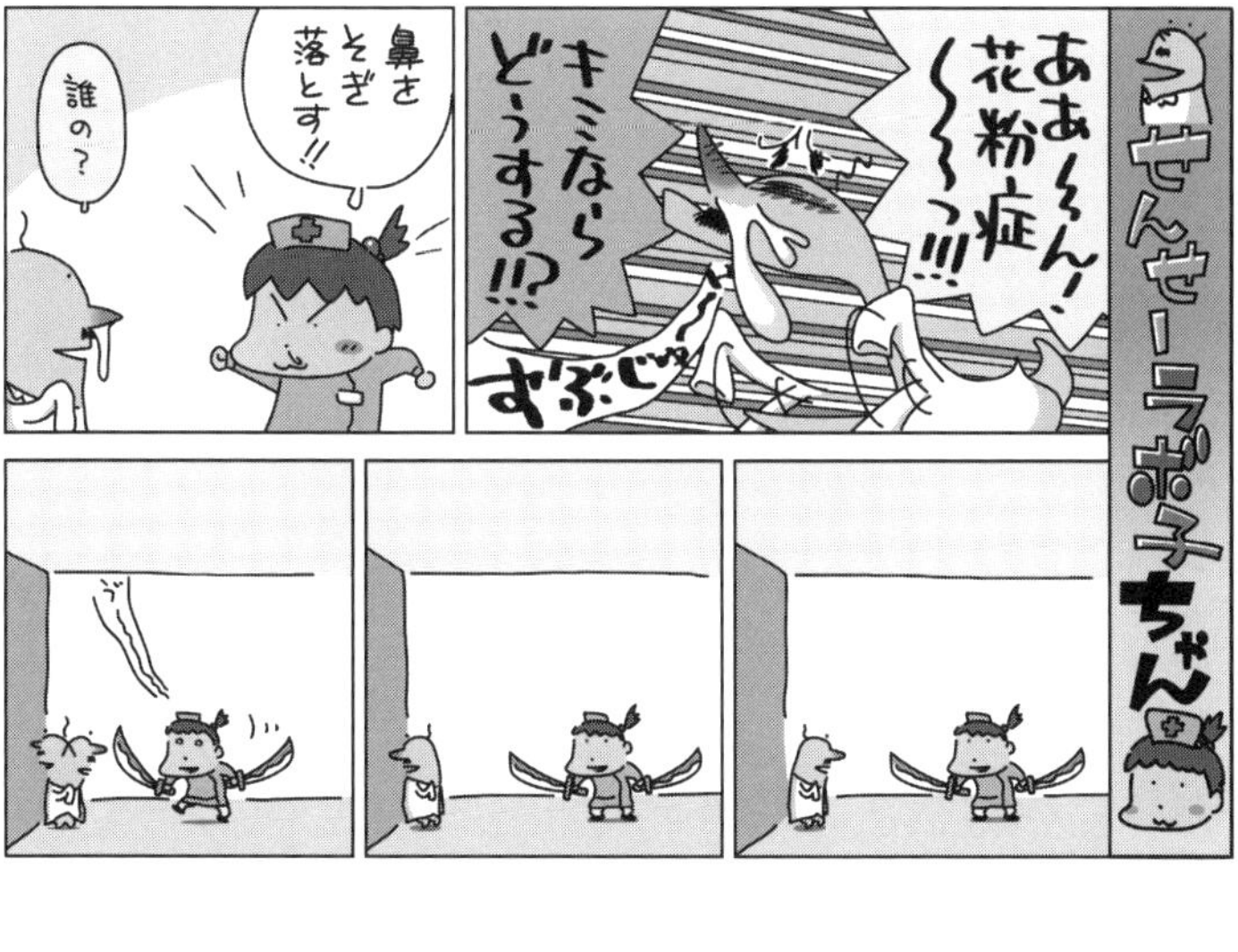
せんせーラぶ子ちゃん
ああ〜ん! 花粉症〜〜っ!!!
キミなら どーする!!?
鼻を そぎ 落とす!!
誰の?

れるとむしろ起爆力になる。非モテやニートといった自業自得っぽい〝不幸〞ですらも、人を撃つ〝表現〞に変えられる。

ピストルズもそうだけど、ロックというかパンクの初期衝動は〝違和感〞と〝いらだち〞だ。「リア充爆発しろ」「みんながみんな死ね」「つーか俺が一番死ね」みたいな。

でも、実はもう一つあったんだ。パンクスが本質的に「かまってちゃん」であるってこと。「そんなダメな僕を、みんな見て！」っていうねじれた自己愛の指摘は、彼らがオタクだからこそできたんだろうね。

だから、売れて人気が出てからが、彼らの本当の評価が決まる。いずれにせよ、いよいよメジャーデビューが決まったという〝かまってちゃん〞から、当分目が離せそうにないなあ。

二〇一〇年六月号

ジブリ祭りとロリコンの倫理

やあ。日本一「萌え」にくわしい精神科医だよ。

せんせいの勤務先には、毎月「熱風」って雑誌が届く。これ、みんな知ってるかなあ、スタジオジブリのPR誌（ただし非売品）ね。なんか一年くらい前から急に届き始めたんだけどさ、別に原稿書いたこともないし、なんで送ってくれるのか分からない。

まあ、せんせいは二〇年来の忠実な宮崎駿ファンで、作品が出るたびに「特にロリコンがイイ」「国民作家はロリコン」「ロリコンなのに世界一」とか絶賛（そうか？）しまくってきたから、そのせいかもね。でもきっと、いつか鈴木プロデューサーに呼び出されて、オマエいいかげんにしろよちょっと屋上行こうぜ……とか言われそうだなあ。

ところで「熱風」最新号はなんと特集「iPad」。しかも宮崎駿インタビュー付き！　空気を読まずにiPadを見せびらかすインタビュアーに、パヤヲの罵倒が容赦なく襲いかかる！

「ぼくには何の関心も感動もありません。嫌悪感ならあります。その内に電車の中でその妙な手つきで自慰行為のようにさすっている人間が増えるんでしょうね」

iPadからまさかの自慰行為！　さすがエロス人！　しかも最後は例によって「あなたは消費者になってはいけない。生産する者になりなさい」とかイイ言葉で締めるもんだから、「やっぱ宮サンかっけー！」みたいな感じになるわけ。でもなあ、せんせい的には「こういう頑固ジジイがいてもいい」みたいなことは言いたくないんだ。だって、こういう反応するって分かってるじゃん最初から。

それに、宮サンの好きな鉛筆や本のためにどんだけ木が切り倒されたかを考えたらさ、iPadで電子書籍読んでたほうが環境には優しいわけでしょ。そこも踏まえて、あえてする批判だったらいいけど、これじゃあただの脊髄反射みたいなもんだ。老いたりパヤヲ！　と、ここまでは前フリで（長いな）。

さあやってきましたよ、ジブリ祭りの夏が。せんせい的にはもうこれ義務だからね、新作についてなんか書くのは。でも『ゲド戦記』（二〇〇六年）までは試写会で観れたのに、『ポニョ』（二〇〇八年）以降は自腹でちょっと寂しい。なんでかって？　要するに雑誌がジブリ特集とかあんまりやらなくなったんだよね。以前は毎回、どこかしらから声はかかってたんだけど。

〝すれ違い〟に泣く

で、新作『借りぐらしのアリエッティ』。残念ながらパヤヲ監督じゃないけど、企画と脚本は担当してるし、観ればフツーに面白い。★4つとかそんな感じ。まだ三〇代の米林宏昌監督は「ジブリで一番うまいアニメーター」にして「カオナシのモデル」らしいけど、どこがどうカオナシなのかは気になるところだネ！　それはいいとして、たしかに動きはパヤヲ譲り。とにかくよく動く。

感心したのは、けっこう複雑な動作がちゃんと描かれてるところ。

この作品、原作がメアリー・ノートンのファンタジー小説『床下の小人たち』（一九五二年）で、実は一九九七年に一度アメリカで映画化されてる。人間の生活用品を彼らが〝借り〟て生活してる特撮がみどころだけど、そういう描写は『借りぐらし～』のが上手だ。アリエッティがペーパークリップを髪留めにしてたりとかね。

そもそも、ミクロの描写はアニメ向きなんだ。特撮だといろんな制約があるから。たとえば『借りぐらし～』では、小人がお茶を飲むシーンがある。そのときの水滴が異様に大きいんだよね。そりゃまあ身長一〇センチくらいの小人だから、比率からいったらそんなもんだろう。

実は実写の特撮が一番苦手なのは「水」と「火」。小人の世界を特撮で撮ろうと思ったら、水滴や炎の大きさを超でっかくしないと不自然だ。でもＣＧ合成とかじゃなければ、この表現は無理。だからこの作品は、ほんらいアニメ向きなんだ。

一番の見どころは、小人がその小ささを活かして高いところに登る描写。アリエッティの父ちゃんが、足に粘着テープの切れ端をくっつけて、テーブルをよじ登るシーンはお見事。アリエッティが靴の先から出したナイフ（いつ仕込んだ？）とイヤリングの金具を上手に使って、カーテンをよじ登るところも上手い。

あえて理系っぽい理屈を言えば、ミクロの世界では「分子間力」の作用が重力より強かったりする（ハエが天井に止まってられるのはそのせい）。だからカップを傾けても水は出てこないし、小人が火を使うってのも難しい。そもそも人間と同じ形の小人、ってこと自体無理なんだけどね。まあヤボなツッコミはこのくらいにして。

しかし、改めて思ったねせんせいは。パヤヲどんだけ

「小さい女の子」好きなんだよ！　って。「小さい」の意味が違うって？　いや、違わないね！　一部のロリコン趣味が、文字どおり「小さい女の子」と相性がイイってことは、『ローゼンメイデン』とかで実証済みでしょ。

　だからせんせいのトンデモ解釈によれば、この映画には「ロリコンとしての宮崎駿」の倫理観が深く反映されていることになる。どういうことかって？

「借りぐらし」っていうのは要するに、小人たちが人間に依存しなければ生きていけない存在であることを意味する。だから「人間に見られてはいけない」が掟となる。

　ところがね、アリエッティの行動は最初っから掟破り。心臓病の静養に来た少年・翔が、屋敷に到着するなり目撃されてるし。だいたい「狩り」に行くのになんでスカート履くよ？　しかも真っ赤だし。サービスか？　サービスなのか？

　もうね、アリエッティ見られること前提で行動しまくり。ティッシュに映ったシルエットの演出なんて、狙ってやっ

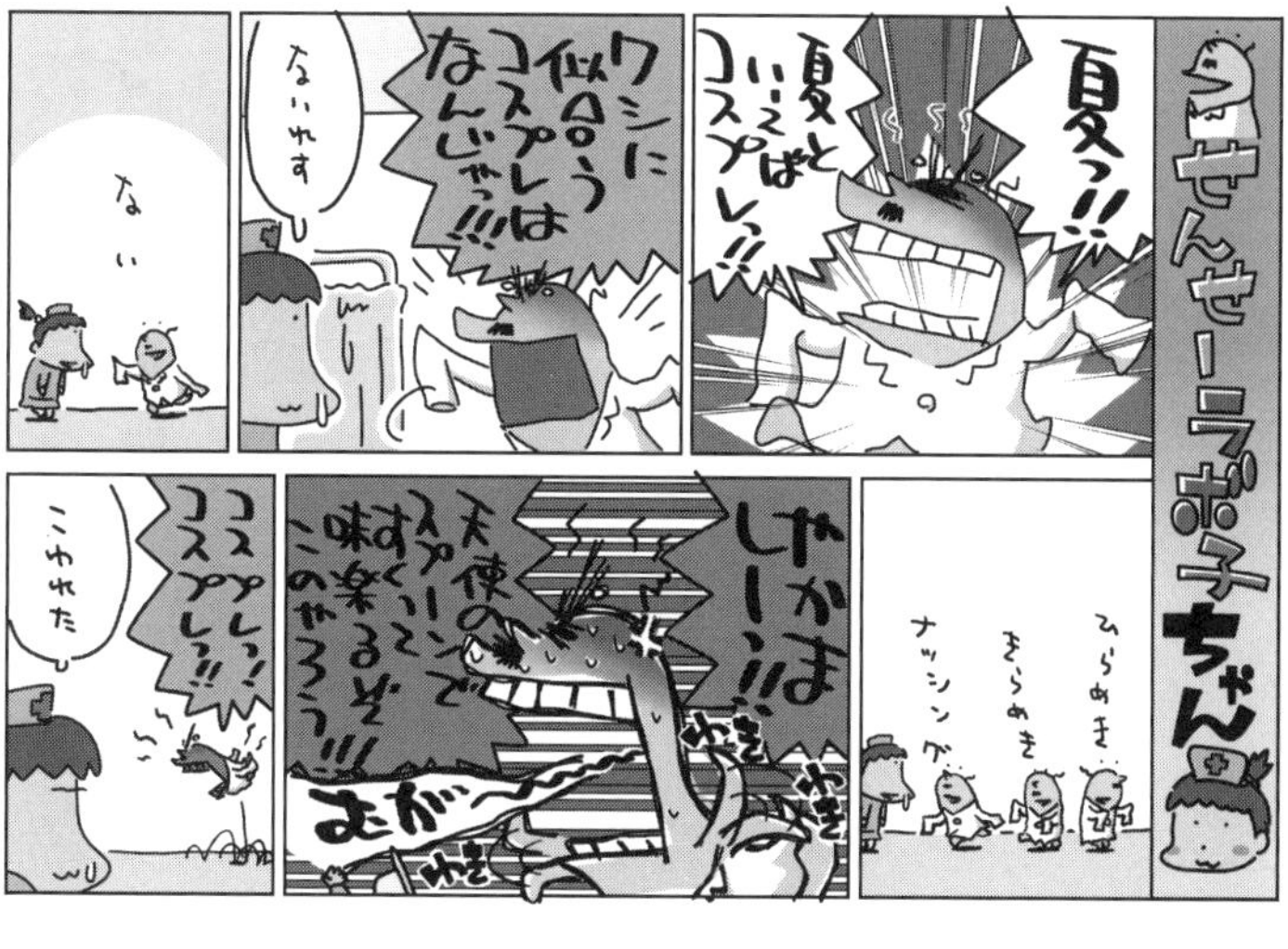

てるとしか思えません。

でも、彼女が翔に抱く淡い恋心は、徹底して報われない。翔の示す思いやりで家も壊れちゃうしね。つまりこういうことだ。大人と少女との間の関係には、こういう、決定的なすれ違いがつきまとう。少女は依存と好奇心を愛と取り違え、幼い誘惑に走ってしまう。でも大人がそれに応えようとすると、その愛がしばしば破壊的なものになる。

この〝すれ違い〟がはっきり描かれるのがクライマックス、互いの指が触れあうシーンだ。くわしくは書かないけど、ここでせんせいは泣いたね、パヤヲ万感の思いを勝手に読み取って。でも、この視点から観ると二重に感動すること間違いなし！　みんなもぜひ観よう！

二〇一〇年九月号

追悼・今敏監督

やあ。日本一「萌え」にくわしい精神科医だよ。

さて、周回遅れの問題でスマンのだが。あまりにも興味深かったので、今回はまず「処女厨」問題から取り上げてみたい。

ちょっと前はアニメ『かんなぎ』（二〇〇八年）騒動や、最近では声優の平野綾サンの「おつきあいしたことありません」発言に続くパニックが有名だけど、いまどきの若者の間に「処女厨」が拡がってるらしいね。面白い。

ほかの国にも宗教的な理由から処女性を大事にするって習慣はあるけれど、日本人の場合はそういう要素はあんまりなさそうだから、たぶん「初モノ好き」の感性なんだろうな。初ガツオとかさ。あと新車のシートのビニール外さないとかもね。ちょっと気になるのは、別に処女好きでも何でもいいけど、そういうヒトたちは就活の新卒優遇とかもOKなんだろうね？　この問題でせんせいはひとつの真理に気づいたね。「処女性」ってのは「少女のペニス」みたいなもんじゃないかってこと。分かりにくい？

「処女厨」と良く似た存在に、「八重歯フェチ」がある。

　欧米人にとっては八重歯は問題で「早めに矯正しなきゃ」って話になるんだけど、日本人には八重歯好きが多いんだな。たとえば小柳ルミ子、石野真子、河合奈保子といった昭和のアイドルたちは、八重歯をウリにしてたもんだ。最近ではモーグル選手の上村愛子とかかな。

　もちろんマンガやアニメのキャラクターでも、八重歯は大切な「萌え要素」だ。古くは『うる星やつら』の「ラム」(しかしあれは〝キバ〟か?)がいるし、最近では『涼宮ハルヒ』の「鶴屋さん」とかね。

　なんで八重歯がイイのか？　いろいろ説はあるけど、やっぱりキャラの幼さ、無垢さ、純真さのシンボルなんだろうね。実はこの件について、最近ひとつの象徴的な事件があった。沢尻エリカの〝八重歯矯正事件〟だ。

　はじめは清純派っぽかった彼女が、〝「別に」事件〟でバッシングされ、中年なんとかクリエーターと電撃結婚したかと思ったらすぐ離婚。ひさびさに芸能界に復帰した彼女を見た日本中の八重歯ファンに激震が！　なんとあの八重歯がない！　直っている！

　この騒動は、平野綾サンの発言をめぐる騒動によく似ている。良く言えば「失われた無垢さ」を惜しむ気持ち、悪く言えば、オレだけの女になる可能性が消えて残念な気持ち、まあどっちも似たようなもんだ。

　で、ここから分かるのは、処女性にしても八重歯にしても、「少女をより魅力的に見せる記号」という点では同じだってこと。こういう所有欲の原因になる記号を、精神分析じゃ「対象a」って言うんだけど、これはおおもとを辿れば「ファルス＝ペニス」の象徴ってことになる。精神分析的にはね。処女性はともかく、「八重歯は美少女のペニスだ！」

なんて断定されれば、そんな気がしなくもない、でしょ？

今監督の「遺言状」

なんて呑気なことを書いてたら、大変なニュースが。

今敏監督が亡くなった。享年四六。膵臓癌だったそうだ。

あまりに早すぎる。

最初に関わったアニメ作品『MEMORIES／彼女の想いで』（一九九五年）からもう素晴らしかった。その後、監督デビュー作の『PERFECT BLUE』（一九九七年）から『千年女優』（二〇〇二年）、『東京ゴッドファーザーズ』（二〇〇三年）から最高傑作の『パプリカ』（二〇〇六年）まで、もうみんな傑作ぞろい。個人的には、若手の中で一番〝世界〟に近いアニメ監督の一人と思っていたんだけど……。

実はせんせい、今監督とは面識があったんだよね。確か当時もこの連載で取り上げたように記憶しているけど。


あれは今監督がはじめて手がけたTVシリーズ『妄想代理人』がらみの仕事だった。二〇〇三年の暮れにWOWOWで放映された「最新オリジナルアニメ情報～『妄想代理人』のすべて…は教えられない～」で対談したんだ。

なにしろせんせいは監督と同世代なもんだから、つい調子に乗って、いろいろと失礼な質問もしたんだよなあ。

「『千年女優』って、戸川純の『遅咲きガール』、入ってますよね」とかね。あ、戸川純ってアーティストすらみんな知らないだろうけど、これはなかなか傑作なPVでね。映画女優に扮した彼女が出演した架空の映画を、ワンカットずつ繋ぎ合わせたというもの。動画サイトとかで見てみるといいよ。

で、今監督があっさり「そうですよ」と答えてくれたときはうれしかったね。その後も、二人ともファンだった平沢進（「唯」じゃないよ）やP－MODEL（だけど『けいおん！』メンバー名はこのバンド由来）とかの話で盛り上がったっけなあ……って、もっとアニメの話とかしろよ自分。

今監督のアニメ作品は、いわゆるアニメ絵っぽくない。

「萌え」よりも「物語」を描きたいと言っていた監督は、平沢進経由で精神分析家ユングの影響を受けていた。だから、夢と現実の境目が曖昧になるような作品が多い。そのリアルタッチの絵柄は、リアルとファンタジーをなめらかに繋いでみせるうえで、すごく効果的だった。

あの絵柄が好きだっただけに、今フォロワーがいるのかどうかはせんせいとしては気になるところ。

しかし、一番びっくりしたのは、今監督の公式サイトに書かれていた「さようなら」というメッセージ。ネット上ではかなり話題になったけど、まだ読んでいない人には絶対に読んでもらいたい。そう、絶対にだ。

これは「遺書」、というよりは「遺言状」だ。死を前にした自分の気持ちを書くのが遺書で、残る人への思いやりを記すのが遺言状。そういう意味でね。

実は今監督は、五月の時点でいきなり「余命半年」と宣告されていたんだそうだ。

この宣告を受けてすぐ、今監督は奥さんとともに身辺の

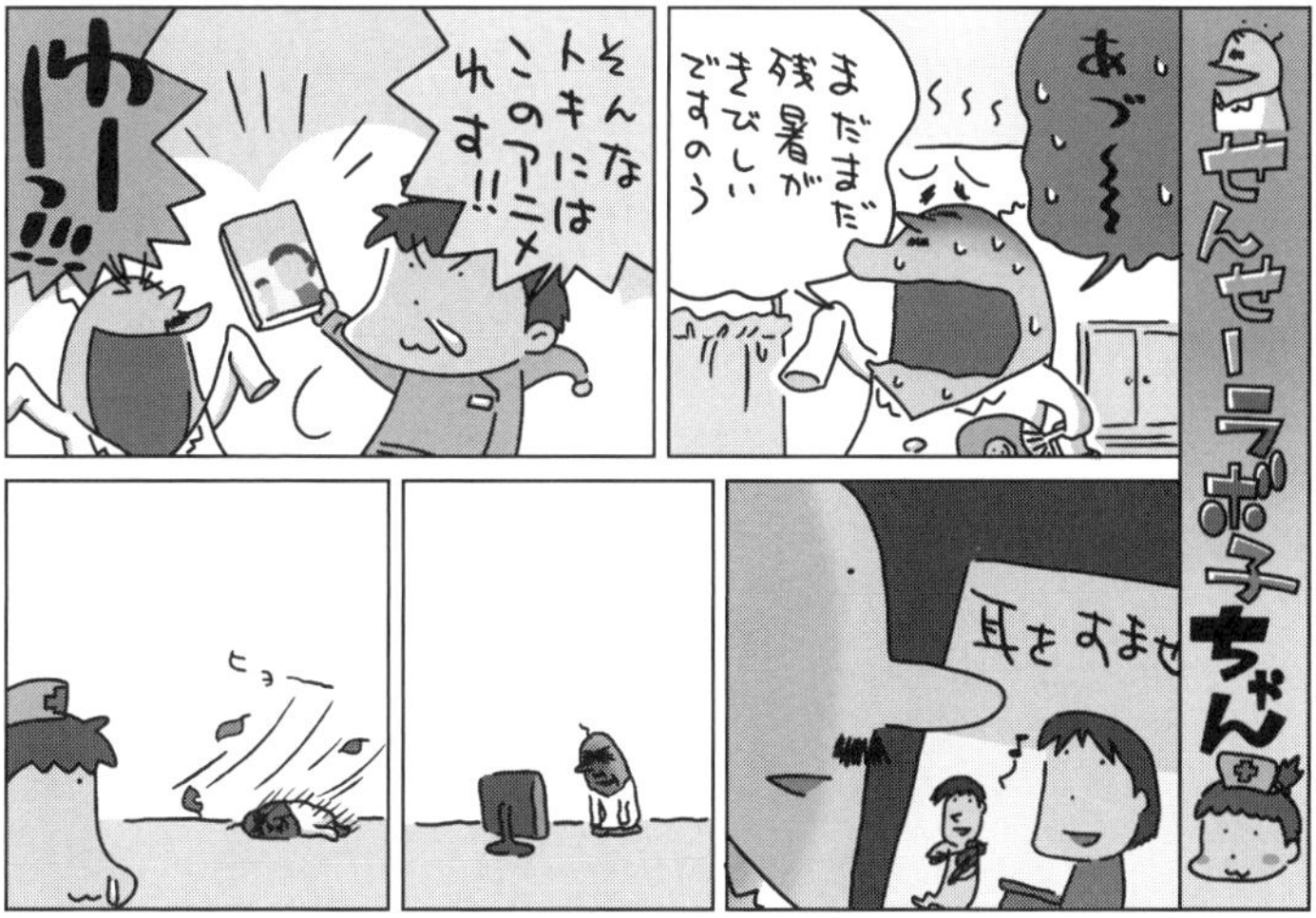
せんせーラボ子ちゃん
あづ〜〜〜
まだまだ残暑がきびしいですのう
そんなトキにはこのアニメれす!!
耳をすませ

整理を始めている。著作権を管理する会社を作り、遺言状を作成し、自宅で死ぬための手はずを整え、お世話になった人に挨拶し……せんせいと同世代なのに、この強さはなんだろう。だんだん自分の死を意識する年になってみると、これはもう「凄い」としか言いようがない。

インタビューした時点で、すでに「生き急いでいる」って印象があったけど、一作ごとに完全燃焼してきたからこその潔さなんだろうなあ。

未完成の『夢みる機械』が本当に楽しみだっただけに、まだこれからだった、とは思う。でもね、別の意味で、作家として完璧な人生だったなとも思えるんだよ。同じように死にたい、という意味じゃ必ずしもないけれど、この「遺言」はお手本にしたい。そう思ったねせんせいは。

今敏監督のご冥福を、心からお祈りします。

二〇一〇年一〇月号

エルシャダイの衝撃

やあ。日本一「萌え」にくわしい精神科医だよ。

いくら日本一くわしくても、おたく業界の森羅万象に通じるなんてありえない。だからせんせいは、何人かの若いおたくの友人から時々ネタをもらっている。先日も、さるニコ厨の友人（カラオケまでアニソンかボカロ）から、とっても活きのいいネタをもらったので、はりきって紹介しよう。

そのネタとは…「エルシャダイ」。東京ゲームショウ二〇一〇に降臨した神のゲーム…。かどうかは知らんが、イグニッション・エンターテイメント・リミテッドから二〇一一年春に発売予定の「El Shaddai - エルシャダイ - ASCENSION OF THE METATRON」（プレイステーション

3／Xbox360用アクションゲーム）だ。

そんな装備で大丈夫か？

このゲームがいま「ニコニコ動画」で大ブレイク中。なにしろ二〇一〇年九月二七日の時点で「エンタ・音楽・スポ」カテゴリのデイリーランキングTOP5のうち「エルシャダイ」関連動画はなんと四タイトルだ！　なんなのこれ。

とにかくMADの数がハンパないんだが、公式トレーラーの人気もすごいな。さっき見たらもう一六〇万再生を超えてるし。

いや実はさ、せんせいこれ最初見たとき、イマイチどこが面白いのかわからなかったんだよね。んで、MAD見たり、またPV見たりしているうちに、なんかこうじわじわ来たんだよ。じわじわ。

んー、なんて言うんだろうなあ。かっこ悪いわけじゃないんだけど、なんか微妙というか。セリフの言い回しが「狙って外しました」感を狙ってみたところ、やっぱり外して一回転して受けちゃった感とか。わかりにくい？

まあ見れば一発だけど、解説を兼ねて「みどころ」を。

チョーンみたいな神秘的な効果音が鳴ってルシフェル登場。短髪のイケメン、穿いているのはEDWINのジーンズ、たぶん〝一番いいやつ〟。

「話をしよう、あれは今から三六万……いや、一万四〇〇〇年前だったか、まぁいい、私にとってはつい昨日の出来事だが、君たちにとっては多分明日の出来事だ」

三五万年ぶんの記憶誤差にいきなり吹く秀逸な出だし。せっかく時間を超越した存在を演出しているのに、もうすでにツッコミ待ちに見えるのはなぜ。日本語のセリフに忠実なリップシンクが見事すぎてすでに腹が痛いが大丈夫か？

昨日はyesterday、明日はtomorrow。そんな感じ。

「彼には七二個の名前があるから、なんて呼べばいいのか」

いや猪木とか「えのっち」とか呼ばれてるから、もう一〇〇通り以上になってるよ！

「確か最初に会ったときは、イーノック」「そう、あいつは最初から言うことを聞かなかった」「私の言うとおりにしておけばな、まぁいい奴だったよ」

　このセリフはけっこう上手いと思う。ゲームの設定とか世界観とか、説明的じゃない感じでしっかり織り込んであるし。

　そしてイーノックの登場です！

ブロンド長髪のイケメ……イケメンっぽい感じの人だ！

この顔の不安定なリアル感も視覚的にツッコミ待ちだ！

なんだそれは。

「そんな装備で大丈夫か」「大丈夫だ、問題ない」

「そんな装備で大丈夫か」「大丈夫だ、問題ない」

　大事なところなんで二回書きました。

で、チンケな鎧を装着して地上？　にカッコ良く降臨したものの、わらわら寄ってくる雑魚キャラどもに、あっという間にボコボコにされる。って、出てくるなり死亡すか？

　そこでさっきのセリフに戻る。「問題ない」じゃねぇ！　と思ってたら、どこからかビッグエコーのかかった超神秘的なウィスパーボイスが……「神は言っている――ここで死ぬ定めではないと――」

　そこでゲームコンティニューですよ。

「イーノック、そんな装備で大丈夫か？」「一番いいのを頼む」

　ここのセリフの流れ、まさに神。かつてこれほどテンプレ欲をそそるセリフ回しがあっただろうか？　こんどコンビニ行ったら使ってみよう。

「容器は大中小いかがいたしますか？」「一番いいのを頼む」

「お箸は2膳でよろしかったでしょうか？」「大丈夫だ、問題ない」

　いまだかつて、こんなイケメンなおでん購入者がいただろうか？　……まあこのくらいなら通報はされないから問題ない！　まあこの後にも「行きなさいあなた達、弟の仇をﾄﾙﾉﾃﾞｽ」のヒトとか、たった数分のＰＶなのにネタの宝庫。なんでこう味わい深いのかなあ。

しかも第二弾のＰＶでは、またえのっちが「大丈夫だ、問題ない」とか言わされてるし。すでに自虐ネタ？　もう何が何だか。

大丈夫だ、問題ない

これほどネタがぎっしりな素材をほっとく手もないわけで。ニコニコ動画には大量のＭＡＤが次々とアップされている。

秀逸なのだけ選んでも書ききれないから、せんせいのお気に入りを二点だけ挙げとこう。まずは「イーノックボンバイエ」。もうタイトルだけでお腹いっぱいだよねコレ。「イーノック！」「大丈夫か！」の掛け合いのノリの良さと来たら。ルシフェルが何回も数を間違えて「私は大丈夫か？」とか言わされてるし。きっちりした展開が見事。最後にはルシフェルの顔が猪木に見えてくる。

あとなんとなく可愛くて好きなのは「はじめてのチュウなんだが大丈夫か？」かな。言わずと知れた『キテレツ大百科』エンディングのＭＡＤ。

とまあ、面白がってたらいくらでも書くことはあるんだが、少しは分析しないとな。

ニコニコ動画を中心に人気が盛り上がったのは、やっぱり二次創作欲をそそるものがあったからだと思うんだが、ここで重要なのが画面から漂うなんともいえないＢＬっぽさ。もちろんそういうＭＡＤも一杯あるし。ルシフェルとイーノックの関係には、いろんな要素がありそうで。

それとね、アクションゲームでこれだけメタ構造が入り組んでるのって、けっこう珍しいんじゃないかな。

まずイーノックの設定なんだけど、どうやらルシフェルはイーノックよりも上位世界にいて、イーノックの装備に協力したり、いろいろコントロールするプレイヤーっぽい立場のようだ。それでいて会話も成り立っている。

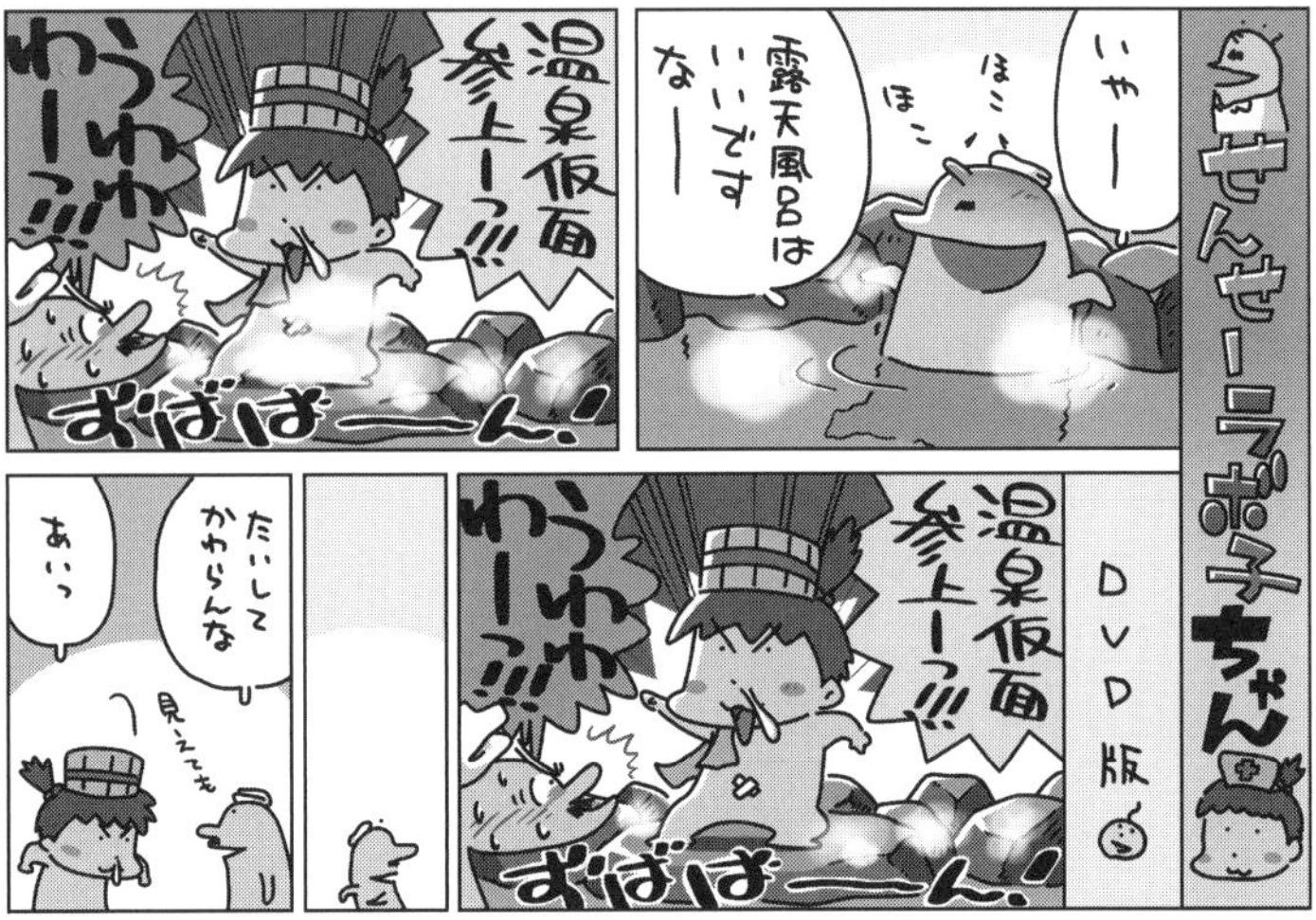
せんせーラボ子ちゃん
いやー
ほこほこ
露天風呂はいいですなーー
温泉仮面参上ーっ!!
うわわーっ!!
ずばばーーん!
DVD版
温泉仮面参上ーっ!!
うわわーっ!!
ずばばーーん!
たいしてかわらんな
あいっ
見えてても

かと思えばルシフェルは、こんなことも言う。「そうだな、次はこれを見ているやつにも付き合ってもらうよ」これってつまり「いいからお前らゲーム買え」って言ってる? ともかく、ルシフェルがゲームのメタ構造をループも含めて解説する役回りなわけで、彼に同一化すると、簡単にプレイヤー視点に立てるってわけ。要するに、構造的にゲーム欲を刺激する仕掛けになっていて、非常に秀逸なPVだ。

ところが、こんなに盛り上がってるのに肝心の「エルシャダイ」は発売前。ハッ! ということは、いままで以上に秀逸なPVがまだ控えてるってことか?

二〇一〇年一一月号

「男の娘」について考えてみた

やあ。日本一「萌え」にくわしい精神科医だよ。

話をしよう。あれは今から三六万年前……いやつい三年前のことだったか、まあいい、「男の娘」というものが話題になった。私にとっては最近知ったことだが、君たちにとってはもうおなじみの出来事だ（↑よほどエルシャダイが気に入った模様）。このコラムでは良くあることだから気にするな。

男の…娘…だと…?

なんだかわからんという奴はいないと思うが、そこはあえて解説しよう。どうみても美少女にしかみえない少年。それが「男の娘」だ。

ネット上などで話題になり出したのが二〇〇九年ごろ。ジェンダーがらみの話題だけに、せんせいもけっこう気にしていたよ。まあウィキペディアによればもっと前からそういう同人誌とかはあったらしいけどね。二〇〇六年九月に開催された即売会「男の娘Ｃｏｓ☆Ｈ」とか。

で、これがメディアとかで流通し始めたのが二〇〇九年、ってわけだ。

なんたって今や「専門誌」があるんだからホンモノだ（何が？）。「オトコノコ倶楽部」（三和出版）とか「わぁい！」（一迅社）とかね。あとＢＳだけどＮＨＫの情報番組で特集（さすが）組まれたり、「男の娘」という言葉が商標登録に出願されたりと、そのマーケットの拡大はいまやとどまるところを知らない。

「男の…娘…だと…?」とか思わず言ってみたいようなこの流れは、なかなか興味深いね。せんせいの世代だと、「男の娘」って聞けばすぐ思い出すのは江口寿史のマンガ『ストップ!! ひばりくん！』(集英社、一九八一年）の主人公「大空ひばり」なんだけど、あれはむしろ女装男子に入るのか。そういえばドSキャラで一世を風靡した（のか?）『まりあ†ほりっく』（メディアファクトリー、二〇〇六年）の鞠也も女装のほうだな、むしろ。

　ちなみに今人気のある作品は、漆原るか「シュタインズ・ゲート」（Ｘｂｏｘ３６０用ゲーム）、水城晶『少年少女』シリーズ（小学館、一九九七年～）、南野のえる『ミントな僕ら』（集英社、一九九七年）、藍川絆『プラナス・ガール』（スクウェア・エニックス、二〇〇九年）、といったあたりだとか。どれも読んでないや。とりあえずやぶうち優せんせいの『少年少女』あたりから読んでみよう。

　それにしてもジャンルがややこしいので、ネットとかでいろいろ調べてみた。大ざっぱに整理すると、こういうことらしい。

【男の娘】というのは、どう見ても貧乳美少女にしかみえない美少年で、性格は基本的にマゾ、作品中ではよく服を脱

がされるのが特徴。う～ん、やっぱり『ひばりくん』は女装だよなあ。

【女装】は文字どおり、男が女の服を着ること。美しさはあんまり関係ないらしい。女装にみえればＯＫとか。でも『ひばりくん』が女装なら、『らんま』とか『鉄腕バーディー』とかの立場は？　あれも一種の女装？

【ふたなり】はくわしいよ、だってぽ～じゅさんが知り合いだもの。せんせいの専門だ！　いやな専門だな！　体は女性で、それもけっこう巨乳系で、でも男女両方の性器が付いている。わりとあれだ、巨乳マッチョみたいなたくましいヒトが多い気が。

【ショタ】は『鉄人28号』の金田正太郎が……って、そんな説明はもういいか。むかしはショタコンって言った。ロリコンの対義語らしいけど本当かな？　もともとはおたく女性が愛でる対象だったけど、だんだんおたく男子も参入して、今は作家も読者も半々くらい？

【ボーイッシュ】は文字どおり少年っぽい少女。でも短髪な

らいいってものではないらしい。巨乳でもOKかどうかとか、真摯な議論が交わされているとか。それはそれで、いやな議論だな。

【ボクっ娘】これはキャラ分類と言うよりは萌え要素に近いのかな。でもボクっ娘がボーイッシュとは限らなくて、フェミニンな娘が「ボク」とか言う、そこがいい！　という主張も根強い。

「性」と「ギャップ」

さてそんな「男の娘」大人気という現状なワケだが、『戦闘美少女の精神分析』の著者としては、実はそんなに驚かない。

別にゲイが増えたってワケじゃない。そもそも萌えの基本文法は「ギャップ」でしょ。ツンデレが一番わかりやすいけど、見かけと内面のギャップをうまく造り込めば、それはもう自由自在に夢のような萌えを誘導できるというもの。

戦闘美少女にしたって、か弱い美少女が鎧ビキニと重火器で武装して闘うっていうギャップにリアリティがあった。このリアリティって実は特殊でね、要するにマンガやアニメの世界において、はじめてリアルになるようなキャラ、それが戦闘美少女なんだよね。言い換えるなら、虚構の世界以外では生き延びられないのが彼女たちなんだ。

それと、もう一点言っておくなら、こういう「ギャップ」にはいろんなものがあるけど、やっぱり「性」に関するものが最強、ってこと。タカラヅカ人気なんて、そういう要素抜きには考えられないし、歌舞伎の女形にも、独特としか言いようがない色気があるよね。どうもフィクションの中の性って、そういう不安定な要素があったほうが、逆にリアルになるみたい。

精神分析の世界では、フェミニンでしかもペニス持ちっていうのは、もう最強。万能の存在の象徴だね。こういうイメージを「ペニスを持った母親」と呼んだりする。で、人々はそういう存在が大好きだ。だから三次元にもそういうヒトがいるよ。美輪明宏サンとかね。まあマツコ・デラックスでもいいんだけどさ。

で、せんせいは賢明にも、戦闘美少女のことを「ペニスを持った母親」ならぬ「少女」、という意味で「ファリック・ガール」と呼んだ。九〇年代半ばまでは、オタク状況をそれで語ることができたんだ。いやあホントに、あの本はあのタイミングで出せて良かったわ。今は性のギャップ一つ取っても、複雑すぎてもう語れないよ…。

でもね、こんな一〇年前の本でもアメリカ人にとってはまだインパクトあるみたいで。来年『戦闘美少女～』が英語に翻訳されるんだけど、向こうの学者サンにはけっこう刺激的な内容みたい。

まあ日本は、サブカルチャーにおける性表現に関しては圧倒的な先進国ですから。だって、アメリカ人に「男の娘」が好きとか言ってみろ。反応がぜんぜん変わるぞ！　そういう〝遅れた〟人々なんだからさ。せんせいが優しく導い

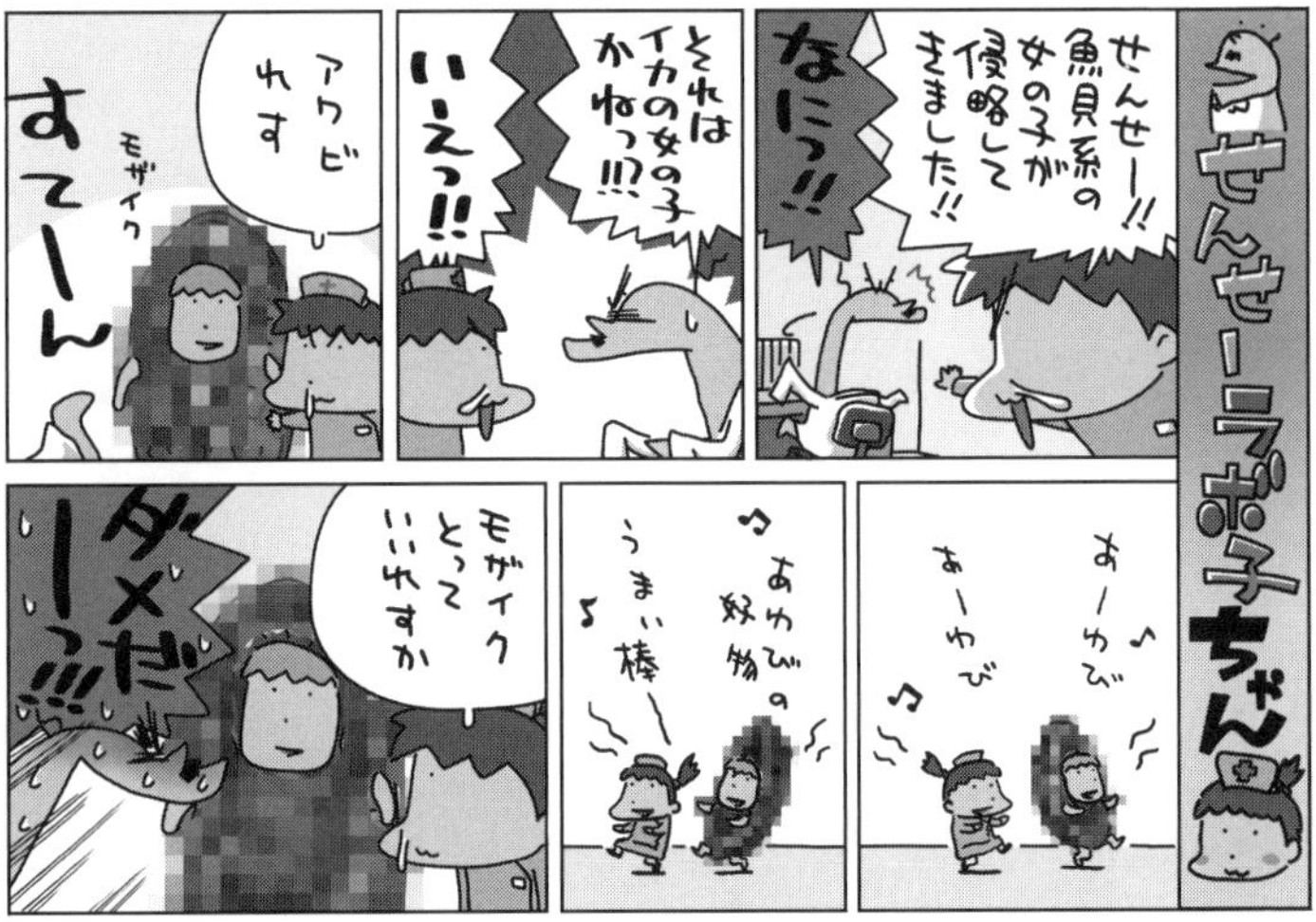
せんせーラボ子ちゃん
せんせー!!
魚貝系の女の子が侵略してきました!!
なにっ!!
それはイカの女の子かねっ!?
いえっ!!
アワビれす
モザイク
すてーん
あーわび
あーわび
あわびの好物
うまい棒ー
モザイクとっていいれすか
ダメだーっ!!!

てあげないと……。

あと、ちょっと面白いと思ったのは、【ショタ】を除けば、ここに挙げた例っておおむね男性の萌え対象だってこと。おたく女性はホラ、「関係萌え」が主体だから、あんまりキャラのギャップとかをいじりたいって欲望が少ないのかも。おそらく女性視点からはせいぜい「男装」萌えくらいかなあ。

それとここまでくれば、次は「ボーイッシュな男の娘だ！」なんて意見もあるようだけど、たぶんムリだろうな。ギャップのリアリティって言うのは、せいぜい二段階まで。だから「ボーイッシュな男の娘」はたぶん、「ボーイッシュな娘」と同じことになると思う。まあ性が基本二つしかないっていうのは、たぶんそういうことなんだろうなあ。

二〇一〇年一二月号

Chapter.11 2011

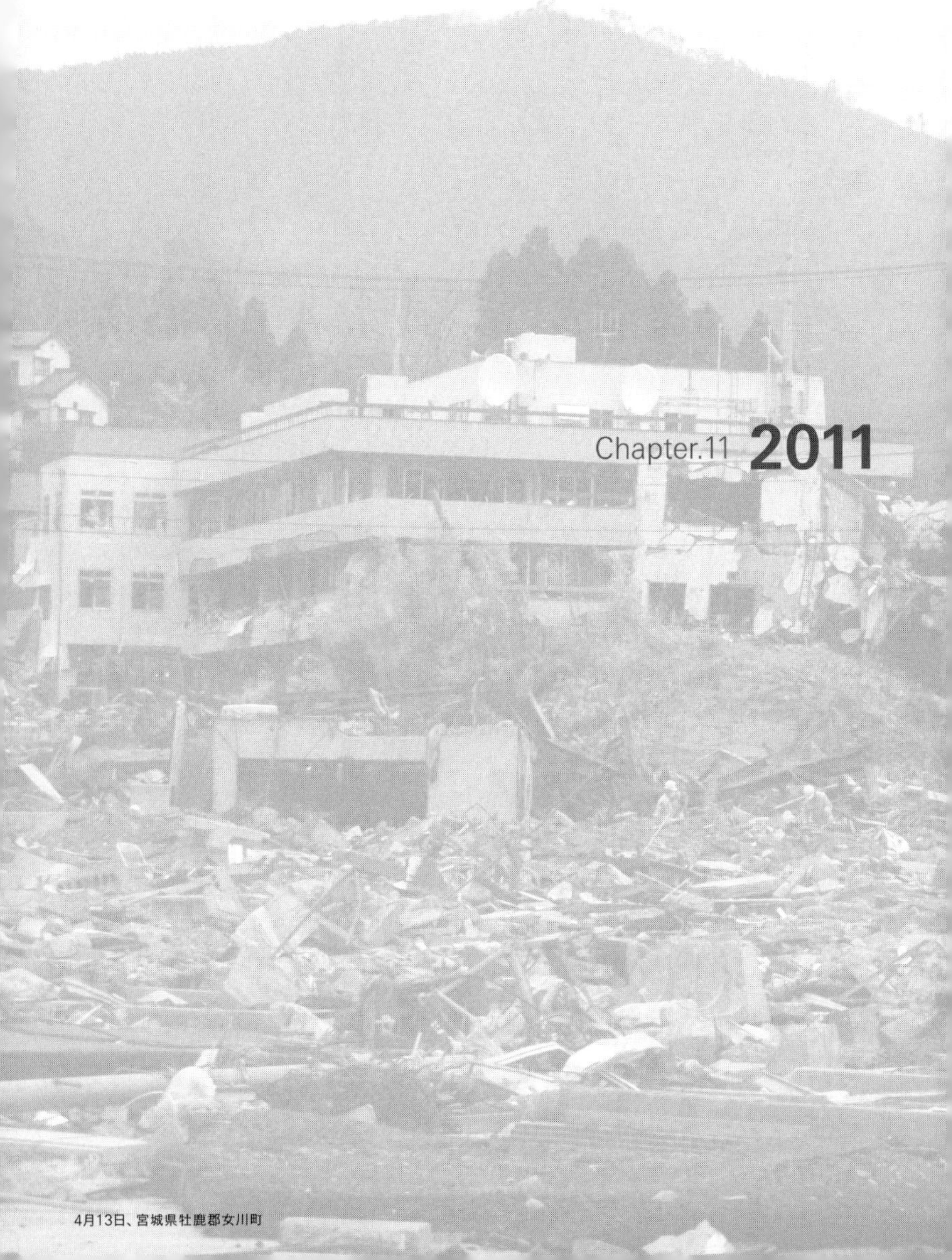

4月13日、宮城県牡鹿郡女川町

アートと都条例について

やあ。日本一「萌え」にくわしい精神科医だよ。

新年なのに年の瀬の話題でスマンが、ついこのあいだの一二月二一日、みんなが大好きで大嫌いなアーチストの村上隆サンとイベントをしてきたよ！　ニコ生でも放送されたから、まだ見られるかも（「村上隆の芸術闘争論４　村上隆は、何と闘っているのか?」二〇一〇年一二月二一日公開）［★1］。

知ってる人は知ってるとおり、せんせいは昔から村上サンのファンで、この対談も楽しみにしていた。最新刊の『芸術闘争論』（幻冬舎、二〇一〇年）も、ナイスでグレートな本だからみな読むがいい！　なんでもこの本は、村上サンがツイッターにはまって毎日呟いていたらいろんなアイディアが出てきてまとまったんだそうだ。

せんせいは諸般の事情からツイッターができないので、「ふんあんなリア充メディアさっさと滅びるがいい」とか思ってたんだが、この話を聞いてさっそく「そんなに滅びなくてもいいや」と考え直したよ！（**【註】**ツイッターには震災後から参入して、いまはどっぷりハマってます。二〇一五年九月現在）

スーパーフラットな恩返し

そんな話はいいとして、実はせんせい的にはどうしても、村上サンに直接確認しておきたいことがあったんだ。そう、『サマーウォーズ』の件ね。

あの中にさ、仮想世界の「OZ」って出てくるじゃない。あのデザイン、いちおうクレジットは「上條安里」サンとなってるけど、あれはどう考えても、村上サン、というか「カイカイキキ」の影響受けまくってるよね。この件はせんせいも、いろんな業界関係者に聞きまくったから間違いない。

　でも細田守サンの描く仮想世界って、旧作『デジモンアドベンチャー』の当時からあんな感じだったよ、って意見もある。で、せんせいも一応見てみたよ『デジモン』。うーん、確かに仮想空間を白い球体イメージで捉えるのはそうなんだけど、せんせいが言いたいのはそっちじゃなくて、OZに出てくるアバターやOZ中心部なんかのデザインね。みんなフラットなキャラで、それが重ね合わせられることで、一種レイヤー的な奥行き感を出している。

　これってスーパーフラットそのものじゃん。だから思い切って聞いてみたよ。「あれカイカイキキですよね?」って。そしたら、ちょっと口ごもってたけど、最終的には認めてくれた！　あの村上サンがだよ！　でも村上サンは一貫して謙虚だから、そういう評価は死後なされればいい、というスタンスみたい。いやあ漢だなあ。

　キミたち、どうでもいいと思ってるかも知らんけど、これはけっこう画期的なことなのよ。

　村上サンは、いままでさんざん叩かれまくってきた。なんでかって？　オタク文化をパクって西欧アート業界に売り込みをかけ、自分では作品を作らずに弟子をこき使って儲けまくってる、って〝誤解〟がまかり通ってるから。

　いろんな批判を見てきたけど、言ってることはみんな同じ。それも町山智浩サンとか大塚英志サンとか、けっこう名のあるヒトたちまでそんなことを言う。「どうせ儲けた金は酒や女に使うんだろう」とか「(あんなニセモノは)オレが潰してやる」とかみたいに。

　で、せんせいは一貫して村上ファンを自称してきたから、よく一緒に叩かれた。でもせんせいにはそういう批判が誤解だって分かってたし、村上作品の歴史的価値については確信していたから、別に平気だったけどね。

　せんせいなりに村上サンの功績を簡単に説明するなら、アートに〝キャラクター〟を全面的に導入した、という一点につきるかな。もちろんその手法自体は村上サンのオリジナルじゃないけれど、「スーパーフラット」というコンセプトのもとで、確信犯的に全面展開したのは、これはもうはっきりと村上サンの功績だ。それだけは確定的に明らか。

それに加えて『サマーウォーズ』っていう、最近ではいちばん話題になったアニメ作品に影響を与えたってことは、これはもう立派な「恩返し」でしょ。オタク文化のエッセンスをアートの文脈に移し替えて、その作品が今度はオタク文化に影響を及ぼす。ここまでやってくれれば、もうこれ以上「ニセおたく」呼ばわりはしなくてもいいんじゃないかな。

でもせんせい、楽屋でちょっと雑談してて、なんで村上サンが「本物」になれなかったのかが分かった気がした。村上サンはせんせいと同じで、まったくロリ属性がないんだよね。だからコアなおたくには見えなかったのかもしれないなあ。

萌えとロリの関係って、結構根が深いのかも……。

で、ロリと言えば。この対談でもちょっと触れたし、今出ている『思想地図β』(コンテクスチュアズ、二〇一〇年)って本でも話題になってるんだけど、例の都条例の問題ね。あのホラ、青少年が健全に育っちゃうやつ。結局今回は都議会民主党も規制に賛成する側に回ってしまい、可決されてしまったんだが。

都条例の活用法

この件についてはせんせいの態度は一貫している。表現と欲望の規制は常に最小限であるべきだ。ただし実写ものの児童ポルノ関係は被害者がいる以上容認できないし、全面的に規制でOK。本物のペド、つまり小さい子どもに「そういうこと」をしちゃった連中が厳罰を受けても少しも同情なんかしない。

でも「月刊COMIC LO」とかも含めて二次元のロリ表現については、せんせいはかなり寛大なんだ。表現の自由ってこともあるけど、本物のペドの人たちがやらかしちやわないように予防するって意味からもね。

じゃあ、条例が可決されて絶望した！……かというと、……この流れはもう仕方ないかな、という思いも、実はないわけじゃない。

たしかに児童ポルノが青少年に悪影響を及ぼすという理屈に科学的な根拠はない。ただ、この件に関しては、実は国際的にも「科学的根拠」なんか無視して規制されまくっているのが現実だ。だんだん外圧も強くなるだろう。

ところでみんな、刑法第一七五条って知ってる？「わいせつな文書、図画その他の物を頒布し、販売し、又は公然と陳列した者」を罰する法律ね。実はこの法律、何がわいせつかも定義されてないし、なぜわいせつがいけないかも説明されてない。

そんな法律が、明治時代からほとんど改正もされずに残っている。昔はそれで小説が発禁になったりしてたけど、最近はヘアの表現とかを見ても、この法律の使われ方が、どんどん緩やかになってきているのが分かる。

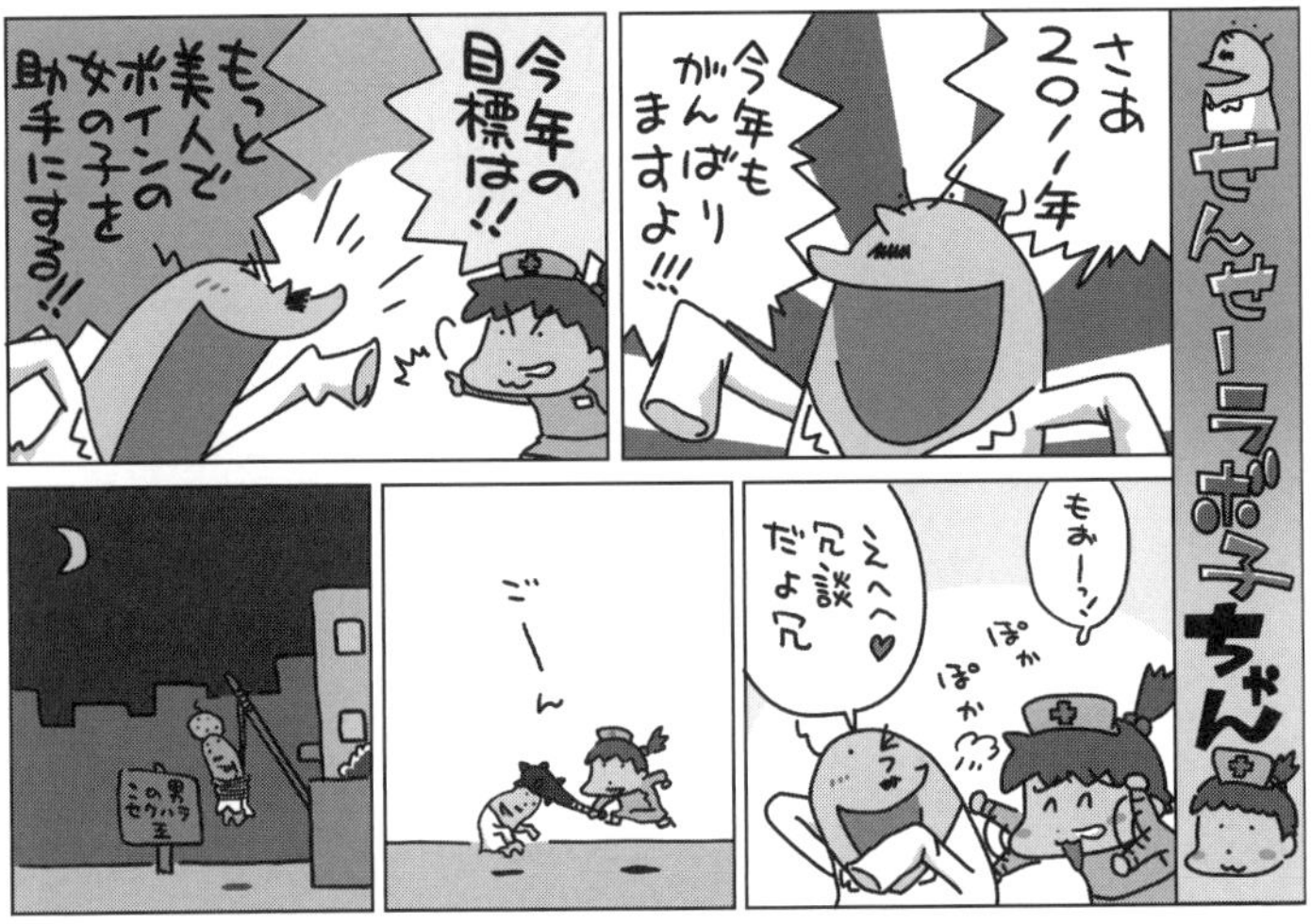
せんせーラボ子ちゃん
さあ 20//年
今年もがんばりますよ!!!
今年の目標は!!
もっと美人でボインの女の子を助手にする!!
もぉーっ!
ぽか ぽか
えへへ♥ 冗談だよ冗
ごーーん
この男 セクハラ王

だから、こんな事態になった以上、逆に考えるんだ。この条例は、むしろ海外からの「ロリコン爆発しろ」的な外圧をはねのける盾になる。ロリ天国に見える日本だって、ちゃんとゾーニングはやってますよ、とね。

その上で、実際に条例がどう運用されるかについては、しっかり監視を続けていこう。九〇年代のヘア解禁だって、篠山紀信サンとかが頑張ってなし崩しに実現していったんだ。表現者のがんばり一つで、規制の境界線はいくらでも変えられる。少なくとも、せんせいはそこに希望を持っている。

★1 http://www.nicovideo.jp/watch/sm13219053

二〇一一年二月号

国境を越えるキャラ

やあ。日本一「萌え」にくわしい精神科医だよ。

実はこないだ、かなりひさびさに韓国に行ってきた。前に行った時から七年ぶりくらいになるかなあ。何しに行ったかと言えば、これがまた国際交流基金の企画で〈文化社会学的漫画読解〉というシンポジウム。日本からは伊藤剛サンとせんせい、韓国側はマンガ（マンファ）にくわしい朝鮮日報経済部記者のチェ・フップ氏。これ、去年の夏に水戸芸術館でやったマンガ展の出張版だ。けっこう人気あるみたいで、会場は学生でいっぱいだったな。

伊藤サンはマンガ表現論という立場から、マンガの「まなざし」について話してた。特に「同一化技法・モンタージュ型」がキャラの「内面」を描く手法だってことで、みんな大好きな『よつばと!』を分析したりとか。

ある時点まで、よつばは「見られる」だけの存在だったのに、第四巻の「よつばとつくつくほうし」以降は、よつばの「見た」風景が描かれるようになる。

つまりよつばが「内面」を持つのですな。だからこのマンガは、よつばが「内面」を持つことで人間になり、「無敵」ではなくなっていく過程を描いている、と。そんな切ない話だったとは!

チェ・フップさんの発表も面白かったよ。今でこそ韓国はカン・ドハとかホ・ヨンマンみたいな著名作家を輩出してるけど、七〇年代くらいまでは日本のマンガのまんまコピーみたいな作品が多かった。

しかも表現規制が厳しいもんだから、ストーリーが変わってしまう。韓国版『あしたのジョー』なんか凄いよ。ちばてつやそっくりの絵で、最後にジョーみたいなヒトがホセ・メンドーサみたいなヒトに勝っちゃう。おい! 灰は? まっ白な灰はどうした?


何でこうなるかと言えば、当時の韓国では、主人公が負けたり死んだりしてはいけないっていう表現上の決まりがあって、それをきっちり守った結果がこれだよ! 著作権は無視なのに規制は遵守かよ……なんというカオス。このあたり、もっといろいろ突っ込んで聞きたかったけど、どうしても次の日の診療が休めなくて、宴会にも出ずに日帰り最終便で羽田に帰ってきたせんせいは負け組。

キャラの究極の定義

おっと、せんせいがどんな話をしたかがまだだったな。

実は来月、せんせいはキャラクターについての本を出版する予定なんだ。タイトルはまだ未定なんだけど「キャラクター原論」みたいな内容。韓国で話してきたのは、そのさわりの部分ね。

何でいまどきキャラ本? って思った? まあこの手の本って最近たくさん出たからなあ。ちょっと前には、伊藤剛サンの名著『テヅカ・イズ・デッド　ひらかれたマンガ表現論へ』（NTT出版、二〇〇五年）があるし、最近では小田切博サンの『キャラクターとは何か』（筑摩書房、二〇一〇年）や暮沢《くれさわ》剛巳《たけみ》サンの『キャラクター文化入門』（NTT出版、二〇一〇年）も出たばかりだ。東浩紀サンの『動物化するポストモダン』（講談社、二〇〇一年）にしても、基本はキャラについての本だしね。いまさら何で？　って言われそう。

　しかし、キミたちは「後出しジャンケン」のうま味を知るまい。論点が出そろったところでいいところを総取りするのがモノカキの醍醐味なのだよデュフフ。

　ちょっとだけさわりを話しておくと、せんせいは「キャラ」の究極の定義を「発見」しちゃったんだよね（ドヤ顔）。もう究極過ぎてどうしたもんだろうなあコレ。昨日も校正で二時間しか寝てないし。

　あれ、ちょっとイラっとした？　じゃあもったいぶらずに話しておこうかな。「キャラとは『同一性』である」。まだあるよ。「『同一性』の起源はキャラである」。えーと、なんだかわからない？

　つまりさ、ある物体Aが存在するとしよう。もしキミが、二つ以上の違う場面、違う空間、違う時間、つまり違う世界において「A＝A」と認識できたら、それはもう「キャラ」なんだ。これで決まり。これをせんせいは「多世界同一性」と名付けた。これでノーベルまんが賞間違いなし。もしあればな！

　で、重要なのは「何が同一性を保証するか？」ってこと。キャラの同一性ってのは結構いいかげんでさ、「初音ミク」＝「はちゅねミク」＝「弱音ハク」＝「ソワカちゃん」みたいな感じでゆる〜くつながってる。図像としてはけっこう違うけど、ここで同一性を支えているのは「初音ミク」っていう名前だ。名前が肝心。

　キャラを作るとき、名前から作るって人がけっこういる。ライトノベル作家の雄、西尾維新サンなんかもそのひとり。名前からキャラを作るって、要するに名前の擬人化だ。せんせいはキャラの多くがこの「名前の擬人化」の産物じゃないかと考えている。

日本鬼子の萌え擬人化

でも萌え擬人化って、しょせんは毒にも薬にもならないネタ遊びでしょ？　って意見もあるだろう。でもね、ちょっと前に起きたアノ事件は、擬人化の新しい可能性を垣間見せてくれた。「日本鬼子《ひのもとおにこ》」がそれ。知らない人向けに解説すると、これは中国語のスラングで、日本人に対する侮蔑語「日本鬼子《リーベングイズ》」を萌え擬人化したものだ。

これ実は大昔からあった言葉なんだけどさ、去年ほら尖閣諸島で中国漁船アタック&船長逮捕事件で中国で反日デモが起きたとき、ニュースとかで一気に広まったってわけ。

で、ある「2ちゃんねる」住民が、この言葉にまったく別の意味を「上書き」してしまおうと考えたんだな。なんたって「日本鬼子」って、字面だけだとツンデレ美少女に見えなくもない。おおよその目安となる公式デザイン（色白で長い黒髪、二本の角、般若の面とかね）が決まるや、プロのマンガ家なんかも加わって、とんでもない数の「日本鬼子」キャラが掲示板に投稿された。もちろんまとめサイトもある。

中国側の反応が一部紹介されていたので引用してみよう（ブログ『『日中文化交流』と書いてオタ活動と読む』より）［★1］。「こっちは罵声を送っていたはずなのに返ってきたのは萌えキャラ……なんかもう、無力感に苛まされる……」「やべぇ……日本はやっぱりやべぇ国だよ。ちょっと負けを認めるべきなのかもしれない。あ、基本は黒髪ロングでお願いします。」「みんな待つんだ！　安易に萌えるんじゃない！　今の流行からして、実は男の娘だという罠がしこまれているかもしれないんだぞ!!」

いやあオタクの気持ちって実は国境を越えてるね！　このキャラの政治利用は禁止みたいだけど、ブンカジンとしてのせんせいはちょっと思ったね。なんだ、日本には〝九

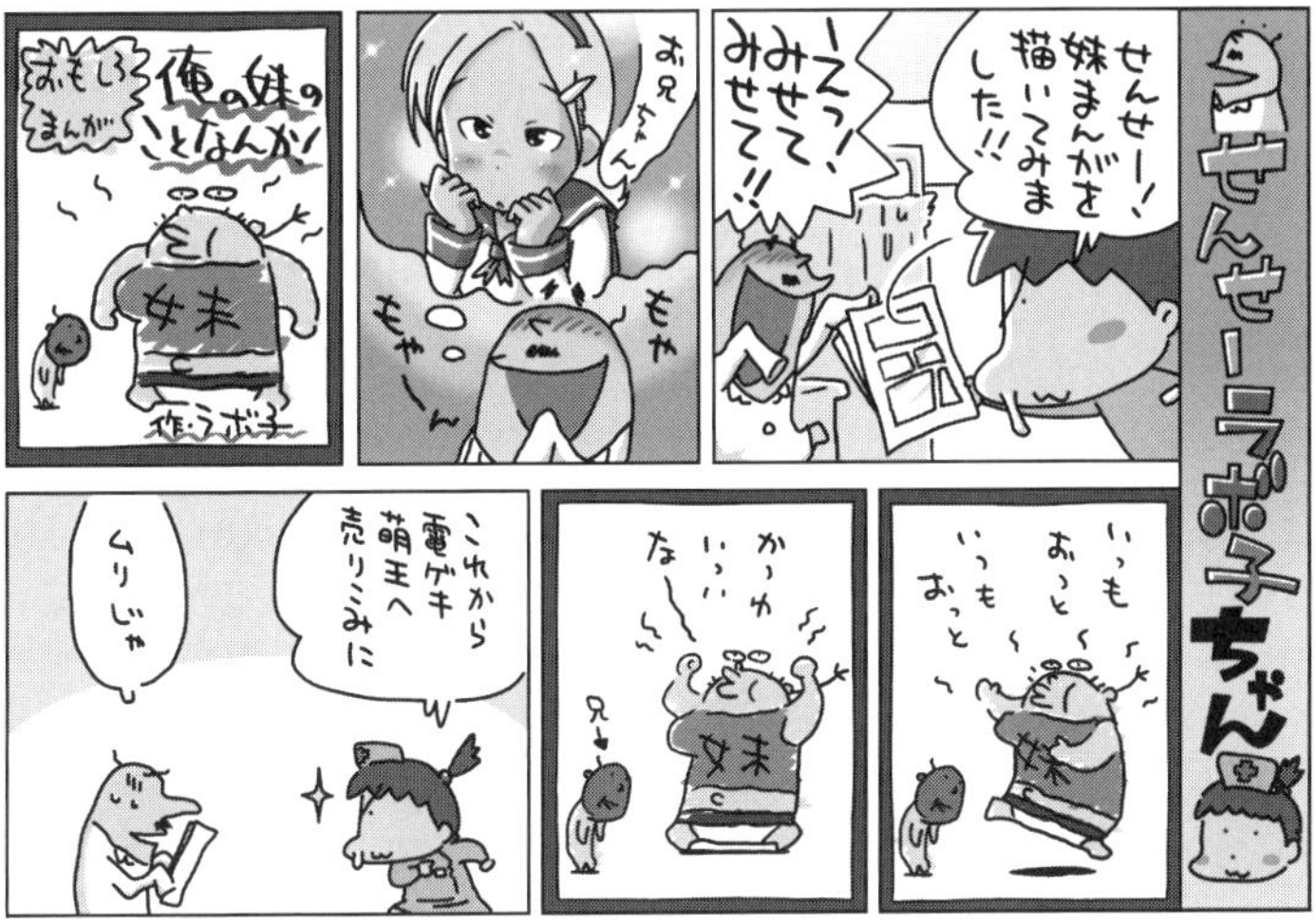
せんせーラボ子ちゃん
せんせー！妹まんがを描いてみました!!
えっ！みせてみせて!!
お兄ちゃん
もやもや～ん
おもしろまんが
俺の妹のことなんか！
作・ラボ子
いっもおっと～いつもおっと～
かっかいっいな～
兄
これから電ゲキ萌王へ売りこみに
ムリじゃ

条〃以外にも平和交渉の手段があるじゃん、ってさ。

まあそれはともかく、近年まれにみる爽やかな事件であったことは間違いない。そして、そんなキャラのひみつを知りたいキミは、ぜひせんせいの本も読んでくれ！

★1 http://blog.livedoor.jp/kashikou/archives/5193329.html

二〇一一年三月号

「3・11」後のオタク文化

やあ、日本一「萌え」にくわしい精神科医だよ。

……でもそれが何になる！

いやスマン、今回はちょっとね、せんせいも軽く被災モードなもんだから。

あの日せんせいは、いつものように診察中だった。急に揺れ出したんでびっくりしたけど、どうせすぐやむさと思ってたら、揺れはますます大きくなって、ついには本棚から物が落下しはじめた。

患者さんが本の下敷きになっちゃシャレになんないから窓側に待避させて、そのままずっと棒立ち。すぐドア開けるとかしろよ自分！　と、今なら言える。どんどん揺れがひどくなって、これは本棚ごと逝くかなと観念し始めたら、ようやくおさまった。

こういう場合、みんなはどうする？　そう、まずはテレビだね。でも診察室にテレビはない。しょうがないからツイッター。「9・11」のときせんせいは真っ先に2ちゃんねるを見に行ったような人間だが、リアルタイムなメディアとしては掲示板より使い勝手がいいからね。テレビの情報も入ってくるし。どうやら宮城県沖が震源地らしい。

ＮＨＫやＵＳＴＲＥＡＭに公式チャンネルを開設してるってんで、接続してみて息を呑んだよ。画面には今まさに名取市をおそう真っ黒い津波の空撮映像。なんだこれ。あまりのことにぜんぜん現実感が追いつかない。

津波ってのはつくづく恐ろしいね。せんせいがむかし潮干狩りをした気仙沼も、遠足に行った陸前高田も、海水浴を楽しんだ宮古の海も、みんな消えてしまった。もう映画のＣＧ津波なんて観れないよ、ちゃち過ぎて。あれただのでっかいサーフィンの波じゃん。本物の津波は海の大洪水みたいなもんなんだね。

ところで、みんな知らないだろうけど、せんせいの実家は岩手県だ。すぐ電話したけどもちろん通じない（一週間後に通じて無事だった）。不安なまま仕事を終えて、深夜クルマで家路についたけど、ひどい渋滞。でもせんせいはまだ恵まれてた。真夜中の歩道には帰宅難民の人たちの行列がえんえんえんと。

せんせいの水戸の自宅も、屋根瓦がはがれたり壁にひびが入ったり家具が倒れたりで結構ひどかった。インフラも全部止まってるから、庭にキャンプ用品を出してセルフ炊き出し。そこへもってきて、今度は福島第一原発のあの騒ぎだ。

これについてはせんせい、ひとこと言っておきたいね。どう考えてもみんな騒ぎすぎ、あわてすぎ。あのさ、なんでチェルノブイリと比べるの？　臨界で制御不能になって炉心融解が起きたあの事故と？　爆発で放射性物質そのものがヨーロッパ全土に飛び散って三〇〇〇人以上が即死、事故関係者のうち五万人以上がすでに亡くなっているあの事故と？　まだ福島の現場じゃ、生身の人間が一生懸命作業してますけど？

それにつけても腹が立つのは欧米メディアの記者連中。なにさっさと逃げてんだ？　お前らの国がいままで何回、大気圏内で核実験を繰り返したと思ってる？　特にフランスのカエルどもは、自分とこの国が全世界の反対を押し切って、一九九六年にムルロア環礁でやったことを忘れたのか？　そんな怖がるんなら、核兵器なんか全部捨てちまえよ。いや募金とか空母のご支援には感謝してますけどね。

まあでもこれで日本の原発は完全に終わったな。でもしょうがないね、自業自得。

いやせんせいもわかってるよ。自前のエネルギーがない日本が、他国に依存しないですむ原子力を捨てられないって理屈はね。でももう無理。これから一体、どこの自治体が原発を引き受けるの？「今の技術なら安全」だって説明したところで、だれがあの「東電」に耳を貸すの？　原発推進派の政治家に誰が投票する？

もうね、効率とか合理性を完全に超えたところで、「原発」は巨大なトラウマになってしまった。こうなると人間は、理屈よりも感情で動く。エリートほど忘れちゃいがちだけどね。

「リアル」が変わる？

ところで、せんせいはこの三月に、二冊の本を出した。ひとつは『「社会的うつ病」の治し方』（新潮社）、もうひとつは『キャラクター精神分析』（筑摩書房）。どっちもがんばって書いたけど、もう売れゆきがぜんぜん違う。笑っちゃうほどに。え？　もちろん「うつ病」本のほうが売れてるんだよ。

やっぱり大きな災害の後って、フィクションとか批評とか思想みたいな本は読まれなくなるねえ。しょうがないけど。

ある精神科医は、これを「リアル病」って呼んでたよ。

その人は阪神・淡路大震災で被災したんだけど、そのあと思想とか人文系の本がバカバカしくて読めなくなったんだって。まあ、一時的な状態だったらしいけどね。

ただ、震災以降、いろんな意味でカルチャーは変化するよね。関東大震災の後に、「新感覚派」と「プロレタリア文学」っていう、文学の新しい流れが出てきたみたいに。

せんせいはちょっと前に調べたことがあるんだけど、阪神・淡路大震災で被災した作家に、清涼院流水サンと谷川流サンがいる。震災後、清涼院サンは『コズミック　世紀末探偵神話』（講談社、一九九六年）で一二〇〇個の密室殺人を書き、谷川サンは言わずと知れた『涼宮ハルヒの憂鬱』で閉鎖空間を書いた。

このあたりからだよ、セカイ系ブームとか、多重世界の設定が急に増えたのは。震災は、ぼくたちのリアリティのあり方も大きく変えてしまう。『魔法少女まどか☆マギカ』（ＭＢＳ系列）の放映中止を嘆いている場合じゃないかもよ。

あと半年くらいは、ファンタジー系とかＳＦは軒並みダメ

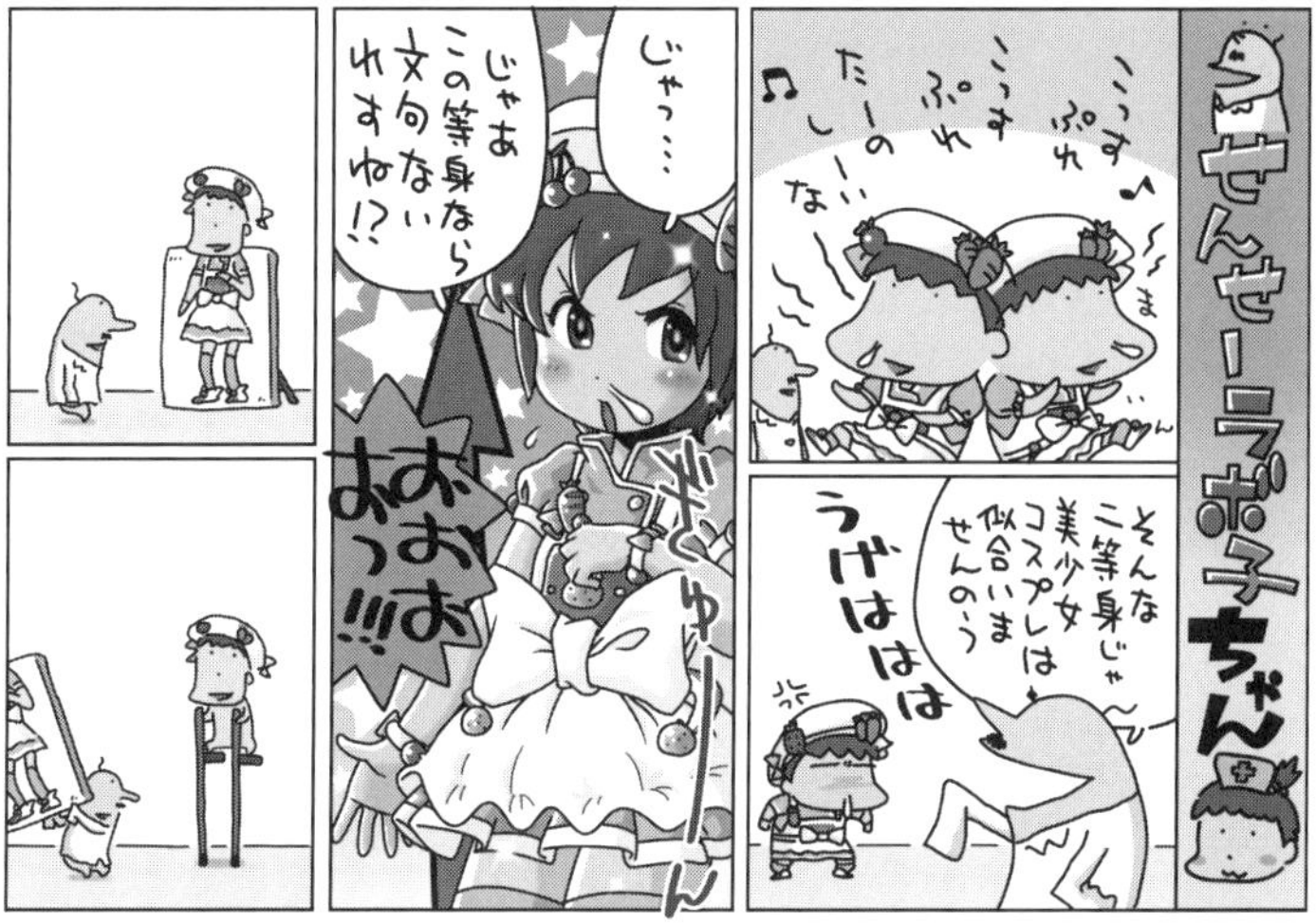
せんせーラボ子ちゃん
こうすぷれ♪ こうすぷれ たーのしーいな～♪
～ま
そんな二等身じゃ美少女コスプレは似合いませんのう
うげははは
じゃっ……
じゃあこの等身なら文句ないれすね!?
ぎゅーーーん
おおおおお!!!

かも。

でも、たぶん新しいリアルはその後にやってくる。だから最後は動画サイトで人気の、あのご老人の言葉で締めくくろう。

「また再建しましょう」

（※次回からは通常モードに戻ります）

二〇一一年五月号

まどか☆マギカの衝撃

やあ。日本一「萌え」にくわしい精神科医だよ。

ようやく震災から二ヶ月が過ぎて少なくとも東北以外では「日常」が戻りつつあるね。オタク文化とかどうなっちゃうのとか言われてたわけだけど、『涼宮ハルヒの驚愕』（角川書店）が予約だけで五一万部とかいったらしいし、相変わらずというか、むしろ勢いづいているのかな？　なにしろせんせいの考えじゃ、ラノベっていうのははっきり「阪神・淡路大震災後の文学」ってことになるしね。

さて、震災で放送が延期されてた『魔法少女まどか☆マギカ』の最終話が、四月二一日深夜に連続で放映されたね。あの時間帯で視聴率が二・三％だったって結構すごいよな。きっとしばらくアニメとかから遠ざかってたヒトたちも観てたのかもね。なんたってせんせいも、ひさびさに〝テレビ画面で〟アニメとか観たわけだし。

でも、なんで観ちゃったんだろうなあ？　話題になってたから？　うん、そりゃそうだ。でもそれだけなら、たぶんせんせいは観なかったね。どうもせんせいの言う「戦闘美少女モノ」のエッセンスが詰まった作品らしい、って噂をしょっちゅう聞いたせいが大きいかな。

いやでも、なかなか興味深い作品だったことは確か。っていうかさ、これはあれだ、セカイ系を超えたセカイ系という点では、せんせいの中で前に伊藤剛サンとの対談で出た『惑星のさみだれ』（少年画報社、二〇〇五年）と並ぶ作品と言えるくらい。いやそこ、「ええ〜〜」とか「森永卓郎でも失笑するレベル」とか言うな。あれも結構名作なんだから。

たぶん『エヴァ』ほどのエポックにはなり得ないだろうけど、あれは庵野サンが最近のインタビューでも語っているように、作者が作品の奴隷になってできた症状みたいな作品だから別格だ。ああいう作品は普通、一生に一つくらいしかつくれない。それに比べれば『マギカ』はきっちり造りこまれてて、風呂敷のたたみ方もお見事。

でも状況的にはホント、『エヴァ』と比較される作品になると思うよ。どっちも震災の年に放映されてるし、ちょっと社会現象っぽい扱いもあったし（まさか読売新聞に一面広告が打たれるとはね！）。

あと、魔法少女になるかどうか終盤まで迷い続けるまどかの葛藤は、エヴァに乗るかどうかで悩むシンジに重なるし。でもなんといっても一番の共通点は、「中二病パワー」だね。……また〝何言ってんすかセンセイ〟みたいな顔しているな？

でもさ、エヴァの最大のエネルギーは源はなんだった？　電力？　いやまあそれもあったけどさ、『エヴァンゲリヲン新劇場版：破』（二〇〇九年）のラスト、内部電源が切れた初号機がなんで再起動したか思い出してみよう。そう、使徒のコアからレイを救い出したいというシンジの熱き思いだよ。思春期を迎えたばかりの男子が発揮する「思い込み」の力、それが「中二病パワー」ってわけだ。

じゃあ『マギカ』で大人気になったマスコットキャラ、「キュゥべえ」先生の目論見はなんだったか。思春期の少女たちの感情エネルギーを利用して熱力学第二法則に抵抗し、宇宙の寿命を延ばすことだったよね。そう、これもまた「中二病パワー」なんだよね。やっぱあれだ、思春期心性はオタクの基本、ってわけだ。

究極の戦闘美少女？

しかしまあ、『マギカ』の世界観は、ホントに良くできてるよなあ。

せんせいがいちばん感心したのは、「ソウルジェム」の設定。魔法少女になる契約をすると、少女の魂は、ソウルジェムに物質化されて、肉体は抜け殻になってしまう。これはねえ、まさに戦闘美少女の究極完成形態とでもいうべきものだ。

なんでそうなるのかって？　せんせいはむかし、『戦闘美少女の精神分析』って本の中で、戦闘美少女たちを「ファリック・ガール」と呼んだ。簡単に言えば「ペニスのある少女」って意味ね。ここでペニスっていうのは、攻撃性とか、戦闘能力とか、そういう男性的とされている〝力〟のシンボルだ。

『美少女戦士セーラームーン』とかが典型だけど、ひところの戦闘美少女モノってさ、ごく普通の女の子が異世界に召還されて、わけもなく戦闘能力を与えられるって設定がやたら多かった。彼女たちには戦う理由がない。ただ状況に巻き込まれて、戦わされるハメになってしまう。

なぜこんなにも「戦う少女」が愛されるのか？　もちろん当の女の子たちからの熱い支持は無視できないよ。でもね、せんせいは戦闘美少女のイメージが、セクシュアリティをフックにして、漫画やアニメといったフィクションの空間になんらかのリアリティを与えるために求められた存

在じゃないかと考えた。繰り返すけど、そのリアリティの中心にあるのは、彼女たちのペニス、すなわち「戦闘能力」なんだ。

彼女たちがいてくれたおかげで、僕らはしばしば、実写の映画や写実的な文学とか以上に、漫画やアニメをリアルに楽しむことができるんだ。すごく簡単に言えばそういうことだけど、「納得できーん！」というキミは本を読んでくれ。

ここまで理解できたキミなら、後は簡単だよね。そう、ソウルジェムっていうのは、少女の魂であると同時に、彼女たちのペニスでもあるんだ。ペニスを与えられる代わりに、身体はがらんどうになってしまうこと。ここには戦闘美少女たちの「空虚さ」、あるいは「理由（トラウマ）のなさ」が、あざといほどみごとに具現化されている。

で、究極は「まどか」の設定。時間遡行者ほむらの干渉で、魔法少女になる契約を先延ばしにされ続けた結果、彼女のためこんだ因果の量が増大して最強の魔法少女になっ

ていく。これってつまり、まどかがすでに、多重化した世界の中でも壊れない〝強い同一性〟を維持する存在＝キャラになっているってことだ。

その彼女が口にしたたった一つの願いとは「すべての魔女を生まれる前に消しさりたい」というもの。それはすべての希望を信じた魔法少女たちを救うため。

しかし、この世界の因果律を変える願いのために、まどか自身も魔女となり、自分の願いの作用によって消滅して「概念」になる。それはおそらく、「まどか」という名を持つ概念だろう。同一の名を持つ、実体を欠いた概念。

ここで「魔法少女」を「戦闘美少女」に読み替えることが許されるなら、まどかという存在＝概念そのものが、過去に存在したあらゆる戦闘美少女の存在に干渉しうるという意味からも、彼女こそが戦闘美少女キャラの最終形態という見方が可能になる。

いやあ、やっぱりこれ、大変な問題作だなあ。いずれもっと詳しく考えないと。

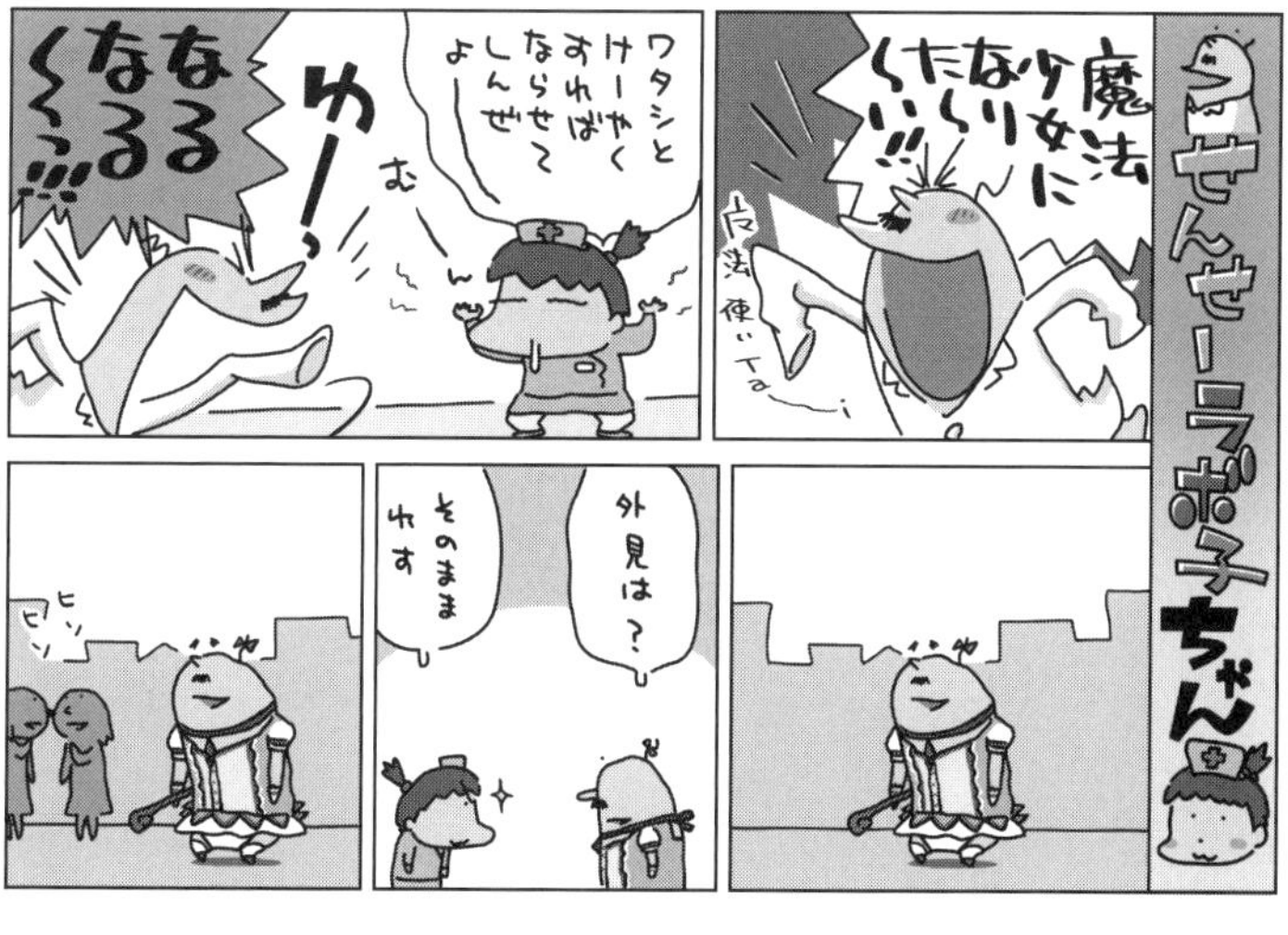
せんせーラボ子ちゃん
魔法少女になりたらくい!!
魔法使いTa〜i
ワタシとけーやくすればならせてしんぜよ
む〜ん
ゆー!?
なるなるくぅ!!
外見は?
そのままれす
ヒソヒソ

ところでいま、ラフォーレ原宿では、オタクの始祖にして戦闘美少女の創始者、ヘンリー・ダーガーの展覧会をやってるよ[★1]。良い機会だから見とくといい。せんせいもコメントで参加しているから。

★1 「ヘンリー・ダーガー展　アメリカン・イノセンス。純真なる妄想が導く『非現実の王国で』」二〇一一年四月二三日〜五月一五日開催。

二〇一一年六月号

『涼宮ハルヒ』の精神分析

やあ。日本一「萌え」にくわしい精神科医だよ。

さあ、今月は記念すべき大切な月間だ。なんたって荒木飛呂彦せんせいの『SBR』(『ジョジョの奇妙な冒険 パート7スティール・ボール・ラン』、集英社)が最終第二四巻で堂々完結。おまけに荒木せんせいは今月誕生日を迎えられる。いやまあ吸血鬼……じゃなくて波紋の使い手には年齢は関係ないという説もあるけど、ウルジャンでは杜王町が舞台の第八章「ジョジョリオン」も始まって、もういろいろスバラしいね！　そしてまさかの震災ネタ！　謎の壁！　謎の全裸！　○○が四つ！　などなど……。

それと前回もちょっと触れた『涼宮ハルヒの驚愕』がついに出たね。なんでも初版部数が五一万三〇〇〇部、ってことは前後編あわせて一〇二万六〇〇〇部、これはライトノベル史上最多初版部数とのこと。いつも出した本が一万部行くかどうかで一喜一憂しているせんせいにとっては夢のような世界だよ……。

　でね、そんなせんせいのところにも、なんで『ハルヒ』が受けるのかって分析依頼がいろいろ来たよ。大きいところでは朝日新聞と「ダ・ヴィンチ」かな。関係ないけど「ダ・ヴィンチ」で取材に来た女性のライターはかなりのオタクと見たね。いや見た目はフツーにきれいなお姉さんなんだけどさ、〝ツンデレ〟とか〝長門最強〟とかせんせいが言うたびにテンションが上がってく感じとかに、隠れ腐女子的たたずまいが。ちょっと「フォカヌポウ……」とか呟いて反応を確かめたかったが、まあ「サブカルにくわしい精神科医（笑）」の立場は崩すまいと思ってやめた。

　それにしても「ダ・ヴィンチ」の記事は充実してたなあ。まあせんせいの談話は例によってツンデレがどうのとか長門がピグマリオニズムの系譜とか、そんな感じなんだけど、面白かったのはＳＦ評論家の藤田直哉サンの解説。

　よく言われるけど、『ハルヒ』って〝ラノベの皮をかぶったハードＳＦ〟なんだよね。それも、かなりオリジナリティの高い凝りまくった設定になってる。となるとせんせいみたいな門外漢じゃなくて、ちゃんとした「ＳＦ評論家」の看板を掲げてるヒトの意見は貴重だ。

　で、その藤田サンによればだ。『ハルヒ』は「認識論ＳＦ」なんだって。これは簡単に言えば「その人間がそう考えるから世界はそうなっていく」という設定のお話。有名どころではフィリップ・Ｋ・ディックなんかがそうだね。だから、キョンが暮らす世界では、しょっちゅう「何が現実か」がわからなくなってしまう。

　なるほど、そういう見方もあるのか。とまあせんせいとしては、若い世代の鋭い指摘に感慨しきりなわけだが、感心してばかりもいられない。

　実はせんせいがいちばん感心しているのは、『ハルヒ』の世界がすごく精神分析的な構造を持っていることだ。おいそこ、「またかよ」みたいな顔をしているな！　見えているぞ！　それはともかく、説明しようじゃないか。

ハルヒと「三界」

　ハルヒの世界は良く知られるように多重構造を持っている。なんというか、ハードSF的な膨大な裏設定があって、ちょうどその氷山の一角みたいなところで、SOS団のまったりとした日常が流れているってわけだ。でも、いったん裏の世界（「閉鎖空間」とかね）に触れてしまうと、そういう日常が大変な努力のもとで成り立っているということがわかってくる。例えば古泉は、ハルヒが機嫌を悪くして閉鎖空間が生じてしまわないように監視している「超能力者」だ。ほかにも未来人・朝比奈みくるや、宇宙人・長門有希らの努力によって、「日常世界」の平安は保たれている。『ケロロ軍曹』なんかもそんなところがあるけど、この日常が侵略されるんじゃなくて、日常の裏設定部分が何度も

危機にさらされては回復されるという物語は、なんというか、すごくゼロ年代的だ。前にも話したように、せんせいはこういう物語設定を含めて、〝阪神・淡路大震災以後の文学〟と呼んでいる。そういえば村上春樹サンの「かえるくん、東京を救う」（『神の子どもたちはみな踊る』収録、新潮社、二〇〇〇年）もそんな短編だったね。

　でね、その世界が維持される仕組みが面白い。まさにさっき藤田サンが言ってたみたいに、世界認識のありようがすごく精神分析的なんだ。

　精神分析家のジャック・ラカンは、この世界を「現実界」「象徴界」「想像界」っていう、まさに認識論的な層に分類したことで知られている。

　かいつまんで説明すれば、僕たちが眼にしているこの日常世界は一種の幻想、つまり想像界ということになる。象徴界って言うのは、この日常を動かしている法則の世界みたいなもので、法則だから言葉でできている。で、いちばんやっかいな現実界、これは観ることも触ることもできな

い領域のこと。

どう？　これはハルヒの世界構造そっくりじゃないか！

超能力者・古泉がその能力を発揮できる「閉鎖空間」は、ハルヒ個人が作り出したパーソナルな空間だから、まさに「想像界」そのもの。だから「神人」なんてものが出現したりする。

未来人・朝比奈みくるが介入できる「時間」の領域。これは完全に「象徴界」だ。時間の法則性は、この世界を支える最も強力なルールの一つだし。

そして宇宙人・長門有希は、「情報統合思念体」が派遣した「対有機生命体コンタクト用ヒューマノイド・インターフェース」だったよね。この情報統合思念体というのは、人間には観ることも触れることもできない存在で、だからこそ長門というインターフェイスを必要とした。まさに彼らは「現実界」に所属する存在だろう。

おや、じゃあこの「日常空間」はなんなの？　って思った？　うん、そこはせんせいもちゃんと考えた。もちろん

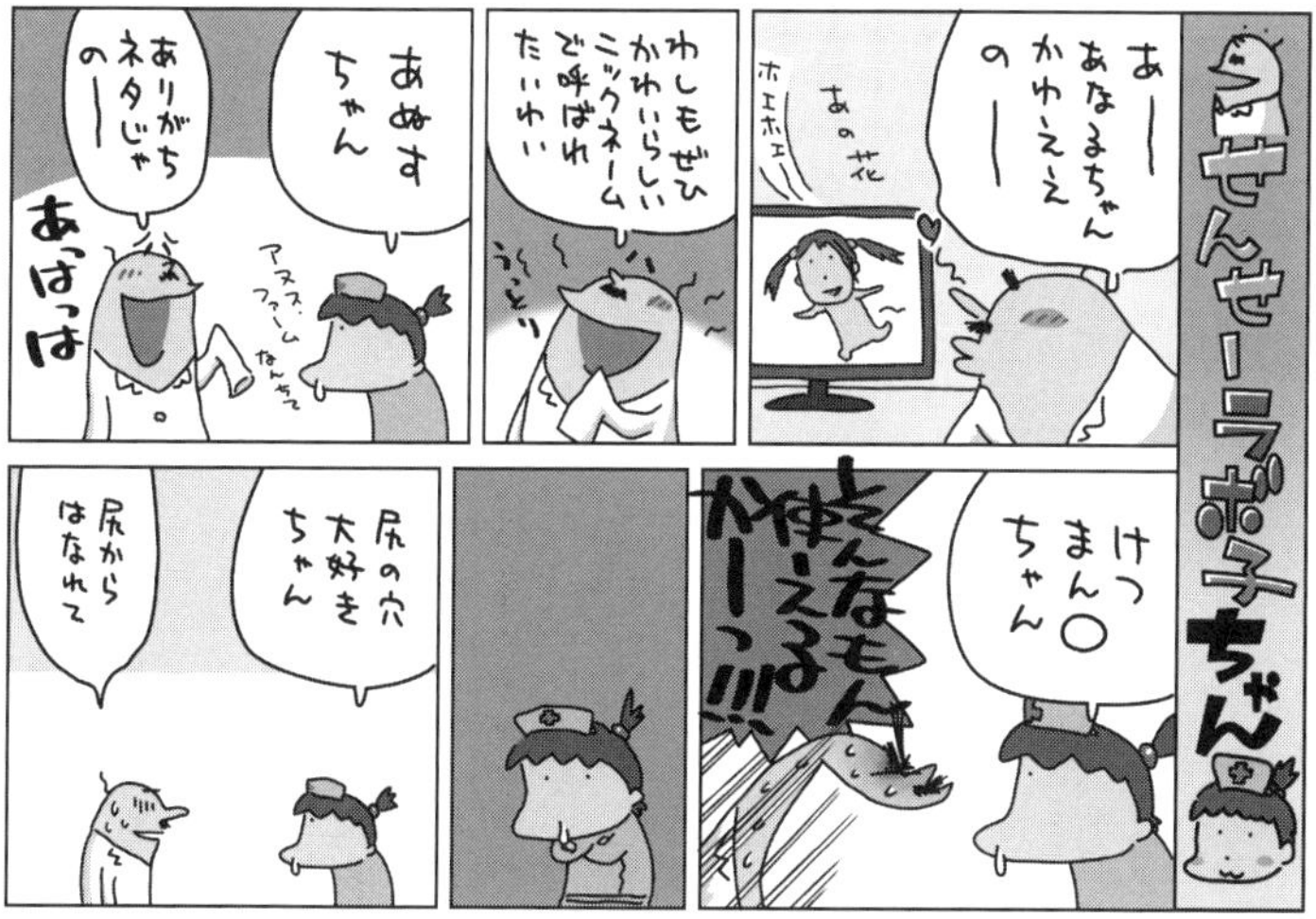
せんせーラボ子ちゃん
あー　あなるちゃんかわええの――
あの花
ホエホエ
わしもぜひかわいらしいニックネームで呼ばれたいわい
うっとり
あぬすちゃん
アヌス・ファームなんちて
ありがちネタじゃの――
あはっは
けつまん○ちゃん
そんなもん使えるかーっ!!!
尻の穴大好きちゃん
尻からはなれて

それは想像界だ。想像界っていうのは多層構造だから、閉鎖空間と重なり合って存在できるってわけだ。

　これって単なる解釈ゲームなんかじゃないよ。こういう区分けを持ち込むことで、『ハルヒ』という物語が、いかに巧みに構築されているかが見えてくるんだけど……スペースが無くなっちゃったな。でも、これだけは言っておこう。『ハルヒ』は認識論SFであると同時に、すぐれた精神分析SFでもあったのだ！　とね。

二〇一一年七月号

震災と「キメこな」騒動

やあ。日本一「萌え」にくわしい精神科医だよ。

いませんせいは岩手に来ている。被災地での医療ボランティア活動のためだ。これがもう、ちょっと原稿落としかけるくらい大変だったけど、こうしてみんなが読んでくれてるってことは間に合ったんだなあ、まずは良かった。

せんせいが向かったのは釜石市と大槌町、あと宮古市。いやひどいものだね。さすがに道路はだいぶ復旧しているけれど、まだいたるところガレキだらけだ。

あと、噂には聞いていたけど悪臭とハエもひどいね。瓦礫の中の魚の死がいが、腐敗して溶けて地面にしみ込んでいるんだとか。

　震災からもう四ヶ月だけど、ひどい状況はまだ続いている。むしろ「心の問題」はこれからなんじゃないかなあ。よく言われる「東北人のガマン強さ」が、今回はアダになっている感じだ。相当悲惨な思いをしている人でも「もっとひどい目にあっている人もいるから」って、こらえてしまうからね。

　で、震災と言えばなんといっても「キメこな事件」だネ！　ちょっと取り上げるのが遅れすぎな感じだけど、やっぱりこれは言っとかないと。とはいえ「キメこな……何？」ってヒトも多いだろうから、ちょっとだけ解説。

「キメこな」は「キメラこなた」の略ね。さすがに「こなた」はわかるよな。「ふたば」という画像掲示板で、いろんなキャラクターのコラを合成してできたキャラクターが「キメこな」。

　で、このキャラクターを気に入ったアーティストの「梅ラボ」サンが、キメこなを画面に組み込んだ作品を自分のアート作品として描いたのが騒動の発端。

　実は「梅ラボ」サンは、批評家の東浩紀サンの依頼を受けて、東サンの会社のためにでっかい作品を制作してた。それをツイッターで東サンが絶賛。ところがその画像を見てみたら、絵の中央にキメこなちゃんが描かれている！　どうやら東サンはオリジナルが別にあることを知らずにホメていた模様。

「梅ラボ」サンは、以前ここでもちょっとふれたアーティスト集団「カオス＊ラウンジ」所属のアーティストだ。だから今回の騒ぎは、必然的にカオスの中心人物である黒瀬陽平サンや藤城嘘サン、カオスをサポートしてきた村上隆サンらを巻き込んだ大騒ぎにまで発展した。

コピペとアートのあいだ

　どこが震災と関係あるのかって？　いや、だって事件の主役である「梅ラボ」サンが、震災について触れているからね。彼はブログの釈明にこう書いた。

「この作品は津波の画像、ガレキの画像と現地で自分の目でみたぬいぐるみと、インターネットに散らばる無数の画像をごちゃごちゃにまぜて全体が構成されています。かつての日常であったキャラクター達と、打ち捨てられたキャラクター達が、一緒くたになって地に流されている構成です。／そして真ん中の天から一体のキャラクターがまるで女神のように、地に打ち捨てられた者たちを救済するかのように降臨しています。／すべては見守られているように見えますが、見方を反転させればこの地の惨状をすべて女神が天罰のごとく起こしたようにも見えるでしょう」だとか。

　これに続く文章で「梅ラボ」サンは、被災地に打ち捨てられたキャラクターのぬいぐるみが印象的だったとも書いている。これ、せんせいには、ちょっと理解できない感性だ。

　せんせいも被災地を見てきたばかりだけど、何が衝撃的といって、土台だけになった家の跡地に立っている沢山の赤い旗。ここに遺体があったという目印なんだけどね。行

った場所や時期が違うせいかな、ぬいぐるみとか全っ然見かけなかったなあ。泥にまみれた家族のアルバムならあったけど。

「人間」より「キャラクター」に目が行っちゃう感性っていうのはね……でもまあ、それはいいや、人それぞれだ。キメこなが女神でも天罰でも良しとしよう。でもね、やっぱり、これはないわ。こういう「アート」は。

「ふたば」から生まれたキャラクターをまんま〝リスペクト引用〟してその作品で報酬を得ることの問題については語り尽くされているから、それについてはもう言わない。作法として、はしたないとは思うけど。

　残念なのは、図像が「まんま」過ぎること。これ、ただのコピペにしか見えないんですケド。

　せんせいが村上隆サンを尊敬しているのは、アートにキャラクターを持ち込んだだけじゃなく、キャラクターの同一性をその限界まで試していこうという実験精神があるから。DOB君の画像を見ればわかるように、作品ごとにも

のすごく変形されている。それでもDOB君と認識できるところが、キャラクターの強味なんだ。

でも「梅ラボ」サンの作品には、キャラの臨界に挑もう！っていう意欲がまるで感じられない。「キメこな」の基本アイディアは、キャラクターのコラージュだ。そこだけ見れば、東浩紀サンの「データベース理論」の実践版にもみえるだろう。AKB48の江口愛美を連想した人もいたはずだ。

でもね、だったらもっと過激に変形してほしかった。自分だけの技法で独自にコラージュしてみせて、「これこそがデータベース」と宣言してほしかったよ。そこまでやってくれたら、震災を言いわけに使ってもせんせいは許すよ。

でも結局は「オリジナル」の型をなぞっている。ということは、いくらデータベースが背景にあっても、萌えキャラのスタイルには人間的な制約があるって認めてるわけじゃん。そんなもの、集合知やデータベースとは何の関係もないよ。

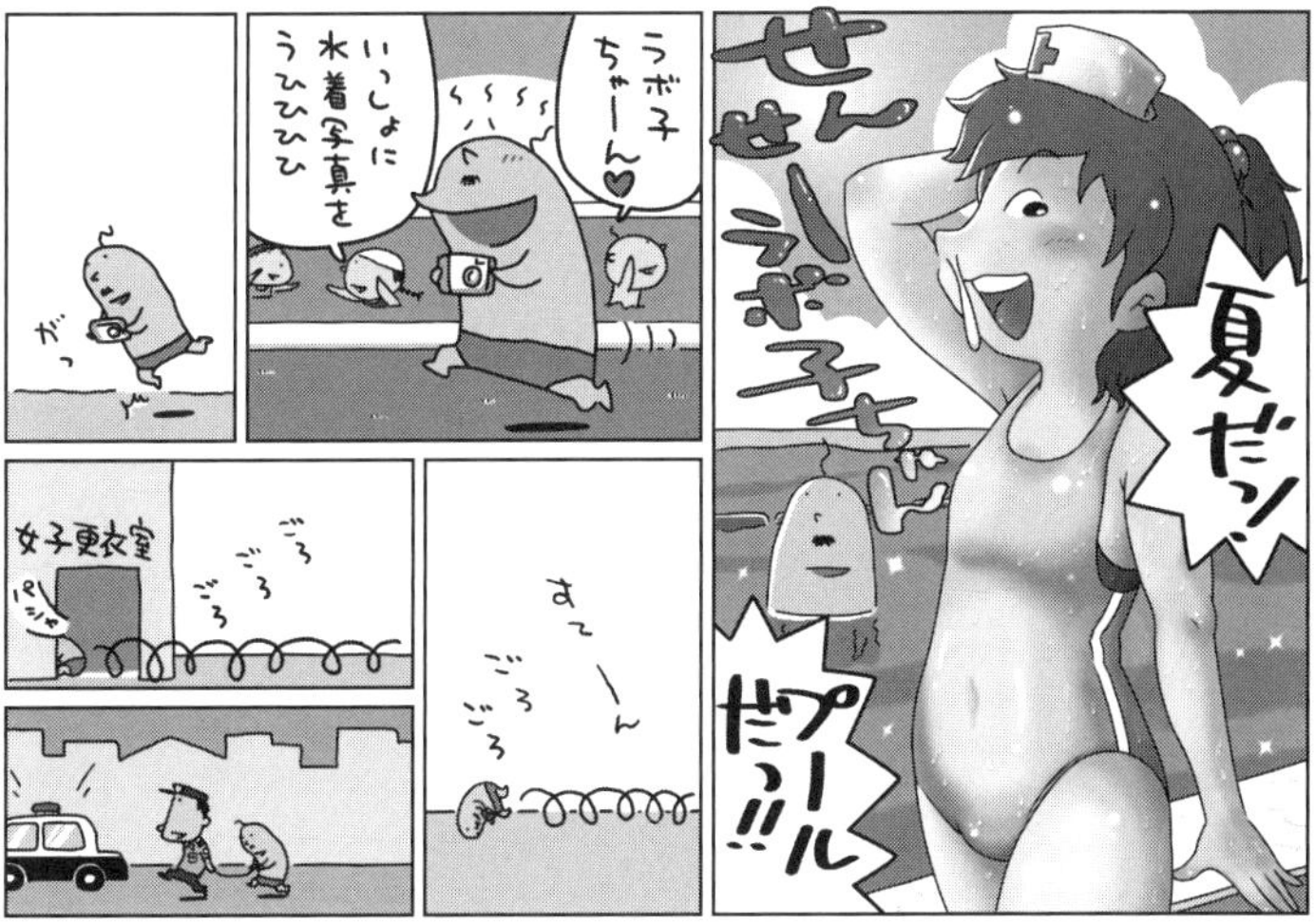

せんせーい
夏だっ
プールだっ!!
ラボ子ちゃ〜ん♥
いっしょに水着写真をうひひひひ
ガッ
すって〜ん
ごろごろ
女子更衣室
パシャ
ごろごろごろ

「梅ラボ」サンは、もう「キメこな」は描かないと宣言しているらしい。せんせいはそんなことは認めない。震災の象徴に「キメこな」を使った責任があるよ。少なくとも復興が終わるまでは、独自の「キメこな」キャラを描き続けるべきだ。それもできずにアーティストを名乗るというのなら……うんまあ名乗ってればいいんじゃない、そんなに名乗りたければね。

二〇一一年八月号

二人が眺める海の色は二人分ある

やあ。日本一「萌え」にくわしい精神科医だよ。

さて、今年もジブリ映画が無事公開された。結構速いペースだけど、しかし『コクリコ坂から』（講談社、一九八〇年）とか、えらく古いマンガだなオイ、とか思ったのはせんせいだけではないはず。

そして監督は〝七光り〟吾朗。え？　失礼？　いやでも前の『ゲド戦記』、どうみても七光りだったじゃん。原作のル＝グインもソッポ向いちゃったじゃん。いやせんせいは落胆したよマジで。あのパヤヲもこうまで親バカだったか……。いままで非の打ちどころのない完璧ロリコン超人だと思ってたのに……（そっちかよ）。ホントは吾朗の起用には最後まで反対だったって説もあるけどね。

まあそういったいやな経緯で、あの映画は、せんせいの中では谷山浩子作曲「テルーの唄」のPVロングバージョン、という位置付けになっている。うん、唄だけはよかったからね。

だから今回もパヤヲ脚本と聞いて、さあ今回はいったいどんな七光りを見せてくれるのか、ちょっとしたネタ拾いくらいの軽い気持ちで観に行ったんだ。

ところがこれがよかったのです。

やればできる吾朗

せんせいの率直な感想。吾朗は、やればできる子。え？　失礼？　いやだって吾朗みずからパンフレットに書いてるんだもの。「映画は自分の力量以上のものに思えた」「やれば、できるじゃん」ってね。

まあ冗談はともかくとして、これはホントによかった。みんなも見ておくべき。なんたって去年★★★★をつけた『アリエッティ』よりもよかったくらい。そりゃ『ポニョ』とどっちか選べ、と言われたら僅差で『ポニョ』だけれども、ホントに津波が来ちゃった今年は『ポニョ』とか公開できないからネ！

主人公の〝海〟は、働き者の女子高生。早起きして下宿人全員の朝食作りをする。もうね、いきなり〝ジブリ王道〟キタ！　という感じですよ。とにかく子どもはとことん働かされる。じゃあ親はどうしてるかって？　なんか、アメリカに留学中らしいよ（原作ではカメラマン）？　長女ひとりに下宿切り盛りさせて、自分は外遊中って、フツーにひどくね？　ってか虐待じゃね？　でもそう感じさせないのがジブリマジックなんですな。ふがいない大人顔負けの働き者ぶりを見せる純でけなげな少年少女。これぞパヤヲの大好物。

キャラクターデザインはいつもの王道だから安心だけど、ヒロインがどんな場面でもびっくりしたみたいに目を見開きっぱなしというのはちょっと気になった。

舞台は女ばかりの下宿なんだけど、ジブリにしては珍しく、少年群像がすごく活きてる。あの腐海……じゃなくて魔窟みたいなカルチェラタンの描写といい、そこに巣くっている文化部の連中の個性的なキャラといいね。ただまあ男子ばかりの園のわりには、エロ本もタバコも出てこなくて、そこはちょっとファンタジー。でもこれも風間×水沼カップリングの布石と思えば……。

そういや「動き」もなかなかだったね。海が、たらいに米をマスで量りながら入れるシーンとか、アジフライを揚げるときの箸の使い方とか、そういう細かいところがちゃんとしてた。あと、ありえない急角度のコクリコ坂を海と俊が顔色を変えずに二人乗り自転車で下ってくとこや、タグボートの方向転換シーンなど。あのあたりにはパヤヲの遺伝子を感じたね。

僕もアニメが好きでいいんだ

よくさ、この映画、いいんだけど四〇代以上向けじゃね？

って意見を聞くんだけど、せんせいは全然そうは思わないな。たぶん中学生が観ても楽しめるし感動できるよ。意味わからないなりにね。でも、作品の意味なんて、あとで知ればいいんだ。

そういう視点で、せんせいの独自解釈を書いとこうかな。

傑作って言うのはね、だいたい作家のすごく個人的なコンプレックスや感情が込められているものだ。で、この作品が良かったのは、テーマに吾朗の気持ちが込めやすかったせいじゃないか、とふと思った。

テーマのひとつ、「出生の秘密」。以下盛大にネタバレするから要注意ね。

互いに惹かれあう海と俊だけど、ふとしたきっかけで、自分たちが血のつながった兄妹じゃないかと疑うようになる。「それでも好き」と告白する海。実は血縁じゃなかったと知らされて安堵し、母親の胸で泣きじゃくる海。その母親の粋な計らいにより、自分たちの背後には家族同然の絆で結ばれた友情があったことを知る二人。

たぶんね、吾朗も悩んでたんだと思うんだ。自分の「出生の秘密」にね。ただしこっちは逆バージョン。「駿の息子なのにどうして……」って秘密。パンフレットに吾朗はこう書いてる。

「少年時代、僕はアニメーションに憧れていた。でも、父親の存在を前にして、思春期の僕はそれを諦め、心の奥底にしまい込んでいたのだった」

ここ読んだ時は、せんせい、ちょっとぐっと来た。「いままで辛かったね吾朗」と言いたくなった。宮崎駿という越えられない壁を父親に持ったばかりに、アニメを諦めて建設コンサルティングとか無関係な道を選択し、でも結局はアニメーション監督を任されてしまう。しかし父親の影響を受けまいと力みすぎて、最初の作品は残念な結果に。

でもこの作品で吾朗は気づいたと思うんだ。「血縁なんか関係ない」ってね。「たとえ父親が駿であろうと、僕もアニメが好きでいいんだ」とね。

そのせいか、まだパヤヲカラーも強いけど、男子生徒の

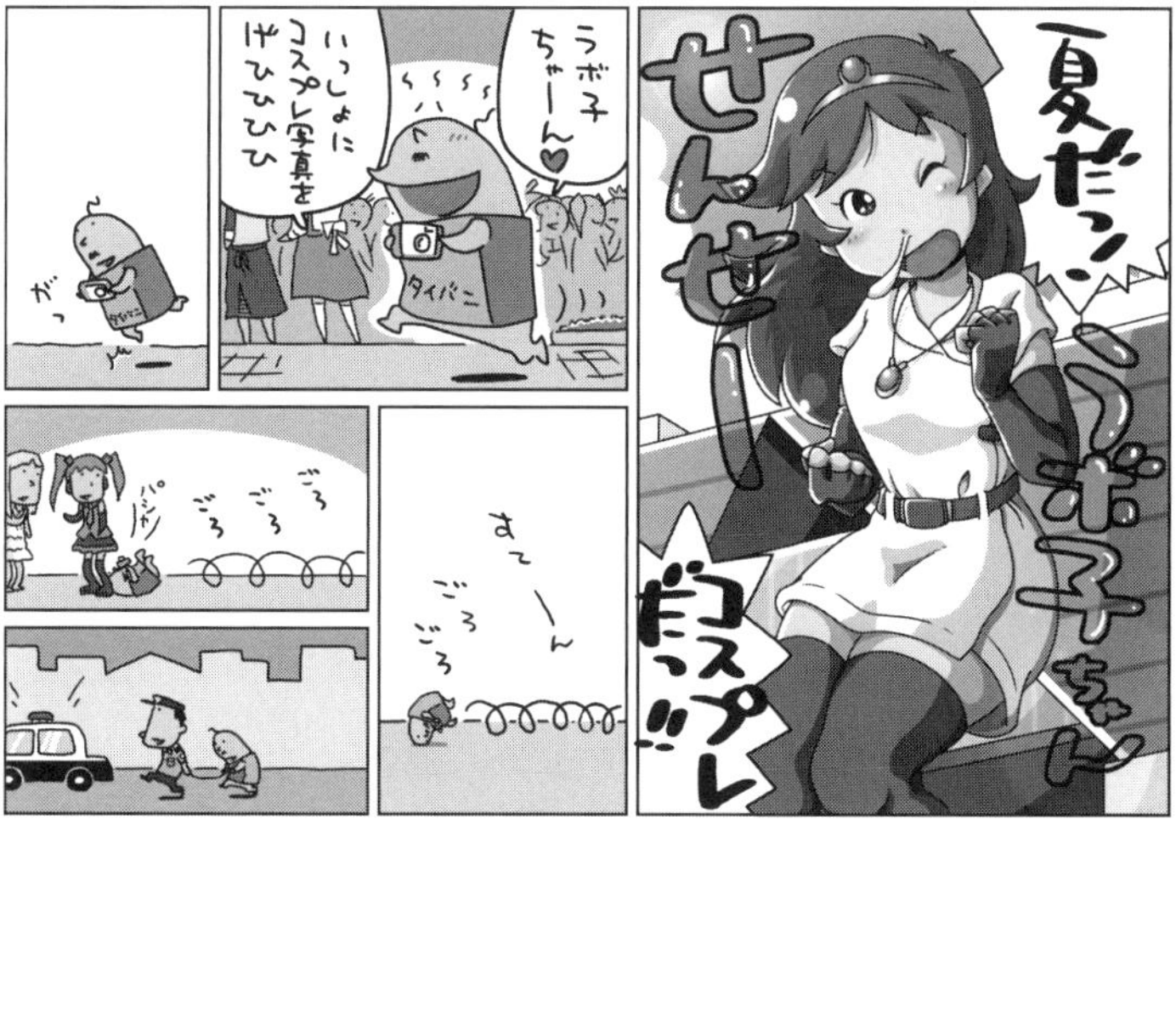

夏だっ
ラボ子ちゃん
せんせ
コスプレだっ!!
ラボ子ちゃーん♥
いっしょにコスプレ写真を げひひひひ
タイバニ
ガッ
ごろごろ
ごろごろ
パシッ

描写とかには吾朗らしさが少しずつ見え始めている。吾朗には、ぜひともそのまま進んでほしいな。きみが宮崎ジュニアとかの金看板を意識しなくなったころには、ジブリの後継者問題は解決しているだろうから。

二〇一一年九月号

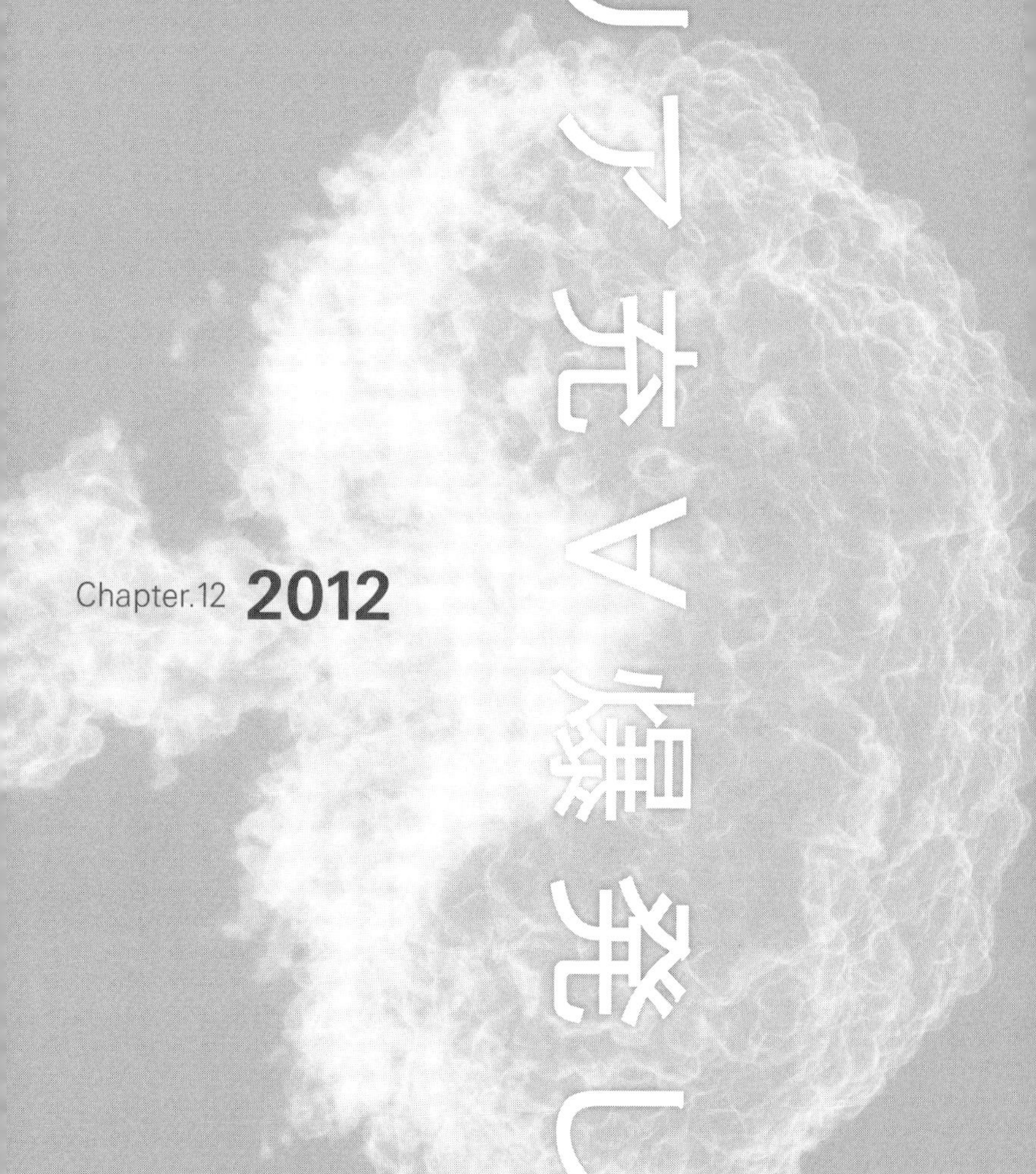

Chapter.12 2012

リア充∨爆発しろ

「日常系」について考える

やあ。日本一「萌え」にくわしい精神科医だよ。
アニメ『けいおん！』劇場版の大ヒットおめでとう！
ついでに『よつばと！』一一巻発売おめでとう！　やっぱり震災後も「日常系」は強いね！

　こないだ仕事帰りに新宿の映画館に寄ったんだよね。そしたら平日の夜なのにやたら混んでんの。しかも男子ばっかり。入場してみたら『けいおん！』の巨大ポスターが。で、その前には何やら黒山の人だかりが。よく見たら男子しょくんが楽しそうに記念撮影の真っ最中。ああ、こんなふうに好きなものを全身で好きって表現できるのは素晴らしいな。せんせいのようなシャイなオトナにはとってもマネできないや。

　ところで、すっかり定着した感のある「日常系」って言葉だけど。今回はこれにこだわってみようと思うんだ。

　なにしろ、そのルーツと言われる『あずまんが大王』は、せんせいをして「萌え」に開眼せしめたステキ作品なわけで。ビデオ録画までしてアニメを観たのはあの作品が最初で最後だね。

『あずまんが』と言えば最近まで「萌え四コマ」に分類されてたわけだけど、このくくりはちょっと雑すぎる。それに比べれば「日常系」って言葉は、あの作品世界の独特のニュアンスを上手くとらえている、とも言える。

　ただねえ、誤解も招くんだよなあ。「日常系」のルーツと言えば『サザエさん』だろ！　的な。もちろん『サザエさん』は日常系じゃない。あれは確かに歴史に残る名作だけど、要するに「庶民の日常」をベタに反映した作品だ。その「日常」とこの「日常」は違うんだよ。

　じゃあ「日常系」って何なのか。まずはカカッと断言しておこう。それは「キャラの日常」を描く作品のジャンルである、と。

　いやだってさ、あらゐけいいちサンのまんまなタイトルのマンガ『日常』（角川書店、二〇〇七年）ってあるじゃん。あれ、背中にねじ巻きのついたロボ女子高生だの、ヤギに乗って登校する男子高生だの、謎の「囲碁サッカー」だのが出てくるよね。そんなマンガのどこがいったい「日常」だって証拠だよ！

　むろん美水かがみサンの『らき☆すた』（角川書店、二〇〇五年）にしても、かきふらいサンの『けいおん！』（芳文社、二〇〇八年）にしても、それ一体どこの日常？　って印象もある。でもそれは、こういうマンガの世界が僕らの日常とはかけ離れているってだけのこと。あれはあれで、ちゃんと「日常」なんだよな。

日常系の「定義」とは？

　ところでライターの有村悠サンが、日常系をすごくわかりやすく「定義」してたんで、紹介しとこう。

・四コママンガを原作とすることが多い
・登場人物は女子高生がメインか、大多数
・教師以外の大人があまり登場しない
・はっきりしたストーリーの軸がない
・行動範囲は教室＜町内＞行楽地

　定義というか特徴というか感じのゆるいくくりだけど、せんせいもおおむね賛成。見事な仕事だと関心はするがどこもおかしくはない。少なくとも『あずまんが大王』には全部あてはまる。

　これを補足したのがマンガ研究家の泉信行サンだ。泉サンは「日常系」の多くがギャグマンガであることに注目する。これ、なかなか鋭いよ。ギャグ＝日常って視点。『天才バカボン』も『がきデカ』も、平和な日常の話だからね。

　もちろん『あずまんが大王』もギャグマンガだ。すなわち「『あずまんが大王』のギャグを強くしたのが『日常』だとしたら、逆にギャグを薄味にしてリアリティを加味したのが〝日常系萌え四コマ〟である」と。

だから泉サンの結論は、「日常系アニメも『あるある系コメディ』と『ギャグマンガ』があくまでベースにある」ってことになる。

いやもう、どんどん「日常系」の謎が解かれていって気持ちいいなあ。こういう「なるほど」感が「批評」の醍醐味だよね。せっかくだからせんせいも参加させてもらおう。

さっきせんせいは、「日常系」を、「キャラの日常を描いた作品」と断言したよね。これ書いた時せんせいの頭にあったのは、『エヴァ』の学園編。シンジやアスカやレイたちが、あの過酷な使徒との戦闘なんかなかったように、平和な学園生活を演じて見せた。いわば『エヴァ』の二次創作だ。

シリアスなドラマを描きながら、単行本のあとがき部分に、登場キャラを使って楽屋オチっぽい四コマギャグが載ってることがよくあるよね。たとえば『鋼の錬金術師』（スクウェア・エニックス、二〇〇二年）とか『DEATH NOTE』（集英社、二〇〇四年）、『ドリフターズ』（少年画報社、二〇〇九年）にもあった。たぶんSDガンダムなんかもこの系列だし、劇画に出てくる二頭身キャラとかも考えると、このルーツは結構古い。

せんせいは日常系を産んだ想像力が、こういうSDキャラによる楽屋オチ世界にすごく近いところにあると思う。元の作品から「物語」を抜き取って、キャラ濃いめ、ギャグマシマシ状態に成分調整した世界。つまり「日常系」っていうのは、最初から二次創作としてある世界のことなんだな。

あずまきよひこサンもはっきり言ってるんだけど、この世界ではむしろ「物語」はジャマなんだよね。大切なのはキャラのリアリティ。だから日常系作品では、ひたすら「コミュニケーション」と「関係性」だけが描かれる。なんのためかって？　キャラを立てるためだよ！　日常系のギャグってさ、そのほとんどがキャラの変わった特徴をいじり倒すものが多いよね。つまりギャグもコミュニケーション

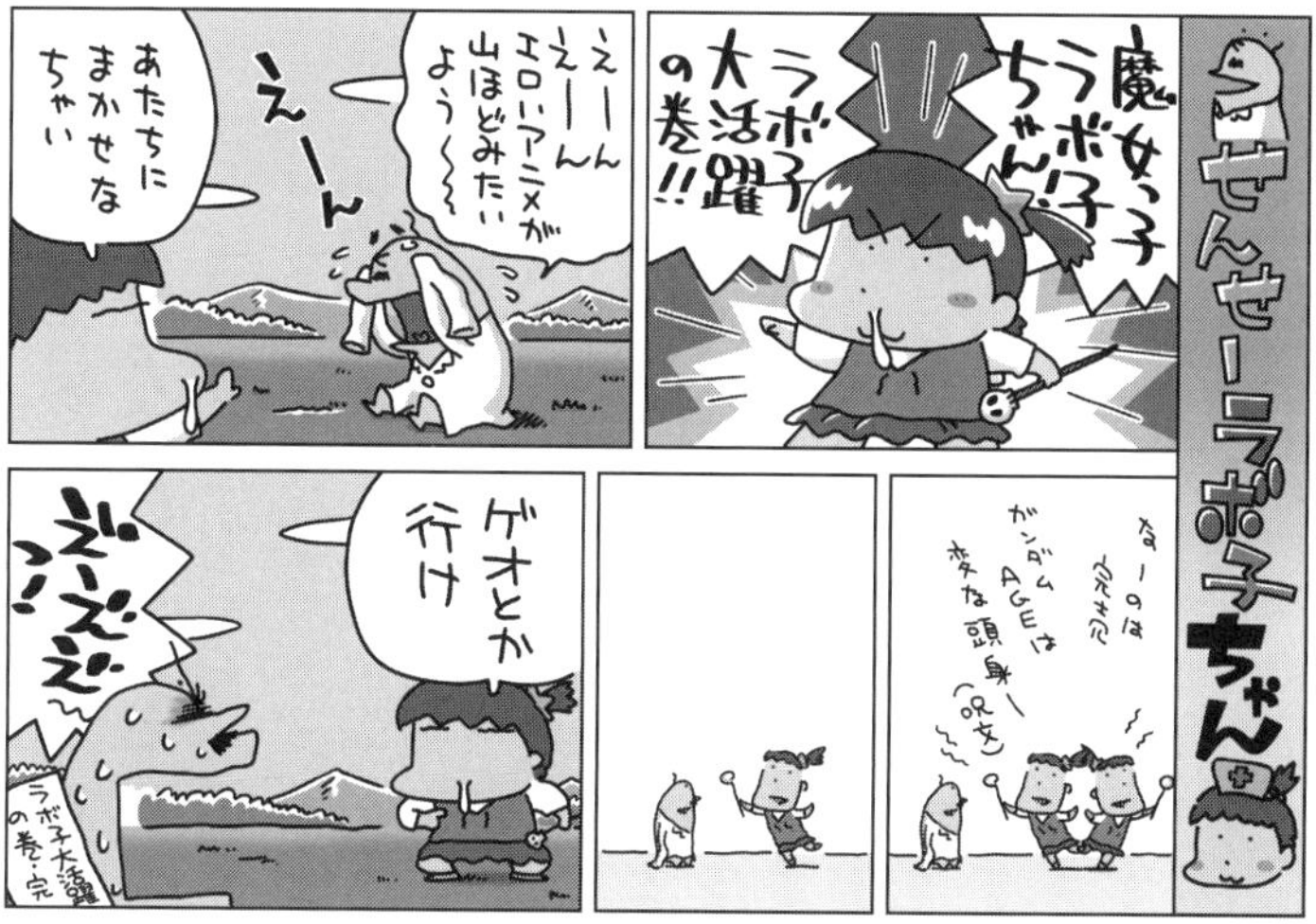
せんせーラボ子ちゃん
魔女っ子ラボ子ちゃん!!
ラボ子大活躍の巻!!
えーーん えーーん エロいアニメが山ほどみたいよう〜〜
えーーん
あたちにまかせなちゃい
ガンダムAGEは
ゲオとか行け
ぞーぞぞ
ラボ子大活躍の巻・完

なんだ。言い替えるなら、いちばんキャラを立ててくれるコミュニケーションの形式が「ギャグ」なんだ。

もうわかったよね。「日常系」とは、登場する「キャラ」どうしが、ひたすら互いのキャラを立て合うことだけを目的としたコミュニケーション（ギャグを含む）を交わし合う空間のことだ。それは日本のように高度に発達したキャラ文化があってはじめて可能になったジャンルでもある。さあ、誇り高く世界にアッピールしよう！

二〇一二年一月号

おたくがリア充になるとき

やあ。日本一「萌え」にくわしい精神科医だよ。
ところでみんなは、「もげろ」とか「リア充爆発しろ」って良く言うよね。主として彼女とよろしくやっているうらやまけしからん連中を、心の底から呪うときの言葉だ。どちらもなかなかうまい言い回しで、せんせいもつい使っちゃうことがあるよ。心の中で。

「リア充」の使い方

「もげろ」は「何が」と言わないところが奥ゆかしいし、「リア充爆発しろ」に至っては、そう言いながら、リア充じゃない自分自身を笑いのめすようなユーモアすら漂う名言中の名言だ。まあだからこそ「末永く爆発しろ」みたいな寿バージョンもあったりするんだろう。

ちなみにこういう言葉、本物のリア充にはまったく通じないので要注意。せんせいも以前、茂木健一郎サンにそういってキョトンとされたり、菊地成孔サンに「え……リア王の従者……?」とか真顔で返されたりしたことあるし。

でも一番引いたのは、某女性誌の編集者。ある著名おたくライターの方と取材で三人で話してたんだが、彼女、いきなり脈絡もなく「私はリア充ですから……」とか言い放ちやがった。いやいやアンタに聞いてないから!

もうせんせいはライターの人と思わず顔を見合わせたね。二人の心のフキダシにはこう書いてあった。「駄目だこいつ……早く(ry」ってね。

リア充じゃないみんなにはわかると思うけど、これ自称する言葉じゃないから。ヒトをののしるとき専用の言葉だから。だから困るよねえ、一般人は。

ただね、せんせいはこの言葉に、もうひとつの意味を感じることがある。つまりどんなに「二次元最高！」と言っているヒトでも、やっぱり三次元の、リアルな恋愛への憧れは捨てられないんだなあ、ということ。いや、それが良くないとかではなくて、ちょっと安心してるところもあるんだ、実は。

カラスヤサトシ、結婚！

さて。ここまでは前フリ。今回のメインテーマは、おたく男子が「爆発しろ」と言われる立場になったらどうなるか、というものだ。

それというのも、今年最初の衝撃的ニュース、あのマンガ家のカラスヤサトシ氏がなんと「デキ婚」していたというのだから、驚くのも無理はない。

実は一月に発売された最新作『結婚しないと思ってたオタクがDQNな恋をした！』（秋田書店、二〇一二年）を編集サンから送っていただいたのだ。

せんせいにメールくれたのは、あの担当編集・K城嬢。前から気になってたんだけど、秋田書店ってK城サンみたく美人でドSの担当編集が多いのかね？　いやだって、この本に出て来る他の編集者もみんなそんな感じだし、あと榎本俊二サンを担当しているオリイ嬢もそんな印象だったしね。エッセイ漫画のネタ提供のつもりなのかな。まさかね。

いやそんなことはいいんだ、問題はカラスヤサトシ・デキ婚事件のほうだ。

非モテ中年の星、とまで言っていいかどうかはわかんないけど、なにしろカラスヤ氏といえば、小太り、メガネ、三七歳で趣味がフィギュアというキャラ設定で、どう控えめに考えてもモテ要素には著しく乏しいお方のはずだった。というか、そういう高年齢オタクライフのわびしさやおかしみをネタにした本が『カラスヤサトシ』（講談社、二〇〇六年）じゃなかったっけ。

それがどうだ。「出会った日にお泊まり、翌日から同棲、そして入籍、さらには出産!?」と来たね。秋田書店の公式サイト内にある特設ページにはカラスヤ氏の直筆で結婚報告が記されているんだけど（現在は公開終了）、「どー考えても結婚なんてできんやろカラスヤは、と、ぶっちゃけ私自身ですら思ってました」だって。

案の定、2ちゃんねるは大批判大会。「裏切られた騙された」「許せんなこれは許せん」などなど。

この本の元になった企画は、もともと主婦向けコミック誌の連載で、モテないカラスヤ氏がいろんな女性とお見合いをさせられつつモテスキルを鍛えていくというもの。読めば読むほどモテそうにないエピソード満載で、なにしろ三七歳の時点でつきあった女性がただ一人、彼女とも別れて八年経っているというのだから、そんな印象もあながちハズレじゃないだろう。

そんなカラスヤ氏の家に、ひょんなことから二六歳音楽ライター、元ヤン（らしい）の彼女が転がり込んできて、そのまま同棲することになるのだから世の中、いつ何がどこにあるかわからないネ！　奥手で受け身のカラスヤ氏も、なかばは彼女に引っ張られるかたちでついには結婚までこぎつけてしまう。

やっぱりオタクとヤンキーってカップリングとしてはいいのかも。『げんしけん』も『海月姫』（講談社、二〇〇九年）も、わりとそんな話だし。

でね、せんせいがすごく心配だったのは、これで本物のリア充になったカラスヤ氏の作風が激変したらどうしよう、というものだった。

でもねえ、そんな心配はなさそうだ。この本、最終章が怒濤の超展開。そろそろ倦怠期に入りかけていた二人の絆が、あの大震災を機にリセットされて、気がついたら妊娠していたというんだから。出産の瞬間、カラスヤ氏の目からわけのわからない涙が「ピュッ」と飛び出すシーンには感動したね！　わが子に「ここがお前の家だよ」というラストシーンにもちょっとウルっと来た。まさかカラスヤマンガで、こんな気持ちになるとはねえ。

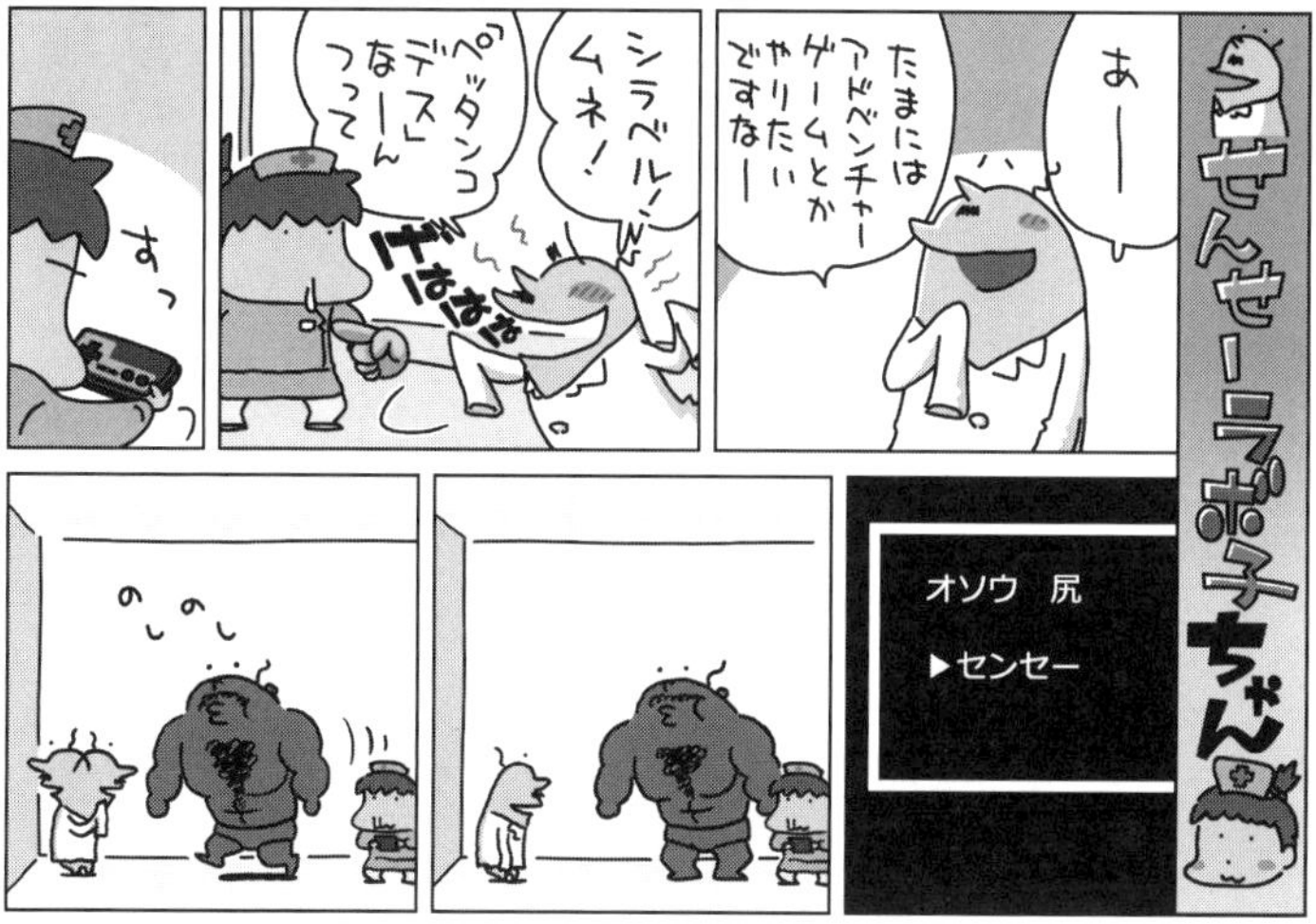
せんせーラボ子ちゃん
あー
ハ
たまにはアドベンチャーゲームとかやりたいですなー
シラベル！ムネ！
「ペッタンコデス」なーーんつって
すっ
オソウ　尻
▶センセー
のしのし

でもせんせいは確信したね。たぶんカラスヤ氏は良い父親になるだろうけど、このまま「成熟したオトナ」になったりはしないって。おそらく「大人のふりができるオタク」、もっと言えば「大人モジュールを装着したオタク」になるんだろうな。これはやっぱり結婚してリア充化した福満しげゆき氏の作風がほとんど変わってないことからも断言できる。

その意味ではカラスヤ氏も福満氏も、成熟におびえるオタクしょくんにとっては、頼もしいガイドでありロールモデルなのかもしれないね。

二〇一二年四月号

音楽に自由を！

やあ。日本一「萌え」にくわしい精神科医だよ。

ちょっと昔話をしよう。キミたちは音楽は好きかな？　好きならどうやって聴いている？　ｉＰｏｄ？　ウォークマン？　むしろ最近はスマホで十分かな。

せんせいの若いころは「カセット」全盛だった。カセットテープ。「それいつの昭和？」って、まだ売ってるよ！　あれアナログで操作が簡単だから、お年寄りには人気なんだよ！　…ってカセット派としてはつい弁護したくなるな。

それはともかくだ、せんせいが高校生とかのころは、小遣いを一生懸命貯めて、月に一枚とかせいぜい二枚の「ＬＰレコード」を買って、それをカセットに録音してからあとはカセットばかり聴いてた。レコードは再生すると傷が付くからね。

そんな情報環境だったから、音楽をどう安く手に入れるかは大げさに言えば死活問題。レコードだって邦盤は二五〇〇円もするから、たまに輸入盤セールがあると必死で駆けつけたりとかね。だから、生まれて初めてレンタルレコード店なるものの存在を知ったときは、「なんという神サービス……」って感動したものさ。

あと当時はね、ＦＭ放送ががんばってたな。あのＮＨＫが、ＬＰ丸ごと連続で流してくれたりすんの。もうウザいＤＪの喋りも被さってこないし最高だった。当時は「エアチェック」と言って、放送聞きながらタイミングを測ってカセットに録音するのが流行ってた。あと好きな音楽番組とか、一曲ごとに曲名をメモしてポーズボタン操作して録音してた。面倒だけど楽しかったな。

その後はレコードがＣＤになったりカセットがＭＤになったりしたけど、二〇年くらい前までは、ずっとカセットだった。変わったのは、やっぱりネットが普及したのと、

MP3プレーヤーが登場してからかな。

今の中高生はいいよなあ。気になるアーティストがいたらYouTubeですぐ聴ける。ダウンロードもコピーも簡単にできる。ファイルはスマホに何百曲も取り込めるし、夢のような環境だ。

なのに、最近の音楽業界の低迷振りと来たらどうだろう……AKB一人勝ちの状況って、音楽的にはダメだよね。〝現象〟としては面白いけどさ。CD全体の売り上げだってどんどん落ちている。CD一番売り上げてたのが一九九八年で、六〇〇〇億円だって。それが今は二五〇〇億円。やっぱり邦楽のピークは、良く言われるように九〇年代までかなあ。

いや、これ日本だけの現象じゃなくてね。海外のリゾートやショッピングモールなんかでも、流れているのは大体八〇年代の音楽だったりする。たぶんね、ヒット曲をみんなが聴いて知ってる、っていう幸せな時代が、ぎりぎり八〇年代までなんだろうな。実際、八〇年代ってさ、デザインセンスやファッションは最低だったけど、音楽だけはホント最高だったからね。

ダウンロードは万引き以下？

で、問題は、なんで音楽がこんなふうにダメになったかってこと。

いろんな説があるけど、けっこう根強いのが「ネットのせいじゃね？」説。合法違法含めて、タダでいろんな音源をゲットできる時代。誰が高いカネ払ってCDなんて買うの？

あ、でもせんせいに関しては、事情はまったく逆だよ。ネットで情報知って、つべで試聴して、気に入ったらiTunesで購入、もしくはCD注文、の流れ。CD買わないのは単に「場所を取る」からね。ネットのおかげで音楽に費やす金額は随分増えている。

ところがさ、時代に逆行するような法律がこないだ可決されちゃった。ネット上でもちょっとした騒ぎになっている、違法ダウンロード刑罰化って話。具体的には、ネット上で違法に配信されていると知りながら音楽や映像をダウンロードすると、二年以下の懲役または二〇〇万円以下の罰金、って法律。ダウンロードが万引きより罰金が高い［★1］、って何の冗談？ あ、ついでにDVDの私的なリッピングも違法ってことに。今年の一〇月一日からね。

ネット上はもう「とんでもない法案が可決」ってことで大変な騒ぎだ。立法の持っていきかたが卑怯だとか、国民の大半が潜在的犯罪者になるからいつでも誰でもしょっぴけるとか。でも誤解して騒いでいる人たちもけっこういるね。「もうiPodも聴けなくなる」とか。もちろん合法ダウンロードは何の問題もない。つべもニコ動も合法だから大丈夫。

問題なのはWinnyとかのP2Pソフトとか、そのほかの違法アップロード業者かな。

せんせいはもちろんこういう法案は反対。理由は、ネットが音楽の消費形態を豊かにしたと思うから。そういえば思い出したけど、昔もレンタルレコード店が流行った時、レコードが売れなくなるって騒ぎがあったなあ。実は、大した影響はなかったんだけどね。

しかし、アメリカでもこういう法案が成立しそうになった時には、レディオヘッドやトレント・レズナーといった、たくさんのアーティストたちが反対運動を起こして声を挙げてたけど、日本人アーティストではそういう動きがないよね。平沢進サンとか坂本龍一サンが出てきたら議論も盛り上がりそうだけど……むしろこの「静けさ」のほうに、邦楽の凋落ぶりをみるようだなあ。

しかしねえ、著作権とかとは無関係な話をしておくと、やっぱりCD高すぎなんだよ。もう「音楽＝情報＝タダ」って時代に、ただのプラスチック板に三〇〇〇円とか出せないって。いっそ一〇〇〇円くらいにしたら消費も盛り上がるんじゃないかな。どうしても値下げしたくないなら、もう一回「LPレコード」売ってみれば？ あ、あと、アー

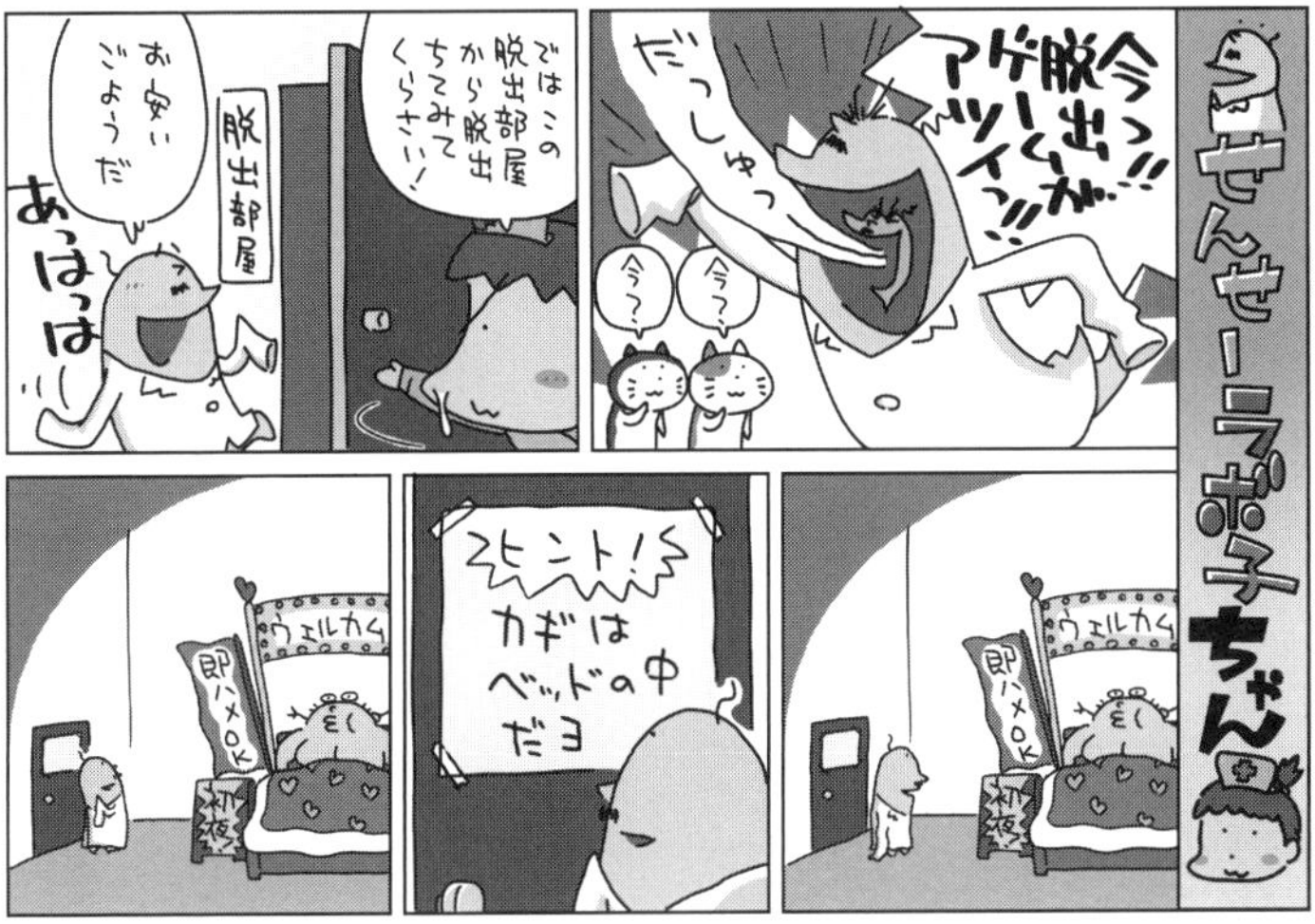

ティストの印税は上げようよ。今の一〜三%って冗談みたいに低いからね(アメリカは一二%だとか)。あと決済システムを工夫して、アーティストが直接販売しやすい仕組みを作るのも良いな。著作権管理事業者にはJASRAC以外の選択肢も増やすとかね。

せんせいが望むのは、「管理」や「搾取」を減らして、もっと自由で猥雑な音楽環境を取り戻そう、ってこと。安心してMAD動画も楽しめないこんな世の中じゃ、良い作品なんて生まれっこないんだからさ。

二〇一二年八月号

★1 万引きは窃盗罪で、一〇年以下の懲役または五〇万円以内の罰金(刑法第二三五条)

アニメはいかに「出立」を描いたか

やあ。日本一「萌え」にくわしい精神科医だよ。

こないだやっと、『おおかみこどもの雨と雪』（二〇一二年）を観た。レイトショーなのにカップルや親子連れがいたりしてヒットを実感したね。で、せんせいの感想だけど、これは傑作！

それもどえらい傑作！　現時点で今年観た映画ナンバーワン。いや細田監督マジでポスト宮崎。なにがって、作品の質の安定感がね。

眠れない傑作

せんせいはかの映画雑誌「キネマ旬報」にも連載を持っているような一級ブンカジンだから映画評論ももちろんこなすわけだけど、そんなせんせいが一番信頼している映画判定法がある。それが「眠気」。すごい映画はたとえ徹夜明けでも一ミリも眠くなったりしない。逆にダメな映画は、どんなにがんばっても目すら開けていられなくなる。

そんなせんせいの夢のように素晴らしい判定法でいくと、いま評判の『ダークナイトライジング』（二〇一二年）は★★★☆☆って感じだった。満点五つ星で。だって前半寝ちゃったもの。でもこれは、映画として駄作と言うよりも「バットマン」という物語をちゃんと把握してないからだろうな。

で、『おおかみこども』は★★★★☆。今回はマジで徹夜明け、しかも病院業務が終わった最高に眠くなる時間帯に行ったんだが、ぜんぜんまったく寝なかった。それどころか、どんどんテンションが上がって最後は感動。いやあイイもの観せてもらいました。これは間違いなく古典になるね。細田伝説がまた盤石になった。あ、星半分のマイナスは今後の伸びしろってことで。

ネットの評判を覗いてみたら、賛否がすごいことになってる。母性無双すぎwとか村人親切すぎとか、子育てナメすぎとかオオカミがケモノすぎとか、まあにぎやかなこと。でも、こういう盛り上がりこそが傑作の条件だよね。

そりゃせんせいにも不満がないわけじゃない。オオカミでも国立大学で勉強して女子大生と結婚できる（ただしイケメン）とか、シングルマザーでも菅原文太に気に入られれば村人になじめる（ただし笑顔美人）とかね……あとヒロインがずっとアメ玉を頬張っているのも少し気になったかな。

でも、そんなのは些細なことさ！ この作品、物語もイイけどCGと手描きの融合っぷりがすごく自然。あと、オオカミが山を駆け巡る場面とか、山の斜面を一気に駆け下りるシーンの疾走感がハンパない。

あと、なんといっても「水」だよ「水」。雨や霧、せせらぎやドブ川、いろんな水が描かれるけど、特に台風と雨の描写がすごい。アニメの画面にこんなに湿り気を感じたのははじめてだ。こういう〝水びたし感〟は、『ポニョ』にすらなかったよ。

宮崎駿を思わせる

このアニメに実社会の厳しさが描かれてないって言いたくなるのは、それだけ描写がリアルってことなんだろうけど、でもこれアニメですから。人が簡単にオオカミになっちゃう時点でファンタジーですから。で、まさにこの点にこそ、「アニメ」ならではの必然があるんですな。

リアルな背景にデフォルメされたキャラ、というのが日本のアニメの基本文法。とりわけ「おおかみこども」という存在は、アニメじゃなければありえない。なぜか。「毛の問題」があるからだ。

伊藤剛サンの名著『テヅカ・イズ・デッド ひらかれたマンガ表現論へ』に、「マンガのおばけ」という話が出てくる。簡単に言えばこういうことだ。マンガはキャラクターを輪郭線で描くので、ウサギが帽子をかぶるだけで人間に変装できたりする。でもこれは、ウサギの体毛を描かずに済むマンガでしか成立しない表現なのだ。これが「マンガのおばけ」。

同じ意味で『おおかみこども』は「アニメのおばけ」か。これが実写やCGだったら、体毛描写でもうアウト。とくにCGアニメは鬼のようにテクスチャを貼り込むから、「雨」も「雪」も思春期前から体毛みっしり。リアルで観たら、「花」はともかく草平とか「すいませんカンベンしてください」ってなるレベル。

でもこれアニメだからね、オオカミに変身しても輪郭がちょっと変わるだけ。耳と爪が生えて、鼻がちょっと犬っぽくなるだけ。キャラとしては十分に可愛い。だからこそ「ヒトかオオカミか」って葛藤にも感情移入できる。

台風の午後に「雪」と草平が二人きりで会話する場面。風に揺れるカーテンに見え隠れする「雪」の顔の変化は、まさに「アニメのおばけ」が堪能できる名シーンだ。

で、思ったんだけど、この映画って、やっぱりパヤヲを思わせるんだよね。細田監督には嫌がられるだろうけど。なにがって？　主人公たちの「孤立」っぷりがね。ヒロインの「花」にしても、バイトしながら大学に通う苦学生で、教室でもいつも一人だ。おおかみおとこは言うまでもなく一匹狼。「雨」や「雪」も、その秘密ゆえに、いまひとつクラスメートになじめない。

それでもみんな、変化を恐れずに、懸命に生きようとしている。

先が見えない状況なのに、ひとつの確信を胸に秘めてジャンプすること。これを「出立」という。「花」も「雨」も「雪」も、孤独の中で「出立」していく。「雪」は中学生なのに親元を離れて「ヒトとして」寮に入る。「雨」は狐の先生に師事して、ひとり山に分け入っていく。朝焼けの中で遠吠えする「雨」の姿は、美しい「出立」のシンボルだ。

彼らの無謀な出立を、ひとまずは肯定すること。出立の未来に、幸多かれと祈ること。たぶんそれができるのは「ア

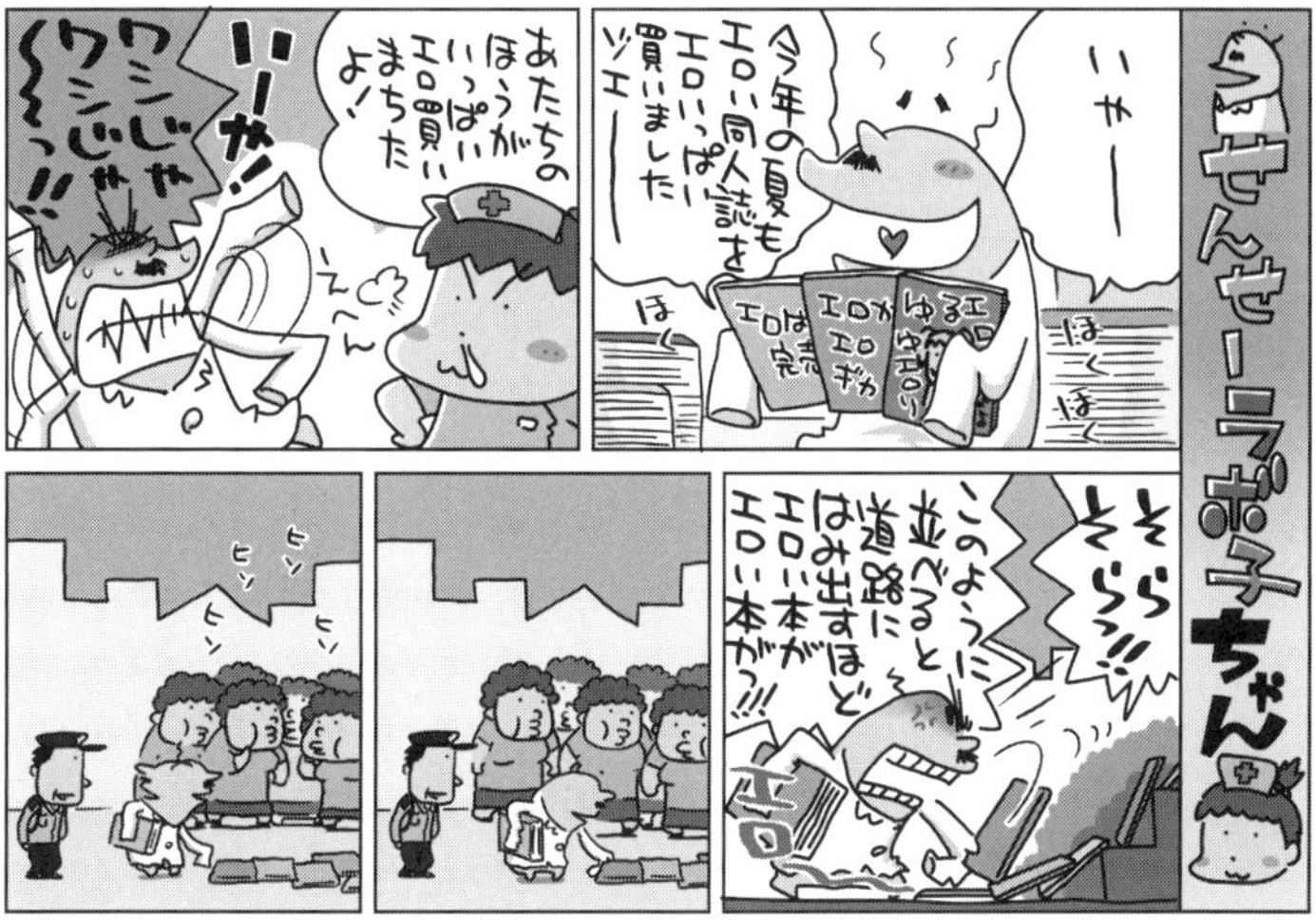
せんせーラボ子ちゃん
いやー
今年の夏もエロい同人誌さエロいっぱい買いましたゾエーー
ほく ほく
あたちのほうがいっぱいエロ買いまちたよ!
えへ〜ん
ワシじゃワシじゃ〜〜っ!!
そらそらっ!!
このように並べると道路にはみ出すほどエロい本がっ!!!
ヒン ヒン ヒン ヒン

ニメ」だけだ。だってアニメは昔から、到底つながりそうにないものをシームレスにつないでみせる、魔法の技術だったんだから。

二〇一二年九月号

ヤンキー化の源は学校？

やあ。日本一「萌え」にくわしい精神科医だよ。

こんな芸風ではや一〇年あまり…まあこれがネタだってことはみんなわかってるだろうから続けるんだけど（続けるのかよ）、今せんせいが日本一くわしいのはもう別のジャンルになっちゃったしなあ。

なにかって？　そう！　「ヤンキー文化」さ。なんたってせんせいの昔の友だちには元ヤンが多い。こないだも同窓会で、せんせいの名著『世界が土曜の夜の夢なら』（角川書店、二〇一二年、後に角川文庫）を元ヤンの友だちに読ませたら爆発してた。

……まあさすがに爆発したのは嘘だけど、せんせいの友だちに元ヤンが多いのはガチで嘘。せんせいが日本一ヤン

キーに詳しいってことだけは本当に嘘。

などとお気に入りのコピペで字数を稼ぎつつ話は変わるが、こないだ立て続けにヤンキー・イベントがあった。荻窪ベルベットサンでは海猫沢めろんサンとのトーク、そしてニコ生でアーティストのMr.サンとのトーク。どっちも滅茶苦茶楽しくて、ハンパなく勉強になったよ！　共通するのは、お二人ともちょっとやんちゃだった過去を持ってること。まあヤンキーのド真ん中ってわけじゃないんだけど、悪そうな連中とつるんでいた時期があった。で、二人とも内面は完全にオタク。海猫沢サンは思春期から一貫して二次元上等なゲームオタだし、Mr.サンは本物のロリコンだ。

でも、二人ともリアル体験を持っているだけあって、いろんなエピソードを惜しげもなく披露してくれたなあ。

なかでも、せんせいが一番ビックリして「これはヤバイ」と感じたのは、いまの中学校における「ソーラン節」の浸透ぶりだ。みんなは経験ないか？　どうも九〇年代くらいから、小中学校にソーラン節ブームが来てたらしいんだな。

全然知らなかった。

ググってみたら、このブームのルーツはどうやら「南中《なんちゅう》ソーラン」というものらしい。

もともとは北海道の稚内市立稚内南中学校ではじまった。北海道の民謡・ソーラン節をアップテンポにアレンジした「ロックソーラン節」。

なんでそんなものが始まったのかって？　八〇年代の南中学校はすんごい荒れてた。そこで、ある教師が、ソーラン節を生徒全員で踊ることを提案した。いろいろ試行錯誤するなかで、独自アレンジのソーラン節が生まれ、おまけに荒れまで収まった。

こうして「南中ソーラン」は全国的に有名になった。なんと「3年B組金八先生」の第六シリーズ最終回は、河原みたいな所で生徒たちが南中ソーランを踊るシーンがクライマックス。そんなこんなで、いまや全国の小学校の運動会や中学校・高等学校の体育祭・体育大会、文化祭などで踊られるようになったってわけ。イイハナシダナー。

いやイイ話は良いんだけどさ、実際にその動画とか見たら（つべとかにいっぱいある）、たいがい引くねこれは。ついにヤンキー文化の浸透はここまで来たか、って。え？

なんで「南中ソーラン」がヤンキーと関係があるかって？

じゃああれはどうだ、「ＹＯＳＡＫＯＩ　ソーラン」は。あれもたいがいヤンキーだろ。だってキミたち、あれ見て「すげぇ、超参加してぇ」って思う？「ＹＯＳＡＫＯＩ」と「南中」がどういう関係かは知らんけど、そこに流れる「センス」は一緒。そう思わない？

ダンスとヤンキー文化

せんせいから見れば、日本のダンスカルチャーってヤンキー文化の一大勢力なんだよね。ツイストからロックンロール、パラパラまで。ソーラン節は八〇年代の「竹の子族」っぽい。

竹の子族ってのは、原宿のホコ天で、奇抜な格好で踊ってた集団のこと。あの衣裳の和洋折衷感が、まんま「ソーラン」に引き継がれてる。でも一番似てるのは一世風靡セピアの「前略、道の上より」のダンス。どう？　どんだけ「ヤンキー」かわかった?

　しかも、気がついてみたら全国的にソーラン系の祭りがやたら増えてる。有名どころでは奈良の「バサラ祭り」かな。バサラってのは戦国時代の傾奇者《かぶきもの》って意味だから、当時のヤンキーのことだ。だって「かぶく」ってのはさ、バッドセンスで悪目立ちする、って意味だからね。

　んでもって歌詞がこんな。「北の大地で弾けるソーラン　老いも若きも舞い踊るチョイ／サエー　えんやーさぁの　ドッコイショ／子供踊れば親まで踊る　至上の絆　描くLOVE&PEACE／☆☆You can do it!　えんやーさぁの　ドッコイショ」。

　出た！　「絆」！　ヤンキー御用達のセンス炸裂！　いやもうホント勘弁してください……。

　こういう話を聞くと、ＥＸＩＬＥがどんどん増殖して日

本を征服するって話が冗談に聞こえない……また踊りの所作がいちいち似てるんだなあ。脚を大きく開いて踏ん張って、上半身をうねるように回転させたりとかね（ＥＸＩＬＥ回転！）。

　ただ、巧いなあと思うのはさ、こういうダンスの練習って、半端な不良が教室のスターになる絶好のチャンスなんだよね。非行と暴走抜きのバッドセンスって、ヤンキー予備軍のガス抜きにはうってつけなんだ。最初からそういう意図で作られたんなら、創始者はかなりの策士ですな。

　でもヤンキー嫌いの生徒にとっちゃ、これほとんど拷問だよね。無理やり踊りの練習とか、人によっちゃトラウマになりそう。たぶん強制参加だろうし。きっとさ、「自分はオタクなのかヤンキーなのか」って悩む中高生は多いんだろうな。いじめられないためにも、ヤンキーを偽装しつつオタクをやるというねじれた青春も多そうだ。

　こんな世の中じゃ、とくに地方の学校なんかで、ぼーっと生きているといつの間にかヤンキー文化に染まってしま

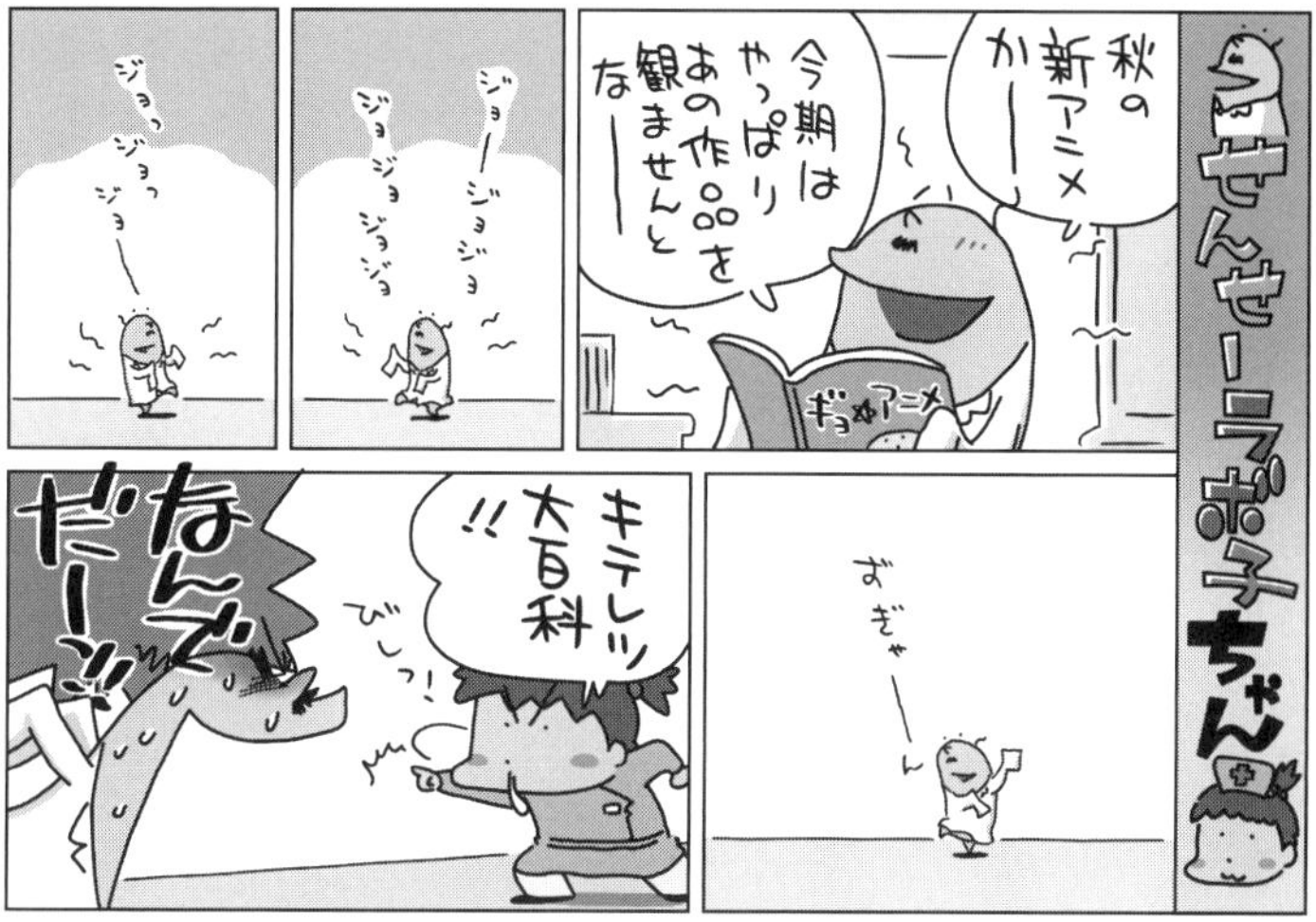
せんせーラボ子ちゃん
秋の新アニメかー
今期はやっぱりあの作品を観ませんとなー
ジョージョジョジョジョジョジョ
ジョッジョッジョー
ずぎゃーん
キテレツ大百科!!
びしっ!
なんでだーっ!!

うことは間違いない。もしそれを避けたければ「趣味」と「知性」で武装するしかないのかも。そう、海猫沢サンやMr.サンのようにね。ちゃんと武装してないと、そのうち「維新の会」が迎えに来るぞ。気をつけよう。

二〇一二年一一月号

Chapter.13 2013

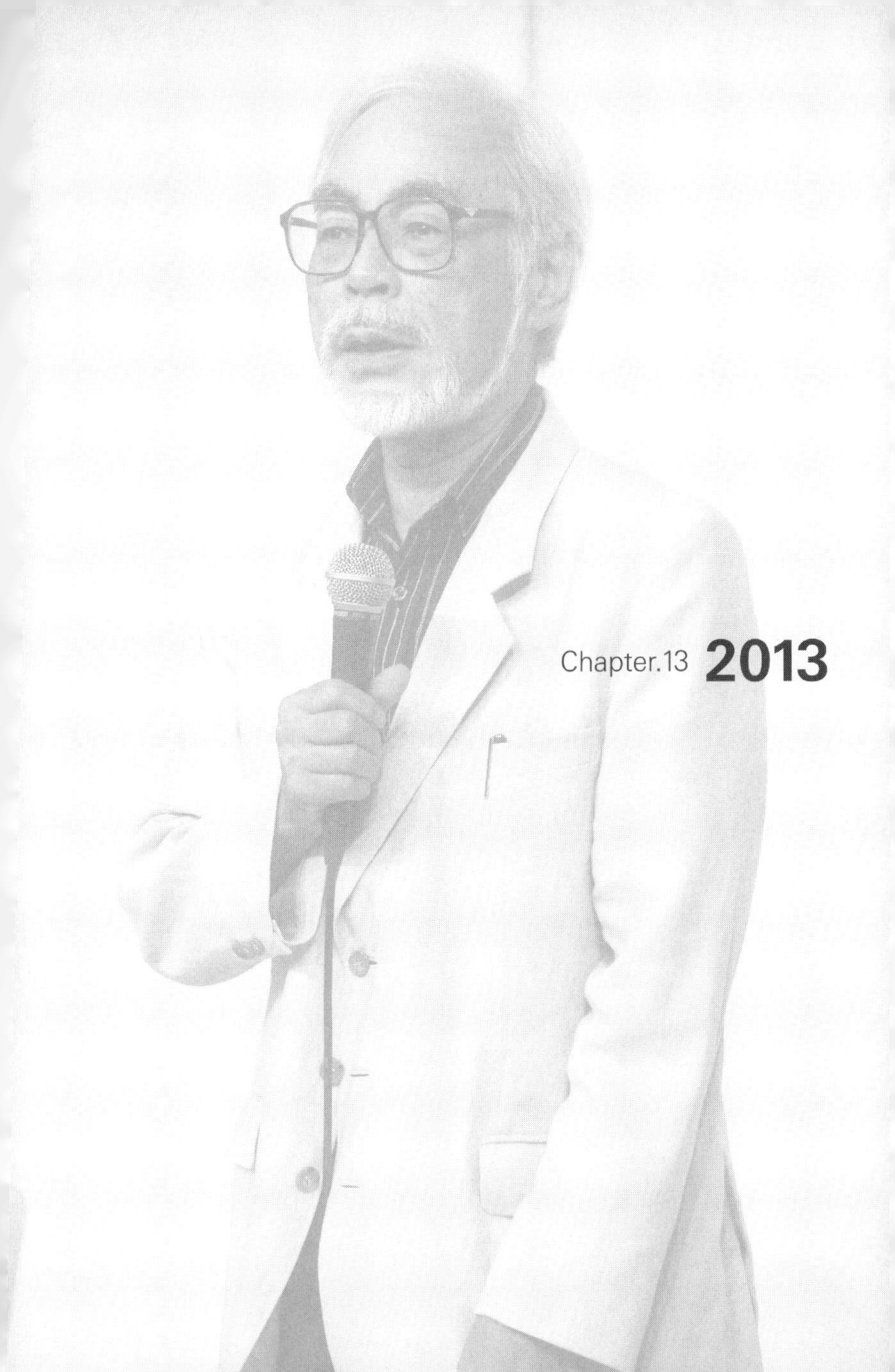

9月6日、宮崎駿監督引退記者会見　撮影：中西祐介/アフロ

エヴァンゲリオンは終わらない

やあ。日本一「萌え」にくわしい精神科医だよ。

今月はでかいのがありました。何かって？『エヴァ』だよ『エヴァ』（『ヱヴァンゲリヲン新劇場版：Q』、二〇一二年）。

まあ三年間全裸待機してたしょくんには悪いけど、せんせいはそこまでエヴァ愛とかないし、熱心に謎解きとかされても「じゃあ私生徒会行くね」とか言いたくなるレベルなんだけど、やっぱコレ見とかないと評論とかやれないでしょ。なので仕事帰りに行ってきた。二一時過ぎからの上映なのにけっこう入ってたなあ。なんか大ヒットしてるなあ。

公開してすぐは観られなかったんで、ネットで事前情報いっぱい仕込んでたから、大体の流れはわかってた。せんせいネタバレとか全然ありなんで。だから一四年後なんでしょ、カヲルくんと連弾すんでしょ、一緒に槍抜きに行ってドタンバでモメるんでしょ、とか、断片ばっかだけどね。

『エヴァ』ってさあ、ある意味心理学ブームの申し子みたいなところがあってね。監督の庵野秀明サンの内面がモロ投影されちゃってるんだけど、それはいってみれば「狂気のセカイ」。でもね、狂気といっても色々あるよ。もしそのへんに精神科医がいたら「エヴァって、どうすか？」って聞いてみるといい。たぶん全員こう言うね。「ありゃボーダーだ」って。

「ボーダー」ってのはボーダーライン、つまり「境界性人格障害」のことね。これ、いろんな意味で不安定なヒトのことだ。感情が不安定だから行動も不安定になる。ものの見方が不安定だから考え方も不安定になる。

なんでも「白か黒か」はっきりしたがるオセロみたいなヒトっているじゃん。まぁ「一〇〇かゼロか」でもいいんだけど。ボーダーの人たちって、いつも敵か味方かを分けたがる。で、味方とはぺったりくっついて、敵のことはトコトン攻撃する。中間がないんだな。グレーゾーンが。これってある意味、判断力が未熟な証拠だから、不安定になるのは当たり前。まあでもボーダーって、結構コミュ力はあったりするから、誰かしら味方につけてつるんでないと不安でしょうがない。むしろ一人じゃいられないんだよね。

こういうヒトってさ、最終的に求めてるのは「お母さんと一体になること」なんだよね。精神分析キター!! とか思った？ まあそうなんだけどさ、でも『エヴァ』ってそういう世界観だから。精神分析で骨組み作って、宗教とSFごっちゃにして肉付けしましたっていう、ものすごく完成度の高いパチもんだから。

ゲンドウがずっとユイにこだわったり、シンジがずっと綾波を気にしたりしているのは、要するに『エヴァ』が究極の「母恋もの」だから。そんなジャンル知らね、って、あのね。ほら『母を訪ねて三千里』(一九七六年)とかってあったでしょ。いなくなったママを探し続ける物語。だから人類補完計画ってのはまあアレだ、みんなでもっかいママの子宮に還って一つになろう！ みたいな話だ。

うん、まあ異論は認めるけどさ。

精神医学的に見るエヴァ

だからまあ、結論はもう出てるんだけど、この話はもうフロシキ閉じようがないのよ。最後に「ママと一つになれた！」なんてオチは、夢オチ以上に禁じ手だからね。「母と合体したい」なんていう近親相姦的な欲望は、絶対に実現されないからこそ、リアルな物語的欲望の裏付けになるわけで。『エヴァ』みたいにそれを露骨に「目的」にしちゃうとね、とにかく話を終わらせないで引き延ばすしかなくなる。

一四年後って設定は意表を突くし、カヲルくんのホモっぷりにも必然性があって決して悪くないんだけど、でも普通は「序→破→急」で終わりじゃね？ って話。なんだよ「Q」って。また三年後かよ。まあ今度こそ最終回らしいけどさ。いっそ『ジョジョ』みたく『エヴァンゲリオン・サーガ』とかにでもすれば？　いや、これまんざら冗談でもなくて。

『エヴァンゲリオン』の物語を回してるのは、基本的にシンジ、綾波、アスカの三人だよね。空っぽの綾波と、なぜか彼女に惹かれるシンジ、シンジをいじることが生き甲斐のアスカ、とね。実はこの組み合わせ、精神医学的に見るとちょっとおもしろい。どういうことかって？

　これね、ちょうど「ひきこもり」「アスペルガー症候群」「ボーダーライン」の三角関係に見える。シンジがひきこもりってのは、まあわかるよね。他人にあまり関心がなくて命令かどうかをいつも確認してる綾波は、かなり「アスペルガー」っぽいと言える。再会するなりシンジにグーパン喰らわせたアスカがボーダーってのも納得、だよね。いちばんメンヘラだのヤンデレだのといわれてたのもアスカだし。

　このキャラの組み合わせって、ある意味鉄板だと思うんだ。『ハルヒ』なんかのキャラ構成もこのヴァリエーションだと思う。この組み合わせを「翻訳」すると、「コミュニ

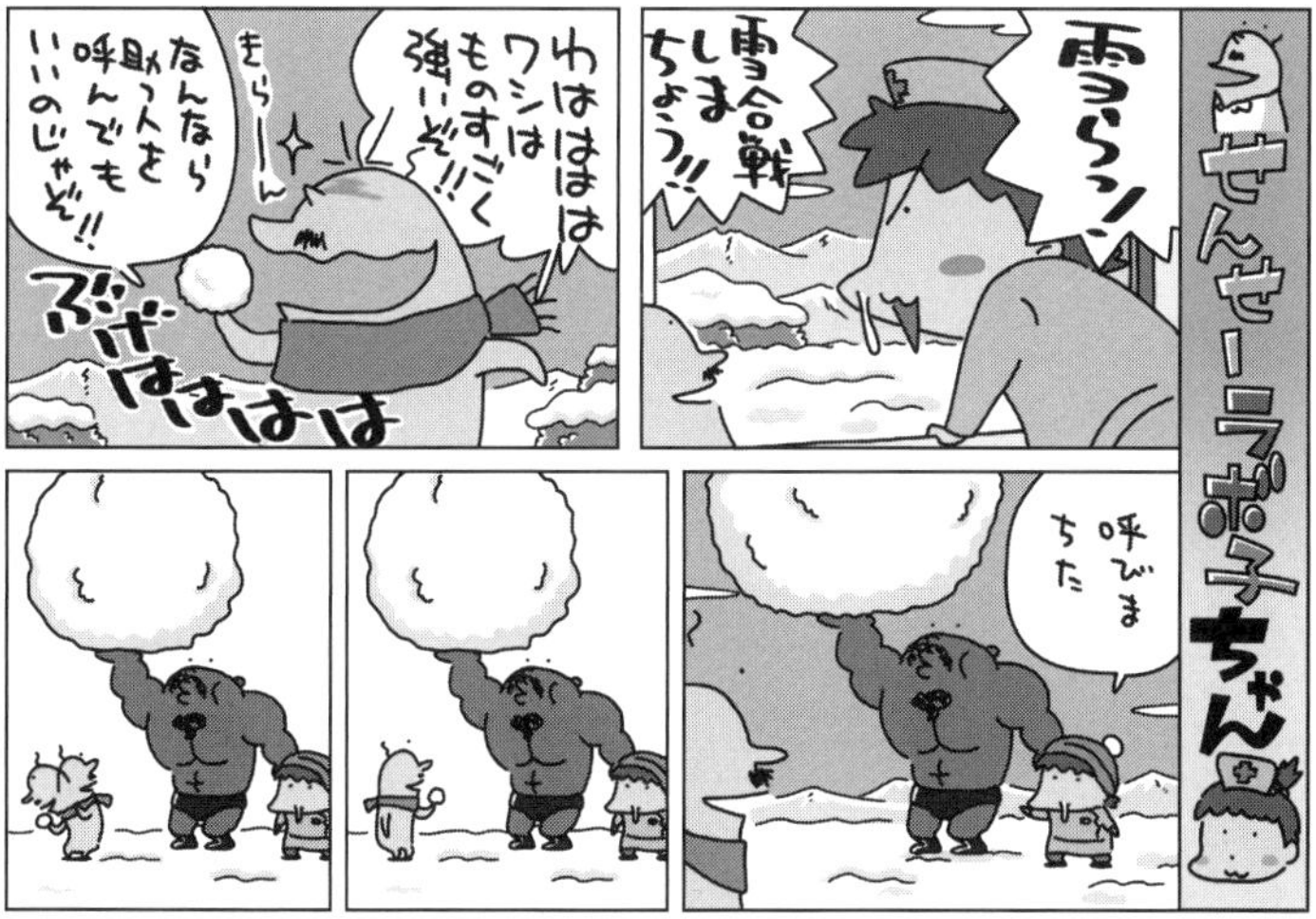
せんせーラボ子ちゃん
雪らっ！
雪合戦しましょう!!
わはははは ワシはものすごく強いぞ!!!
きらーん
なんなら助っ人を呼んでもいいのじゃぞ!!
ぶげははははは
呼びました

ケーションに関心がない（綾波）」＋「コミュニケーションしたいけど怖い（シンジ）」＋「この〝コミュ障〟どもが!!（アスカ）」って組み合わせになる。

シンジは綾波に惹かれるけど、彼女は母のクローンだし、そもそも空っぽな存在だから、シンジとは結ばれない。シンジをいじり倒すアスカに、シンジも惹かれないわけじゃないけど、彼女は究極の「他者」なので、やっぱり接近できない。つまり、この三人で「三すくみ」状態になっちゃってて、三人とも「エヴァの呪縛」とかで年を取らないから、この三角関係でえんえんと感情のキャッチボールを続けながら物語を回していくしかない。

というわけで、せんせい的には、どうせ何をやっても『エヴァ』になってしまうんだから、庵野サンにはぜひ『エヴァンゲリオンの奇妙な冒険』シリーズをやっていただきたいと切に願うのでした。

二〇一三年一月号

二次創作の光と影

やあ。日本一「萌え」にくわしい精神科医だよ。

いきなりで悪いんだが、みんな『フィフティ・シェイズ・オブ・グレイ』（早川書房、二〇一二年）って小説、知ってるかな？　たぶんあんまり知らないよね。実はこれ、いま全世界で一番売れてるベストセラー小説なんだ。

ベストセラーはエロパロ

なんたって去年の四月に発売されてから、シリーズ全三部作が全世界で累計六三〇〇万部。その勢いは『ハリーポッター』シリーズや『ダ・ヴィンチ・コード』すら凌ぐって言うんだから、どんだけ凄いかわかるよね。

ストーリーは単純。二一歳の女子大生アナスタシアが、成功した若き起業家にして神の如き美貌（笑）を持つクリスチャン・グレイと出会い、互いに惹かれ合う。しかしクリスチャンには秘密があった。暗い生い立ち（ｻﾀｰ!）と、SMという性癖ゆえに普通に女性を愛せないという秘密が。

　そう、この本が受けたのは、過激な性描写のおかげ。それで読者の八割が女性だっていうんだから驚くね。ｶｰﾁｬﾝ向けの〃マミーポルノ〃なんて呼ばれてるくらいだ。だから電子書籍版が受けてるってのはわかるなあ。だってエロい本読んでるの表紙でバレたくないじゃん。新しいメディアの普及にはエロが大切、って、さんざん言い古されてはいるけれど、まだ有効なんだな。

　で、一級ブンカジンであるせんせいとしては、そういう問題作は無視できない。最近やっと日本語訳が出たので読んでみたよ！　うん、まあリアリティはないけど恋愛ファンタジーとしては上出来だし、エロな描写も多いけど、心理描写が丁寧だからあんまりハードな感じはしない。

　実はこれ、もともと『トワイライト』（二〇〇五年）って小説（と映画）の二次創作、要するにエロパロなんだよね。だからもちろんクリスチャンのモデルは、『トワイライト』の主人公・吸血鬼エドワード。二次でもBLに行かないところが欧米人ですな。どっちかと言えばドリーム小説だね、これは。

　読んでいてせんせいはアレを思い出しましたよ、われらが新條まゆセンセイを。そう、「まゆたんのカンフー」や「世界一腕の立つ殺し屋」などで有名なあのセンセイだ。だって、ヒロインがちょっと「会いたい」ってメールすると、自家用ヘリで飛んで来ちゃうんだよ、クリスチャンてば。世界的企業のCEOなのにヒマすぎだろ。で、アナスタシアはいちいちクリスチャンのファッションとか仕草とかにウットリするわけだ、つまりその「ものすごいエロオーラ」（Ⓒまゆたん）にね。

　だからこの小説、日本ではそんなには売れないと思う。なぜかって？　こういう女子向けエロ市場って、まゆたんをはじめ（はじめかよ！）、ＢＬからレディコミまで充実しまくってるからね。日本はそっち方面じゃ圧倒的な先進国なのだよ！　一回腐ってから出直してこい（言い過ぎ）！

黒子の異常な愛情

ところで二次創作と言えば、去年の暮れはあのニュースでもちきりだったね。

そう、『黒子のバスケ』脅迫事件。なんたって年末のコミケで、『黒子』関係のサークルや頒布物が全面禁止になったくらいだから穏やかじゃない。

最初の脅迫状が届いたのは二〇一二年一〇月一二日。上智大学の体育館で、硫黄臭のする容器が発見されて、容器に貼られていた脅迫状には「上智大ＯＢの今をときめくマンガ家の藤巻忠俊が憎いからだ」などとあった。翌一三日には「東京ビッグサイト」などのイベント会場にも脅迫状が届いている。

まさかここまで本気で「リア充爆発しろ」をやる奴がいたとはね。結局、これまでに作者の藤巻忠俊センセイの関係先、合計約五〇ヶ所に脅迫状が届いているとのこと。

その後2ちゃんねるに自称犯人による書き込みがなされ、封筒の色や投函場所など、犯人しか知りえない秘密の暴露があることから、本人である可能性が高いとされている。

その内容によれば、犯人が好意を抱いていた人物が二人おり、「その二人との関係が藤巻のせいで絶たれた」（産經新聞二〇一二年一二月二六日付）ことが犯行の理由であると。作者が謝罪してくれれば自首するとか、自殺をほのめかす書き込みもあった。もちろん藤巻センセイは「身に覚えがない」とのことだ。

怨恨にしてはちょっとヘンなのは、藤巻センセイ本人よりも関係先ばかりターゲットにしているように見えること。さすがに自宅は知らないまでも、集英社ジャンプ編集部に送りつけることもしてないみたいだし。怨恨の理由もなんか取って付けたみたいで、あんまり説得力がない。人間関係を断たれたことが原因なら、謝罪じゃなくて関係修復が本筋じゃね？　って思うよね？　誤爆もいいところ。

　むしろせんせいは、犯人の『黒子』に対する異常な愛情を感じるね。だってこの脅迫、見方によっては「二次創作はユルさん！」って言ってるようなものじゃん。それに、もし怨恨の原因が事実なら、藤巻センセイがしらばっくれたり、連載継続を宣言したりするのは火に油、だよね。でも実際には、その後脅迫は沈静化している。一時的かもしれないけど。

　せんせいの持論だけど、オタクがある作品を好きになって、なんとかそれを「所有」したいと思ったときに取る行動が「二次創作」なんだよね。自分だけの作品にするわけだから。だから考えようによっては、二次創作を全面禁止することが、究極の「所有」ってことになるのかもしれん。

　事件として報道されれば、すでにウィキペディアの『黒子のバスケ』の項目に脅迫事件のことが書かれたりしてるわけで、作者との「関係」が生まれてるじゃん。もし逮捕

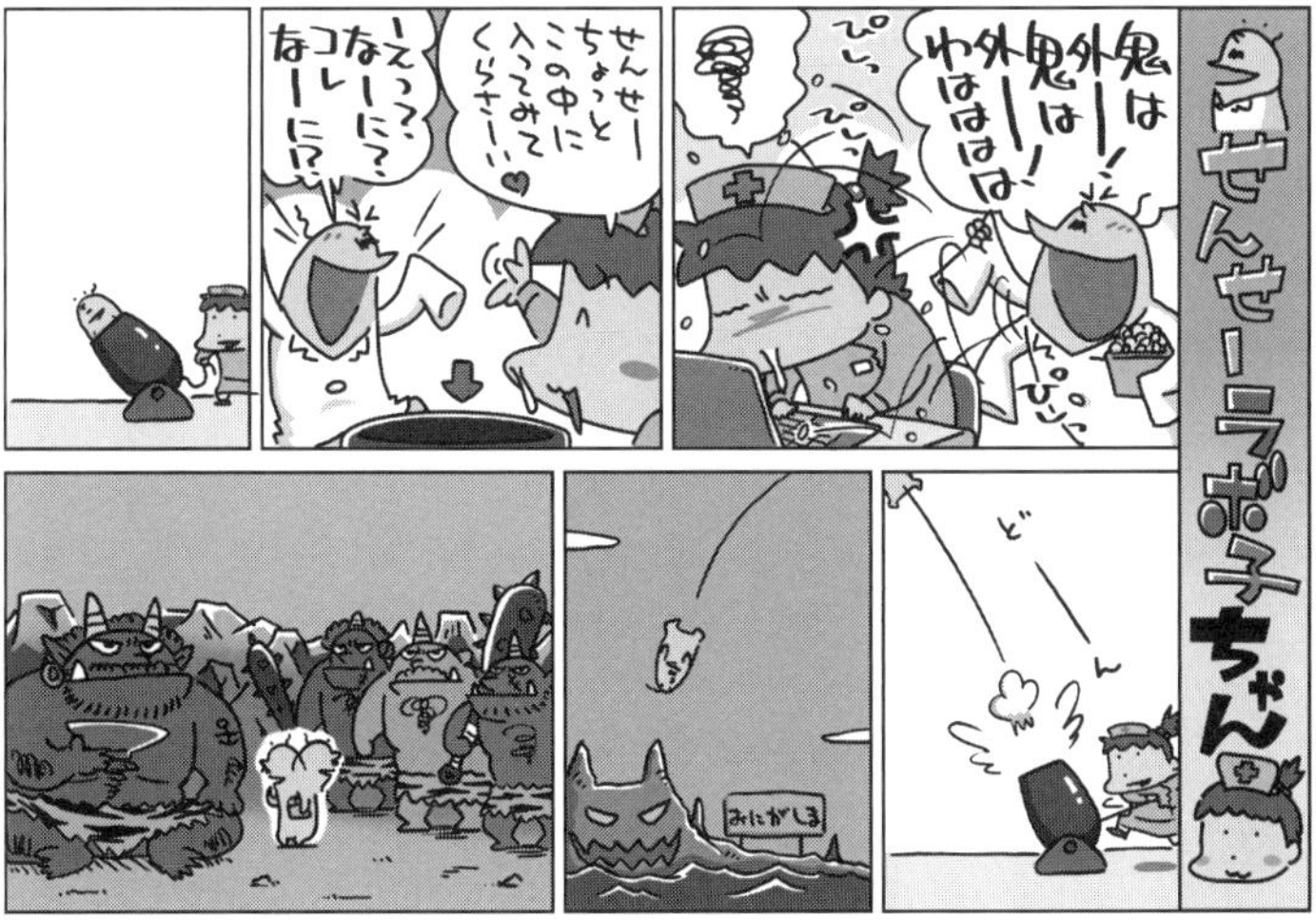
せんせーラボ子ちゃん
鬼は外ー！！
鬼は外ー！
わはははは
せんせー ちょっと この中に 入ってみて くらさーい♥
えっ？ なーに？ コレ なーに！？
どーーーん
みにがしま

されて刑に服することになったとしても、ある意味『黒子』の「黒歴史」にその名を刻まれることになるわけで、それも犯人の思うつぼなのかも。

というわけで（それが真相かどうかは知らんけど）、二次創作への欲望は、ベストセラーにもなれば犯罪にもつながったりする、というお話でした。

二〇一三年二月号

オタクのライフプラン

やあ。日本一「萌え」にくわしい精神科医だよ。

ところでみんな、この二文字を見てほしい。コイツをどう思う？　「老後」。ゲーラボ読者には、三〇代のおともだちも多いと聞いている。ってことは、この二文字はまったく縁がない話じゃない。

どうしてこんな話をしてるかって？　映画『テッド』（二〇一二年）を観たからさ。いやシリアスな映画じゃない。むしろ笑えるコメディだ。「今日はクリスマス。近所の子どもたちはユダヤ人の子どもをボコる」。冒頭からコレだよ。

そのいじめられているユダヤ人の子どもからも「死ね」とか言われてしまう仲間外れの少年ジョンが主人公。あるクリスマスの晩、ジョンはプレゼントにもらったテディベア（テッド）と親友になれるよう神に祈る。奇跡が起きて魂の宿ったテッドは、ジョンの一生の友達となる。そう、ここまではイイ話。

『テッド』で考えたこと

でもね、どんなお話にも続きがある。一八年後、三五歳の中年期を迎えたジョンとテッドは、一緒にマリファナを吸ってはお下劣トークを楽しむダメ人間の仲間入り。いい加減、人生詰んでるかと思いきや、なんとジョンには、ロリという可愛い恋人がいる。爆発すればいいのに。で、結婚を意識してるロリとしては、そろそろジョンには大人になってほしい。できればテッドを捨てて。

テッドかロリか。こいつは難問だ。究極の選択ってヤツだ。ジョンは悩んだ末にテッドとの別居を選ぶんだけど、しょっちゅうテッドに呼び出されては仕事をさぼったりロリの大切なパーティを抜け出したりして、とうとう愛想を尽かされる。その呼び出されるネタがまた『フラッシュ・ゴードン』（一九八〇年）だったりするから泣ける。

……ってわかんないかみんなには。『フラッシュ・ゴードン』ってのはアメコミの人気ヒーローもので……とか説明してもかえって混乱するよな。つまり『シベリア超特急』（一九九六年）みたいな……アニメで言えばアレが近いかな、『MUSASHI ―GUN道―』（二〇〇六年）。あまりにダメすぎてかえって人気、みたいなカルト作品。『スター・ウォーズ』（一九七七年）に張り合って四〇〇〇万ドルもかけたわりには、合成丸わかりの宇宙空間とか、スクーターみたいな宇宙船とかね。

だからこの映画でいきなり〝ホンモノ〟のサム・ジョーンズ（映画『フラッシュ・ゴードン』で主人公を演じた俳優）が出てきたときは思わず「ファッ!?」としたね。

ジョンは一種のオタク人間だ。子ども時代に好きだったものがいまだに大好きで、どうしても捨てられない。このままじゃヤバイとわかっちゃいるけど、ついついゲームとニコ動の無間地獄から抜け出せない……的な、ね。つまり「テッド」の存在は、オタクにとってのアニメやゲームにあたるわけ。

オタクの老後

名作『げんしけん』によれば、オタクっていうのは「気がついたらなっているもの」だ。でも、なったはいいが、その後どうする？　とりわけ結婚。これこそはオタクの試練の時だ。キミは家庭のために、フィギュアを捨てられるか？　ネットゲームの回線を切れるか？　もちろん、卒業したヒトもたくさんいる。でもね……去年の夏コミに何人集まったと思う？　五六万人だよ、ごじゅうろくまんにん。メッカ巡礼に匹敵する動員数、ビッグサイトに鳥取県民全員が集結するレベル。この人数はひとえに層の厚さだ。なにしろ五〇代六〇代もフツーに参加してる。いわゆる第一世代の方々ね。せんせいもこの世代だ。なかには結婚してもオタクを続けられる幸せ者もいるだろう。首尾良く腐女子とカップリングできたりして、「今年は孫と一緒にコミケ」みたいなステキ家族がいても不思議じゃない。

でもね、はっきり言えばそんな「勝ち組」（勝ってるのか？）は一握り。どうしてもオタクをやめられなかった人々の多くは、結婚も家庭も諦めて、いまや魔窟と化した汚部屋の中で、一人オタク密教をきわめるしかなくなる。そしてやってくる老後。真面目に仕事を勤め上げ、やっと年金生活で一息ついたはいいが、妻子は持たず親も亡くなり、気がつくと一人ぼっち。膨大なコレクションに囲まれた孤独な老後。さあどうする？　実はせんせいの知り合いの竹熊健太郎サンが、ずいぶん前にこの問題について書いている（竹熊健太郎ブログ「たけくまメモ」二〇〇五年八月二四日、二七日「オタクの老後問題（1）（2）」）。

竹熊サンが提案するのは「オタク養老院」。この施設では、入居時にコレクションを買い取って入居権利金と相殺するという画期的なシステムが提案されている。なるほど、この手はたぶん「第一世代」には使えるかも。

問題はそれより若い世代だなあ。だってオタク＝コレクターとは限らないからね。いくらＤＶＤやブルーレイのコレクションが凄くても、古書なんかに比べればどうしても希少価値は低いし。

老後を考える場合に大切なこと。それはお金と仲間だ。すでに東村アキコサンの漫画『海月姫』に出てくる天水館みたいな「腐女子マンション」は実在するらしいけど、たぶん彼女たちは経済観念もしっかりしているだろう。女性のリアリズムは侮れないからね。で、男子はまだ何も考えてない。アラ還なのにネットに2ちゃん語で書き込んだりしながら「まだ厨二病は現役でいける」（……自慢？）とかマジで考えてたり……少しは腐女子を見習えば？　誤解しないでほしいけど、せんせいは「結婚しないのが悪い」とか「少子化はオタクのせい」とか言いたいわけじゃない。でも、もしキミが特別な才能もお金も持たないごく普通のオタクだったら、やっぱり「ライフプラン」について考え

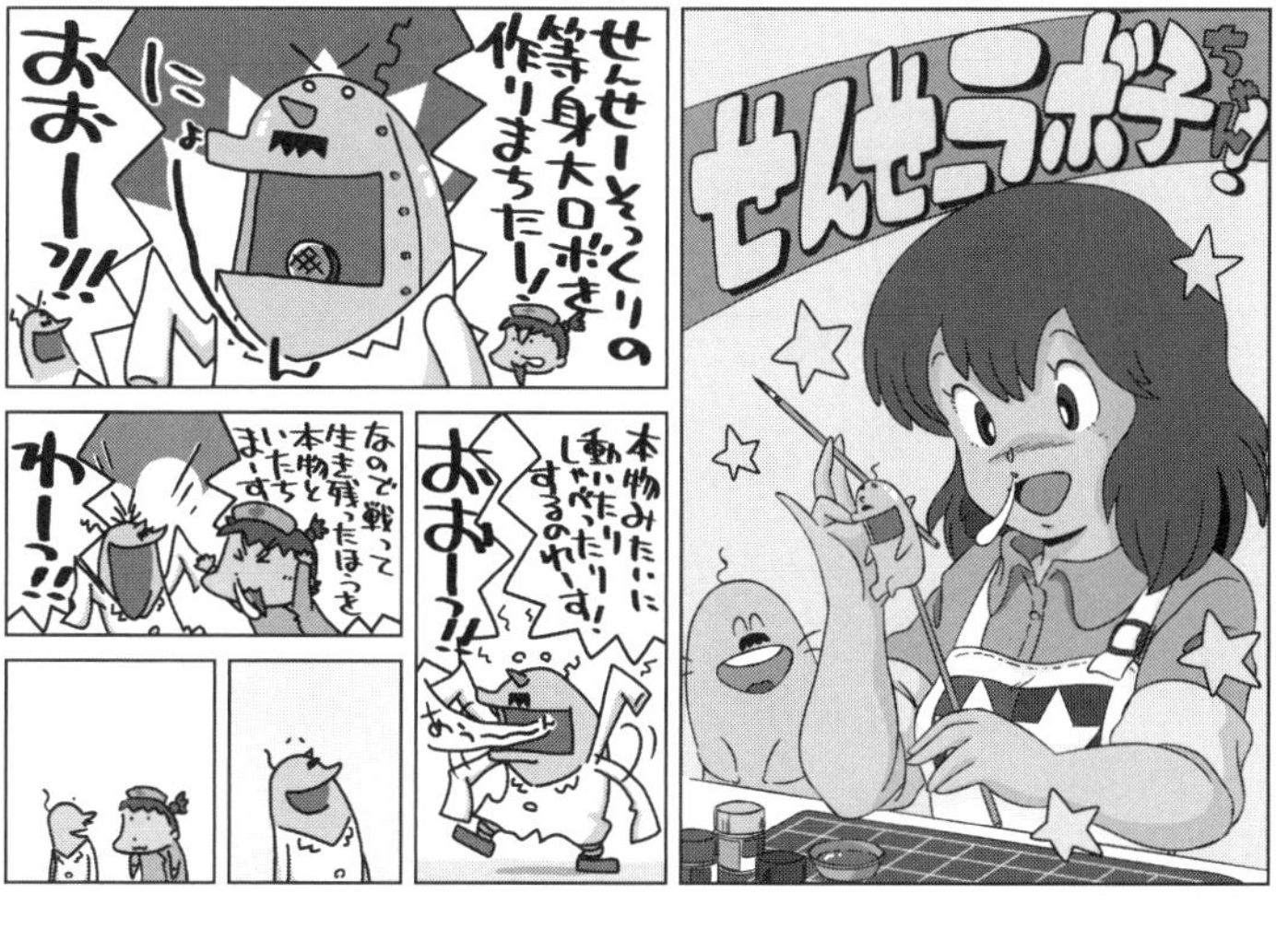

せんせーラボ子ちゃん！
せんせーそっくりの等身大ロボきを作りまちたー！
にょーーん
おおーーっ!!
本物みたいにに動いたりしゃべったりするのれーす！
おおーっ!!
あう
なので戦って生き残ったほうが本物といたちまーす
わーっ!!

てほしいんだ。老後を視野に入れた資産運用のこと。

去年、せんせいは『ひきこもりのライフプラン』（岩波書店、二〇一二年）って本を出して、けっこう好評だった。もし第二弾を出せるなら、次は仲間作りも視野に入れた「おたくのライフプラン」を考えたいな。わりとマジで言ってる。

……あ、『テッド』はちゃんとハッピーエンドだから、安心して観るといいよ！

二〇一三年三月号

大洗は萌えているか

やあ。日本一「萌え」にくわしい精神科医だよ。

実は先生の自宅って茨城県の水戸市だったんだけどさ。水戸って、けっこう太平洋に近いんだよね。で、いちばん近い海岸が、大洗海岸なんだ。

そう、ピンと来たきみはえらい。あんこうとご当地プロレスラー・オーアライダーの街……じゃなくて、いまや『ガルパン』の聖地巡礼の街として有名になった大洗町、せんせいはそのすぐそばに住んでいた。クルマで一〇分くらいのところ。

「いた」って過去形になってるのは、最近引越したから。水戸市からつくば市にね。せんせいは今年度から筑波大学のキョージュになったので、いったんつくば市に住むことにしたんだ。だからキミたちも今度からは「日本一萌えにくわしい医学部教授」って呼んでくれてイイよ（少し違うけど）！「萌えにくわしい精神科医」は、とっくにネタだったからなあ。

ガルパンがやってきた

それで、話を戻すと、かえすがえすも残念だったのは、転勤だの引っ越しだのが重なりすぎて、大洗町の「海楽フエスタ」に行けなかったこと。今回はアニメ『ガールズ＆パンツァー』とのコラボとのいうことで、自衛隊の七四式戦車が来たり、アニメの制作スタッフや声優さんらが参加したっていうのにね！

もともと大洗町はけっこう文化的な土地柄で。せんせいも先日、お寺でやったチェンバロのコンサートに行ったりしたけど、最近は商工会の街おこしっぷりがハンパない。あと『ガルパン』のモデルになった……かどうかは知らんが、茨城県立大洗高校マーチングバンド部ブルーホークスは、全国大会で何度も入賞している名門クラブだ。いやホント、景色もいいし食べ物も美味しいイイ町なんだけど、なにしろ震災以降はちょっとね……。

前にも書いたと思うけど、3・11の震災では茨城県もけっこう被災してて。とくに東海第二原発はヤバかった。津波で冷却機能の一部が破損して、第三者から見れば第二の福島第一（ややこしいわ！）と同じことになってた可能性もある。みんな知らないだろうけど。

大洗町の震災と津波被害も大変だったけど、いちばんひどかったのは風評被害。なにしろ福島県の隣ということで、海水が放射能に汚染されてるって風評が立っちゃったもんだから、海水浴客とか観光客が激減。海産物の売れゆきにもかなりダメージが出た。放射能量は「不検出」だからもう問題ないんだけどなあ。

『ガルパン』って全部は観てないけど、「戦闘美少女」的にはツボ押さえまくりの作品だよね。かつての戦闘美少女イメージがビキニアーマーのグラマー少女だとすれば、時代はどんどん「擬人化」に近づいているように見えるな。『ストライクウィッチーズ』は戦闘機の萌え擬人化、『うぽって!!』は銃器の女の子の学園モノだし、ほかにもＭＳ少女、メカ少女、機娘、とかいっぱいあるなあ。

この流れで言えば、『ガルパン』ってのはさしずめ、戦車の擬人化だね。ガチで戦闘しても死なないし、そもそも戦車同士で追っかけっこや戦闘ってまずありえないみたいだし。あれは擬人化だからできること。いやーそれにしてもアニメの戦闘シーンの出来はハンパなかったね。

基本ＣＧなんだけど、機械関係はそのほうがリアルだし、ディテールがいちいちマニアック。喉頭マイクを介しての会話とか、キャタピラと装甲がこすれあって生じる火花とか、戦車の重量表現とかね。ともかくスタッフの戦車愛があふれている。

だから最終回の第一二話は素晴らしい出来だった。ネット上でも、「神回」って言われてるけど当然だね。観たこ

とないもの観せてくれた。なにより戦車同士のチェイス＆ガチバトルって、たぶん映像化されたの初めてじゃない？これってコロンブスの卵だよなあ。戦闘機能を持った機械同士の〝肉弾戦〟ってさ、実在する兵器では戦車同士以外じゃ考えられないもんね。そうか戦車って、ちょっとしたモビルスーツだったんだなあ。

萌えから復興へ

あと、『ガルパン』観てて思ったんだけど、戦車のスペックを語り合う楽しさと、萌えを語る楽しさって、けっこう近いよね？　せんせいの考えでは、「萌え」っていうのは「説明可能な愛」なんだと思う。わかんない？

愛ってホラ、普通は「説明できない気持ち」みたいに思われてるじゃん。もちろんキャラの、なんとも言えない魅力、みたいなものも否定はしないけど、むしろキャラ萌えの喜びっていうのは、「ティーガー戦車の魅力は欠陥品スレ

スレの過剰さ」とか「90式戦車は水冷2サイクルV型10気筒ターボエンジンの音に萌える」みたいに〝語れる〟ことじゃないかなあ。

たぶんこの〝語れる〟って部分が、「聖地」との相性の良さじゃないかな。『ガルパン』には「軍国主義のプロパガンダ」って批判もあるようだけど、「戦車道」のどこが「軍靴の足音」って証拠だよ！　兵器ネタや戦争ネタは、マニアックな語りに向いてるってだけだよ。だいたいあのパヤヲだってものすごいミリオタじゃん。

それと語れるって言えば、『ガルパン』の再現っぷり。大洗駅は当然として、マリンタワーからアウトレットモール、磯前神社からそのへんの民宿まですごい忠実。実写ドラマよりもセル画で描かれたほうが、ネタ元について語りたくなるのは不思議だけど、そういう点からもアニメって街おこし向きなんだろうなあ。

で、せんせいが感動したのは、この大洗ホテルスタッフのブログ。行けなかった海楽フェスタの様子がくわしくレ

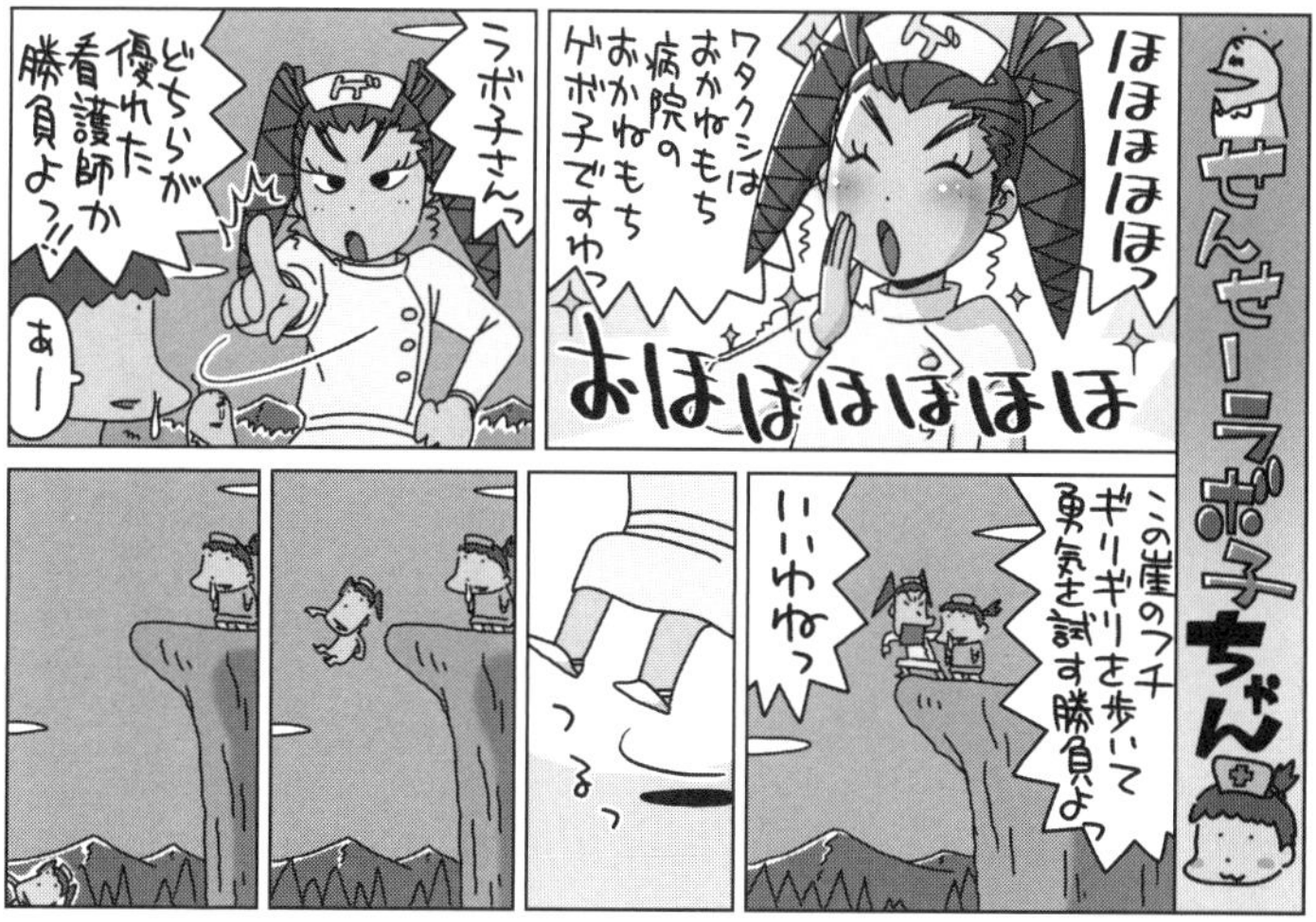
せんせーラボ子ちゃん
ほほほほほっ
ワタクシはおかねもち病院のゲボ子ですわっ
おほほほぼほほ
ラボ子さんっ
どちらが優れた看護師か勝負よっ!!
あー
この崖のフチギリギリを歩いて勇気を試す勝負よっ
いいわねっ
つるっ

ポートされてるけど、風評被害のダメージが聖地巡礼化で癒されていく感じ、他人事じゃなくてなかなか泣ける。せんせいが勤めることになった筑波大学だって、茨城にあるって理由だけで学生が減ったりしたんだから……。

でも大丈夫。『ガルパン』を観て元気になった。せんせいもつくばのため、茨城のために頑張るよ！　パンツァー・フォー！

二〇一三年五月号

『惡の華』が醸し出す「空気」

やあ。日本一「萌え」にくわしい精神科医だよ。

いや〜しかし安倍政権には参ったね。何がって、まさかの「嶋大輔擁立」ですよ、参院選に。参議院議員の三原じゅん子つながりで。どこまで広がるヤンキーの輪、ってね。ツッパることが男のたった一つの勲章、だからね。三〇代以下にはわからないネタかもしれないが、例えるならＥＸＩＬＥのＨＩＲＯがなぜか内閣府参与に就任したら、くらいのインパクトあったなあ。

せんせいは去年の暮れに朝日新聞のインタビューで自民党のヤンキー化を指摘したばかりなんだが、今年に入ってからこの予言が的中しまくりで困ってる。せんせいはあんまり「だからボクが前に指摘したとおり(ドヤァ)」みたいなキャラじゃないし、当たってもちっとも嬉しくない予言だからなあ。

自民党のヤンキー化

まあ嶋大輔擁立はいったん白紙、ってことらしいけど（タレントは引退とか伏線は張ってある）、そしたら数日後には安倍総理がＥＸＩＬＥのコンサートにお出ましとか。自民党どんだけヤンキー好きだよ！　そのうち国会も「安倍センパイまぢハンパねェぞ」「マジで安倍さん見たらビビるって、つかお前、派閥どこだよ？」みたいな〝集会〟になるぞ。

そういや安倍ちゃん、もともとヤクザ映画ファンだし、麻生財務大臣はすっかりマフィアファッションで得意気だしなあ。

まあアベノミクスが快調だと思われているうちは、このままアゲアゲで行くんだろうけど、中流以下は給料が上がらないのに物価だけ上がるという状況で、いまのところ富裕層にしか恩恵がない。金持ちが元気になればビンボー人にもおこぼれが回ってきていいことずくめ、っていう説を「トリクルダウン」って言うんだけどさ、これは無効なことがもうアメリカで実証済みなんだよね。

ただ今の空気ってさ、まともに怒るのがバカらしいようなムードがあってこれがいちばん怖い。なんか怒りも「激おこプンプン丸」みたいにキャラ化されちゃって、いろんなことがネタみたいになってる。ヤンキー化が政治に及んだときにもっとも怖いのは、こういう「空気」なんだよなあ。

『惡の華』は俺得アニメだった

さて。ところでみんな、アニメ版『惡の華』は許す派？　許さない派？　せんせいは許す派。というかむしろちょっとばかり絶賛派かもなあ。

何のことかわかんない？　いやホラ、押見修造せんせいが別冊少年マガジンに絶賛連載中のあの漫画が、四月からテレビアニメ化されたんだよ。可愛い女の子がこっち睨んで「クソムシが」って言ってる単行本の表紙、見覚えないかな。

原作は群馬県桐生市出身の作者自身の経験がずいぶん反映された、思春期の鬱屈をえげつなくリアルに描いた作品。タイトルはボードレールの詩集から。なにしろ主人公の中二少年、春日高男くんはこの詩集が大好きらしいからね。成績は悪い文学少年って、今どき珍しいキャラだ。

いちおう原作の画風はけっこう萌え要素もあって、普通に考えたらこのままアニメ化してもいいはずだった。関係ないけど最近のアニメは再現性がハンパないからなあ。『バクマン。』（二〇一〇年）にしろ『団地ともお』（二〇一三年）にしろ。まあ『ジョジョ』はちょっと外して大成功したケースだったけどね（第三部楽しみ！）。

ところが『悪の華』のアニメ化はびっくり！　これ実写

じゃん！　いや正確には、実写で撮影した画像をトレースしてアニメ化する、「ロトスコーピング」って技法がもろに使われている。この技法はもともとディズニーアニメなんかでよく使われてて、パヤヲ氏なんかは「ヌルヌルしてキモチわるい」ってどこかで言ってたと思うんだけど、それがもうね、全面展開。

ネット上では絶賛から罵倒まで賛否両論らしいけど、話題性って意味では大成功だね。制作陣は原作者含めてノリノリみたいだから、完全に狙ってる。せんせいはちょっと出遅れちゃったんだけど、動画サイトとかでフツーに公開してるんで観てみた。うん、悪くない。ってかむしろ画期的じゃね？

こんなんだったら実写化しろよって声もあるんだろうけど、このヌルヌル感が面白ポイントだからなあ。それに実写の俳優と声優はキャストが違うのも重要。絵と声のこういう「強制同期感」もアニメの快楽だから、これも実写じゃ無理だろう。

とはいえ、せんせいがこのアニメにやられたのは、このオープニングとエンディングが大きいんだよね。オープニング曲はなんと「神聖かまってちゃん」のヴォーカル、の子。こじれた思春期を歌わせたら、いまや大槻ケンヂよりも「の子」なんだよなあ。エンディング曲がまたいい。ASA－CHANG&巡礼の「花」と来た！　なにこの俺得アニメ。これも知る人ぞ知るカルトな名曲だけど、発表が一〇年以上前だし、よくぞ発掘した、って感じ。思春期だけの〝儚い崇高〟がここにある。

「厨二病」って言葉があるように、思春期はこじれやすい。性に目覚めたり自意識過剰になっちゃったりね。ファンタジーの主人公になりきったり哲学に目覚めちゃったりとかね。でもそれは誰もが通る道。この時期に恥ずかしい思い出がない人間を、せんせいは基本、信用できない。

そのほとんどは独りよがり、あるいは独り相撲だったりするんだけど、思春期ど真ん中の青少年にはそれがわからないんだなあ。「そんな悩みは一時的だ」つってもさ、少年

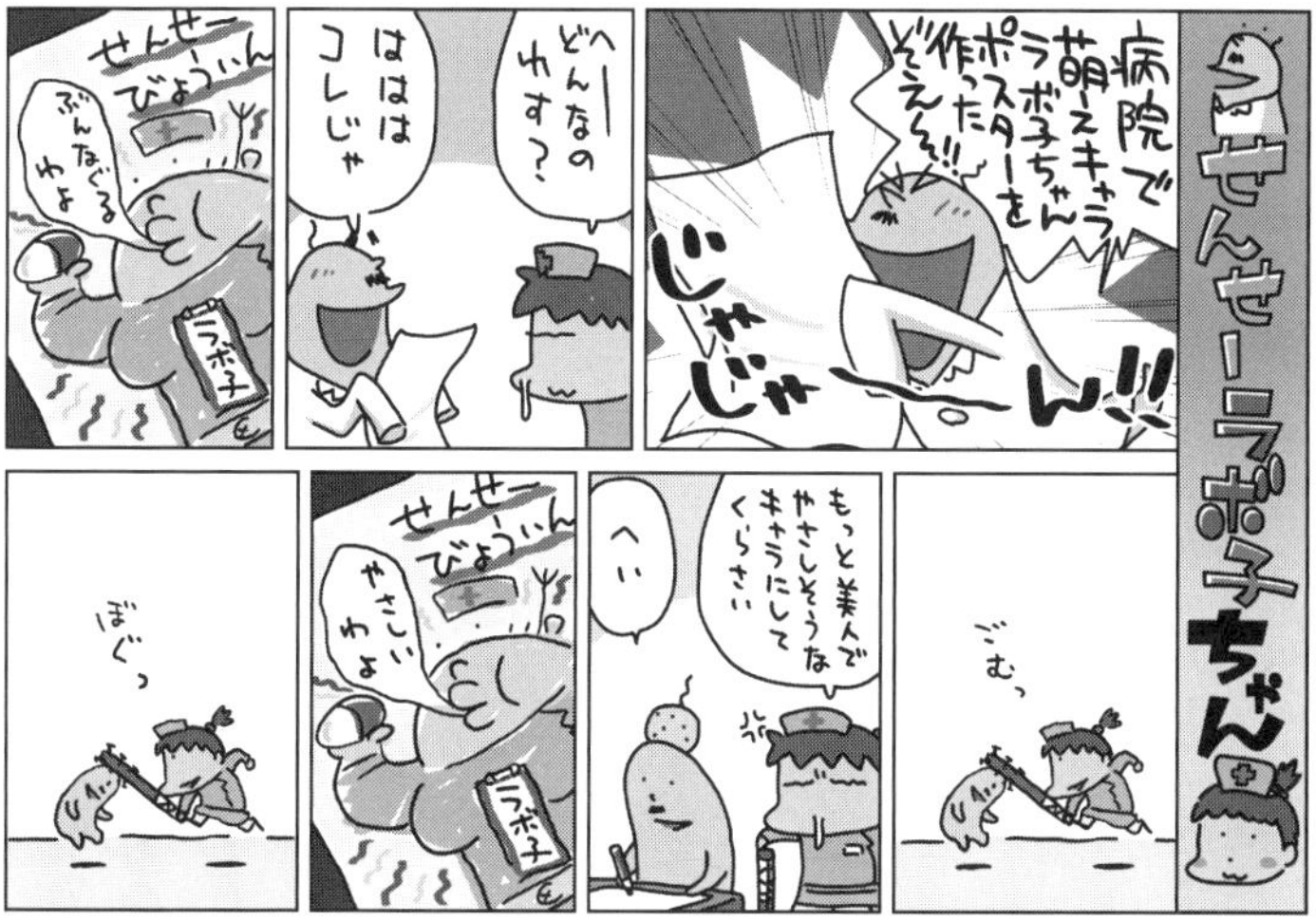

せんせーラボ子ちゃん
病院で萌えキャラ ラボ子ちゃんポスターを作ったぞぇ〜!!
じゃじゃーーん!!
へー どんなのッす？
ははは コレじゃ
せんせーびょういん
ぶんなぐるわよ
ラボ子
ごむっ
もっと美人でやさしそうなキャラにしてくらさい
へい
せんせーびょういん
やさしいわよ
ラボ子
ぼぐっ

少女にとってのオトナはみんな「クソムシ」なんだもんなあ。で、繰り返すけど、それはみんな通ってきた道だし、むしろ通るべき道なんだ。

ふと思ったんだけどさ、ロトスコープのアニメって、自分でものすごく補正かけて観ないといけないから、そのぶん主観映像に近づくわけだ。で、アニメ絵と違って、同じ絵が美人にも不美人にも見えたりとすごく不安定な表現になる。これがちょうど、風に吹かれる木の葉のように揺れる思春期の心の表現にぴったりなんだよね。今後どうなるかわからんけど、新しい「空気」を生み出す表現として、せんせいは断固、支持したい。

二〇一三年六月号

児ポ法のどこが間違っているか

やあ。日本一「萌え」にくわしい精神科医だよ。

また自民党がやらかしてくれた。先月書いた「嶋大輔参院選擁立」の衝撃のほとぼりもさめやらぬうちに、今度は「児童ポルノ禁止法」の改正案と来た。あ、正式には「児童買春、児童ポルノに係る行為等の処罰及び児童の保護等に関する法律」ね。この法律、一九九九年一一月に施行されて二〇〇四年に一度改正されてるんだけど、その後〇八年、〇九年、一一年の改正案は、出されるたびに衆議院の解散で廃案になってきた。今回は三度目、いや四度目の正直ってわけ。まったく、「仏の顔を三度まで」という名セリフを知らないのかよ!!

しかし思えば、せんせいのこの連載も、ずっと児ポ法との闘いの歴史だったなあ。毎回腹を立てたり笑いものにしたりしてきたんだけど、当時はまだ相手は東京都だったし、こっちにもちょっと余裕があった。しょせんは地方自治体のすること、みたいな。

でも今回は「条例」じゃなくて「法律」だからなあ。

「絵」は被害者を生まない

せんせい実は、児童ポルノ法案そのものに反対してるわけじゃない。なにしろ一九九九年以前には、児童を守る法律そのものがなかったんだからね。被害者、つまり被写体となる児童がいるようなポルノは断固反対だ。実際こっちについては、今普通に流通しているソフトなものも含めてどうかと思うよ。あれを取り締まるっていうなら、せんせいは取り締まる側に立っちゃうなあ。まったく、ローティーンのうちから娘にこんな仕事をさせるって、どんな親だよ!!　成長してからどんな辛いことになるか、せんせいは職業柄熟知してるから、あれだけはホント許せない。完全に違法化しちゃって構わないと思う。そのくらいの勢い。

じゃあ、漫画やアニメはＯＫかって？　これ前にも書いたんだけどさ、せんせいはたとえ「絵」でも、児童ポルノってキライなんだよね。だからもし、息子がそういうの読んでたら取り上げるし、それ専門の作家サンについては、正直、個人的には尊敬できない。

まあこれは「好み」の問題だ。せんせいがロリコンよりも腐女子を尊敬しているから（しているのか）といって、それを責めることは誰にもできない。でもね、それと「取り締まる」ことは別なんだ。

表現が人を傷つける最悪のケースが児童ポルノなら、漫画やアニメの「絵」は、同じ意味で傷つく被害者を生まない。絵なんだから当たり前だ。もうこの時点で、規制の対象外になるはずなんだけどなあ。まったく政府には、自分の「好み」で法律を作って良いと考えるヤンキー議員が山ほどいるってわけだ。

今まで、せんせいたちは「だからロリコンがどうやって性犯罪だって証拠だよ!!」みたいな感じで徹底して反論してきたわけ。そう、この闘いの中から、せんせいのあの名言「(ポルノの規制が進むと)健全な性犯罪が増えるんじゃないですか?」が生まれたのだった。

実際、ポルノが性犯罪を増やすというデータはない。むしろ減らすっていうデータならある。暴力的な映像が暴力的な犯罪を増やすのか、エロい映像は性犯罪を増やすのか。「増やさない」というデータのほうが多いけど、ここは謙虚に「まだよくわからない」と妥協してあげてきたのに!!

ただねえ、今この議論は難しい局面を迎えていて…。というのは児ポ法って、もう「根拠」がどうのって段階じゃなくて、むしろ「こういうの見たくないよね」的な価値観だけで進められている感じだから。そもそも法律って、いちいち根拠を検証して決めるわけじゃないからね。だから、反論にもいろいろと芸がいる。

最近話題になっているのは、ゲームアイドルの杏野《あんの》はるなサンが書いたブログの記事「児童ポルノ法にもの申す。政治家が見落としている部分。アニメ、漫画、女の子　男の子」(ブログ「はるなはここにいます。」二〇一三年六月四日)だ。

「現実」の意味を教える

この視点がなかなか面白い。結論だけ言っちゃえばこういうことだ。児童の性的なものを完全に廃絶してしまうと、「子供達が自分に性的価値があるのを勉強できない」ということ。杏野サン自身、ジュニアアイドルの経験があるから、半分当事者として、こういう議論ができるんだろうね。で、せんせいもこの意見には基本的に同感。そのうえで、ちょっとだけ、訂正しておきたい。

子どもはねえ、やっぱり大人の導きがないと学習できないんだよ。

たとえば、今は先進国ならどこの地域でも、いろんな人種が入り交じって生活している。映画やドラマなど、フィクションの世界でもそうだ。こういう環境で育った子どもたちは、人種差別なんて思いもよらないはず、と大人たちは考える。しかし残念ながら、そうはならないんだな。

アメリカの研究者が、人種の教育について行った調査がある。結果だけかいつまんで紹介しておこう。多くの子どもたちは、同じ人種同士で固まってしまう傾向があって、互いにあまり交流しなかった。結果、多くの子どもはのびのびと人種差別主義者となっていった。

つまり、単に子どもを現実の中に置くだけでは足りないんだね。周囲の大人、とりわけ親が、そうした「現実」の意味を教えてあげる必要がある。「差別はいけない」とね。ポルノもこれと同じこと。単にそういう性的な写真が流通するだけではマズいんだ。子どもがそれに対して好奇心や憧れだけを持ってしまわないという保証はどこにもない。

そこで大人の出番だ。「あなたにはこうなってほしくない」「どちらかといえば大反対」といった意見を伝えて、そ

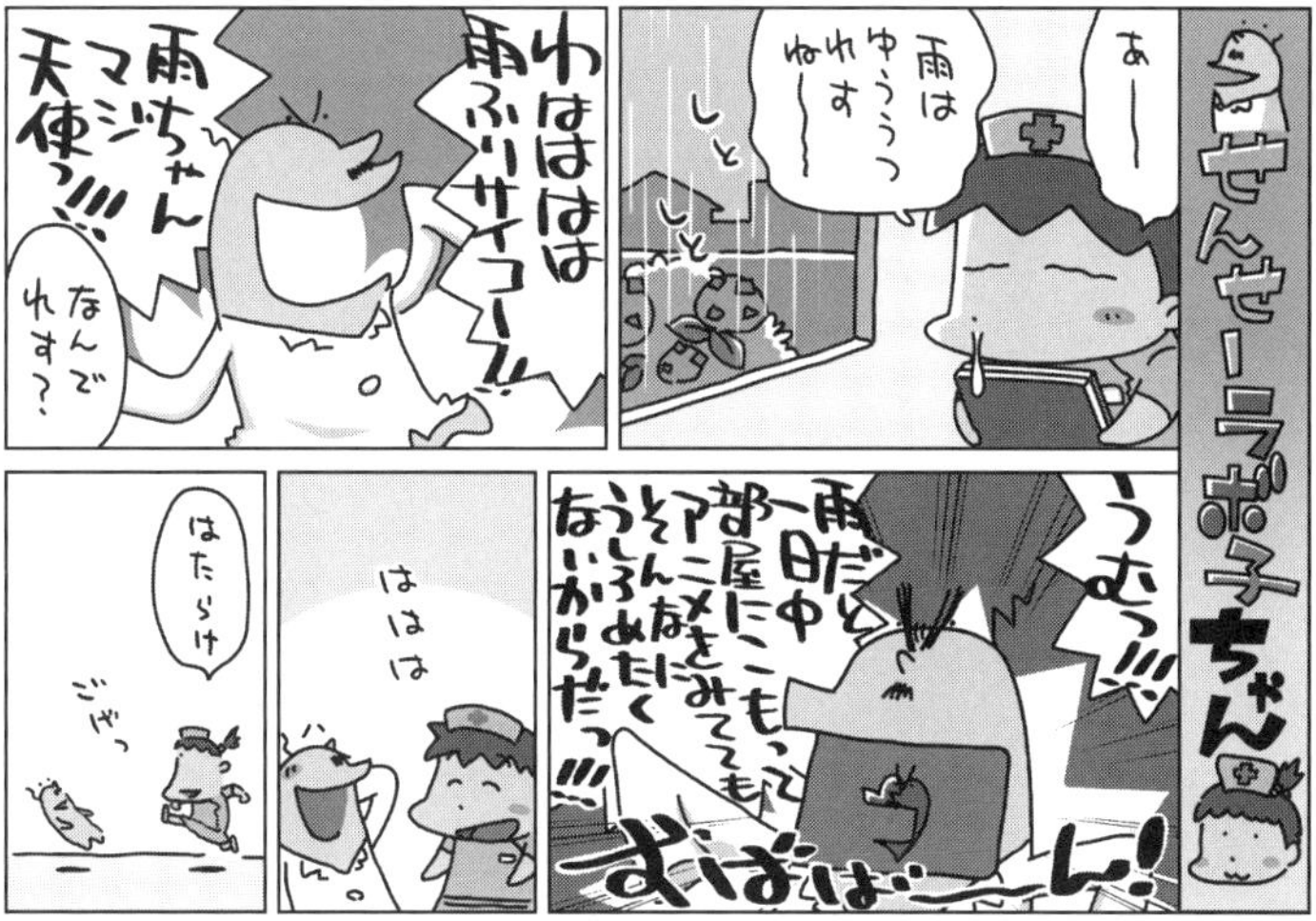

せんせーラブポ子ちゃん
あー
雨はゆううつれすねー
しと しと
やはははは
雨ふりサイコー!!
雨ちゃんマジ天使っ!!!
なんでれす?
うむっ!!!
雨だと一日中部屋にこもってアニメをみててもそんなにうしろめたくないからだっ!!
ずばばばーーーん!
ははは
ハハ
はたらけ
ごすっ

の写真に秘められた「悪」を理解してもらう。別に押しつけなくていい。ただ「私たちはこういうものが嫌いで、許せないと思う」と伝えるだけでいいんだ。

「見たくないもの」をすべて消去してしまうことは、そういう問題の善悪について議論する機会をなくしてしまう。でもそういう議論は、表現の自由を裏打ちする倫理観を鍛えるうえでは、絶対に必要なことなんだ。

二〇一三年七月号

せんせいがモノノフになったら妻はどんな顔をするだろう

やあ。日本一「萌え」にくわしい精神科医だよ。

「萌え」はともかく、まあ正直、せんせいはAKBとかよくわかんないわけだ。いや、いちおう社会現象にまでなったしさ、「ヒョーロン家なんだからオマエもなんか言え」って言われてコメントもした。コメントするためにAKB本も買った。動画も観てCDも買った。

……でもダメだった。いや悪くはないんだ。クオリティが高いプロの仕事っていうのはよくわかる。でもハマれたかって言えば、さすがに五〇過ぎてそれはキツいっしょ。

でもねえ、考えてみたらAKBファンって、あんまトシ関係ないのな。ちょっと前の本だけど『AKB48白熱論争』（幻冬舎、二〇一二年）って本とか、著者がすごいよ。今をときめく若手評論家の宇野常寛サン、メディア学者の濱野智史サン、アイドル評論家でもある中森明夫サン、そして保守の重鎮、小林よしのりサン。まあみんなおっさんだ、ヒトのことは言えんが。

そうそうたる言論界のフロントランナーたちが、「あっちゃん」が「まゆゆ」が「ゆきりん」が、とマジ議論。学者がついでにサブカル論じるのとはぜんぜんワケが違う。だって濱野サンなんて、「総選挙」の投票権付きCDを五八枚買ったんだよ？　で、この『白熱論争』に輪をかけたAKB本『前田敦子はキリストを超えた』（筑摩書房、二〇一二年）まで出しちゃったんだよ？　マジじゃなきゃありえない。どうしてこうなった。

AKB48のキャラ消費

しかしさあ、「AKBの運動が世界を変える」って言うけど、それ本気なのか。世界が変わらなかったら責任は取れるのか。

いやAKBもシステムとしてはすごいと思うんだ。そのあたりのことはせんせいも書いたことがある。たとえばこれとか（PHPオンライン「衆知」二〇一〇年一一月八日公開『AKB48』キャラ消費の進化論」）［★1］。アイドルって、もう美人とかスタイルとかのスペック以上に、完全に「キャラ消費」の対象なんだよね。で、キャラってのは、グループ内の力関係とか順位とかで自動的に決まる。だから簡単に言えば、AKB人気の盛り上がりは、ファンが総選挙を通じて彼女たちの「キャラ設定」にまで参加できるところがポイント。アイドルの消費形態としては、たぶんこれが最終形態だとせんせいは考えている。そこがおもしろくもあり、ハマれない理由でもある。

せんせいモノノフ疑惑

とまあ、そんなことをつらつら考えていたワケだが、ここへきてせんせいも他人のことをくさしてばかりはいられなくなった。うん、けっこうやばい。何がやばいのか。せんせいはこのところ、モノノフになってしまいそうな気配が濃厚なのだ。

説明しよう。「モノノフ」ってのは、アイドルグループ「ももいろクローバーZ」のアツいファンのことだ。説明終わり。

こんなこと書くと「そうかそうかつまり君はそういう奴だったんだな」とか言われて肩越しに投げ捨てられそうなので言っておくが、せんせいは「なりそう」とは言ったが、「なってしまった」とはまだ言ってない。それはともかく。

きっかけはもちろん仕事絡み。ももクロの某メンバーのインタビュー取材を依頼されたんだよね。取材の中身は超おもしろい。もし知りたいならもうじき出る「クイック・ジャパン」（太田出版）でも読むがいいさ。

で、その取材の準備でももクロの動画観たりCD聴いたりムック本読んだりして勉強してみたんだけど。いや〜びっくり。ももクロの楽曲って、脳内ループ再生率がハンパないのな。ここ最近は、大げさじゃなく朝起きてから夜寝るまで、ず〜っと脳内へビロテ状態。どうしてくれる。

前にも書いたけど、せんせいはウザいほどの洋楽好きじゃん。音楽愛好家のプライドに賭けてもアイドル歌謡にはハマらんと思ってたんだが、まさかこんな。ちなみに今日はセカンドアルバム「5TH DIMENSION」の一曲「労働讃歌」が回ってます。

でも、せんせいみたいな人、けっこう多いみたい。え？ つまりサブカル・洋楽・単館公開系・プロレス愛好家でアニメもそこそこいけます、的な人ね。世代的には三〇〜四〇代が多いのかな。

取材でせんせいがよく参考にしたブログ「あざなえるなわのごとし」のももクロ論は（二〇一三年四月一八日公開「ももクロは、洋楽をよく聴く人の方が多分ハマりやすい（多分）」）、なんかいちいちうなずける。ここなんか読むと、ももクロがいかに洋楽的な引用に満ちているかがよくわかるな。あとAKBと決定的に違うのは、性的な売り要素が少ないこと。まあせんせいも、ももクロの水着グラビアが見たいとはあんまり思わんからなあ。

いやでも、ホントに楽曲のレベルは高い。ジャンル横断的だし。「宙飛ぶ！　お座敷列車」なんて、何気にサディスティック・ミカ・バンドの「タイムマシンにおねがい」へのオマージュだし。「サラバ、愛しき悲しみたちよ」の作曲は布袋寅泰、「労働讃歌」の作詞は大槻ケンヂだ。え？　歌が下手だって？　ちょっとキミさ、耳がいらない人に耳を分けてもらえばいいんじゃないかな。そういう問題じゃないんだよ。

ここのブログ主が言っているみたいに、彼女たちが目指す方向が「ももクロというジャンル」の確立なのかどうかは、まだわからない。ただねえ、せんせいが取材してきた印象で言えば、彼女たちはすごく〝空虚〟。それこそ戦闘美少女と同じくらい空っぽ。よく言えば無色。だからこそ、すごい素材なんだ。性的な要素を封印したのは、その意味

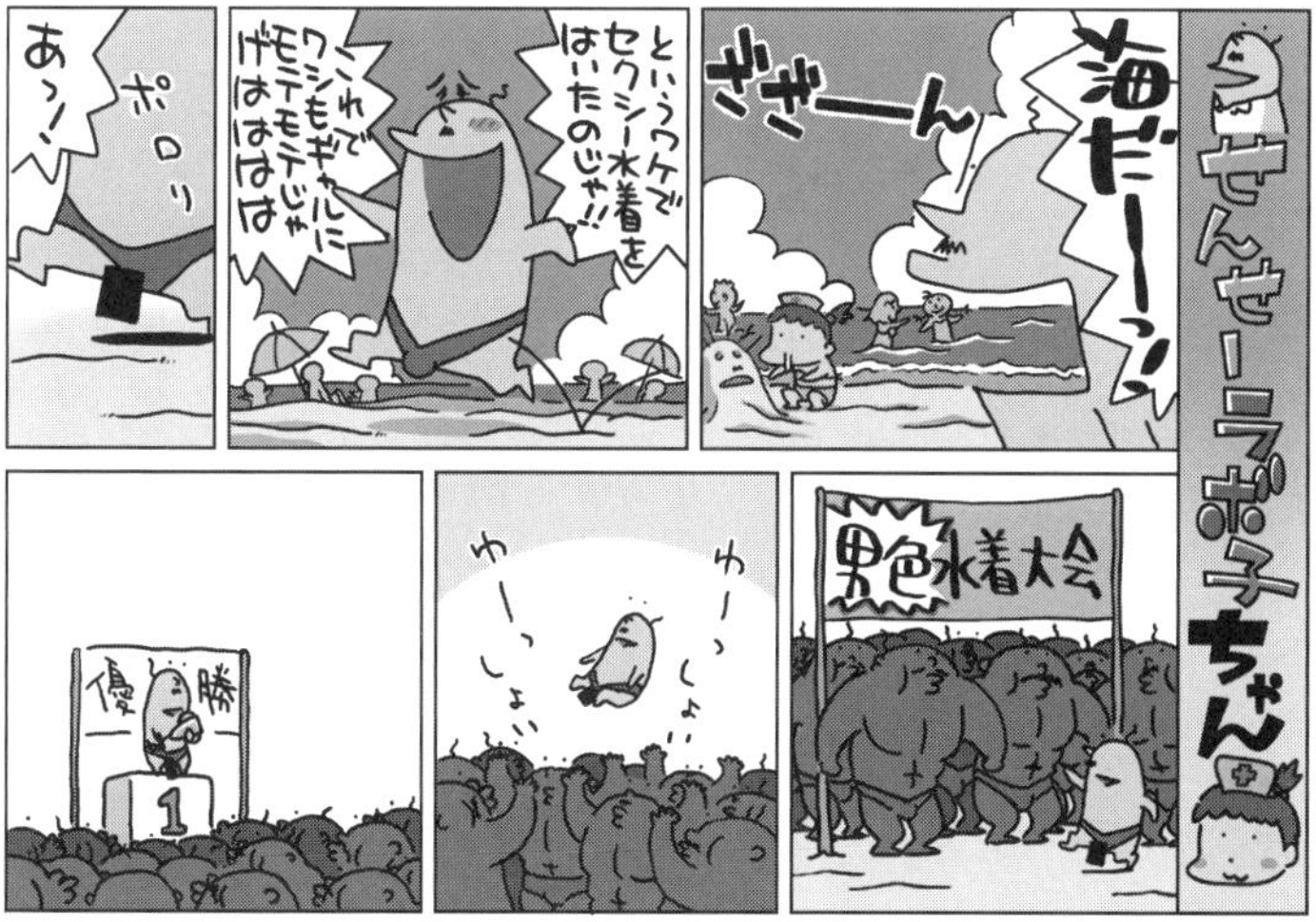

せんせーラボ子ちゃん
海だーっ!!
ざざーん
というワケでセクシー水着をはいたのじゃ!!
これでワシもギャルにモテモテじゃ
げはははは
ポロリ
あっ!
男色水着大会
わーっしょい
わーっしょい
優勝
1

でも正解だった。

モノノフたちは「進化」って言うけど、せんせいは、ももクロは「実験」だと思う。アイドルの本質のひとつが「少女の空っぽさ」だとせんせいは思うけど、その空っぽの器に、ジャンル横断的にいろんなコンテクストを詰め込むこと。それも極限まで。プランもないし予測もつかない。だからこそ、目が離せない。

というわけで、いまだ立派なモノノフたりえないせんせいではあるけれど、もうしばらくは彼女たちを見守っていきたいと思うのだった。

二〇一三年八月号

★1 http://shuchi.php.co.jp/article/16

パヤヲはとんでもない美少女を描いてしまった

やあ。日本一「萌え」にくわしい精神科医だよ。

いやついに観てきたよ、パヤヲの新作『風立ちぬ』（二〇一三年）。感想？ ハイ、今回もすごかったです。やっぱ吾朗とは格が違った。吾朗、これ見てはじめて素直に父親を尊敬すると言えたらしいんだけど、その気持ち、わかるなあ。

あれけなす人が結構いて、せんせい、ちょっと信じられないんですけど。けなし芸？ いやストーリーがどうとか言う前にさ、映像が人間国宝並みのアナログ芸の塊よ？ あんな紙飛行機の運動曲線、パヤヲ以外の誰が描ける？ あんなものすごい震災のシーン（地震波の伝播を可視化！）、誰が思いつく？ この先もう新作ないかもしれないのよ？

こんなありがたいもの、もう拝みながら〝観させていただく〟しかないでしょ？

　しかしまあ、今回もホント、やりたい放題やってるなあ。ロリとフェチの組み合わせという意味じゃ、これはもうひとつの完成形だね。やっぱこのヒト業が深いわ、底が見えないほどにね。

　ラストに小説『風立ちぬ』を書いた作家の堀辰雄と、零戦を設計した堀越二郎への敬意を込めて、とかあるけど、ねえ。なかなか言えないよ、こういうことは。

　零戦の設計者っていうのはまあエラいとは思うよ。あの物資不足の日本が、戦力では圧倒的に優位なアメリカ相手にそこそこ戦えたのも、こういう優秀な日本人がいてくれたおかげ、と言えなくもない。なにせ戦争初期に限って言えば、零戦は間違いなく、世界トップクラスの戦闘機だったんだから。

　でもね、零戦って何で強かったと思う？　機体を軽くするために、防御のことをまったく無視したからなんだ。なにしろ当時の日本の技術では非力なエンジンしか作れない。なのに日本軍は、何が何でも欧米の戦闘機を超えるモノを作れと堀越二郎に厳命。しょうがないんで機体の重量や空気抵抗をとことん削ってできたのが零戦。

　劇中で堀越は技師たちに、機関銃さえなければもっと軽量化できる、と冗談を言って笑いを取るけど、実際には戦闘機なのでそれは無理。で、削られたのが防御性能ってわけ。アメリカの戦闘機には常備されていた防弾タンクや、後方から撃たれた場合にパイロットを守る後部装甲板さえもなかった。

　ラストシーン、零戦の編隊を眺めながらのカプローニとのやりとり「美しいな。良い仕事だ」「一機も戻って来ませんでした」を聞きながら、「そりゃ戻れねえよ！」と思わず突っ込んだのはせんせいだけじゃないはずだ。

　だから、そこだけ観ちゃうと、この映画の評価は微妙になるわけ。戻って来れない飛行機を量産して、そのせいで多くの若い命が散っていった事実については、なにも感じないのか、ってね。

なりきり自伝映画

でもねえ、もういろんなヒトがそう言ってるけど、これ実話のフリをしたパヤヲの〝心の自伝〟だよね、どうみても。なんでそう思うかって?

堀越二郎が薄幸の美少女・菜穂子と祝言を挙げるシーンがあるよね。あのシーン、白い大きな花を髪につけ着飾った菜穂子の美しさは、ほとんど鳥肌ものだった。これはひょっとしたら『On Your Mark』（一九九五年）に出てくる〝天使〟の微笑を超えたんじゃなかろうか。

諦めと覚悟、受容と承認が完全に調和したあの表情。あえて言っちゃうけど、せんせい的にはこれが二次元的な「萌え」の最終形態だね。フラ・アンジェリコの「受胎告知」をも超える萌え！　何言ってるかわからんキミ、ググりたまえ。七二歳にしてこんなとんでもない美少女を描いてしまうパヤヲの業の深さはもう底なしだ。

そもそも菜穂子って、大学生の堀越が出会った時点では小学生くらいの美少女だしね。あと堀越を「にいにい」って呼んでつきまとう可愛い妹（!）までいる始末。もうパヤヲは性癖を隠そうともしない。キスもセックスも完全解禁。最後まで、彼の創造のミューズは美少女のままなんだなあ。

もう一点、みんなも気付いたと思うけど、飛行機の爆音は「人の声」だ。文藝春秋二〇一三年八月号の対談でも言ってたけど、彼は本気で飛行機に魂が宿っていると信じている。だから海外で本物の零戦に乗れる機会があっても断ったとか。それはもう魂を抜かれた抜け殻だ、と思ったからだろうね。

どんだけ美少女と飛行機が好きなんだよ！　という時点で、自伝映画であることは確定的に明らか。

つまるところせんせいは、この映画をパヤヲの「なりきり」映画だと考えている。

「なりきり」っていうのはホラ、掲示板やチャットとかで、アニメやマンガ、ゲームのキャラになりきって会話することだ。基本的には女性が多いらしい。そのフィールドは、ブログやメルマガ、さらにはツイッターやＬＩＮＥなどと幅広い。時には、なりきったキャラ同士で恋愛関係になってしまうことも珍しくないとも聞く。

パヤヲはまず、堀越二郎を自分に重ねた。ものづくり、とりわけ「美しいもの」にかける情熱という共通点があるから、堀越になりきるのは難しくなかったはずだ。問題は、それだけでは作品を作り続けるだけのモチベーションが上がらないってこと。つまり美少女をどうするか、だ。

そこで眼を付けたのは、名字が一文字だけ一致する堀辰雄。結核を患う美少女という設定は、その美しさが期間限定である点と、（感染の恐れがあるから）キスやセックスは控えなければならない点で、ロリ美少女のたたずまいそのものだ。さらに彼は思ったはずだ。儚い美しさという点で言えば、美少女は零戦そのものじゃないか、と。これで話はつながった。

つまり、堀越二郎になりきったパヤヲは、その視点から架

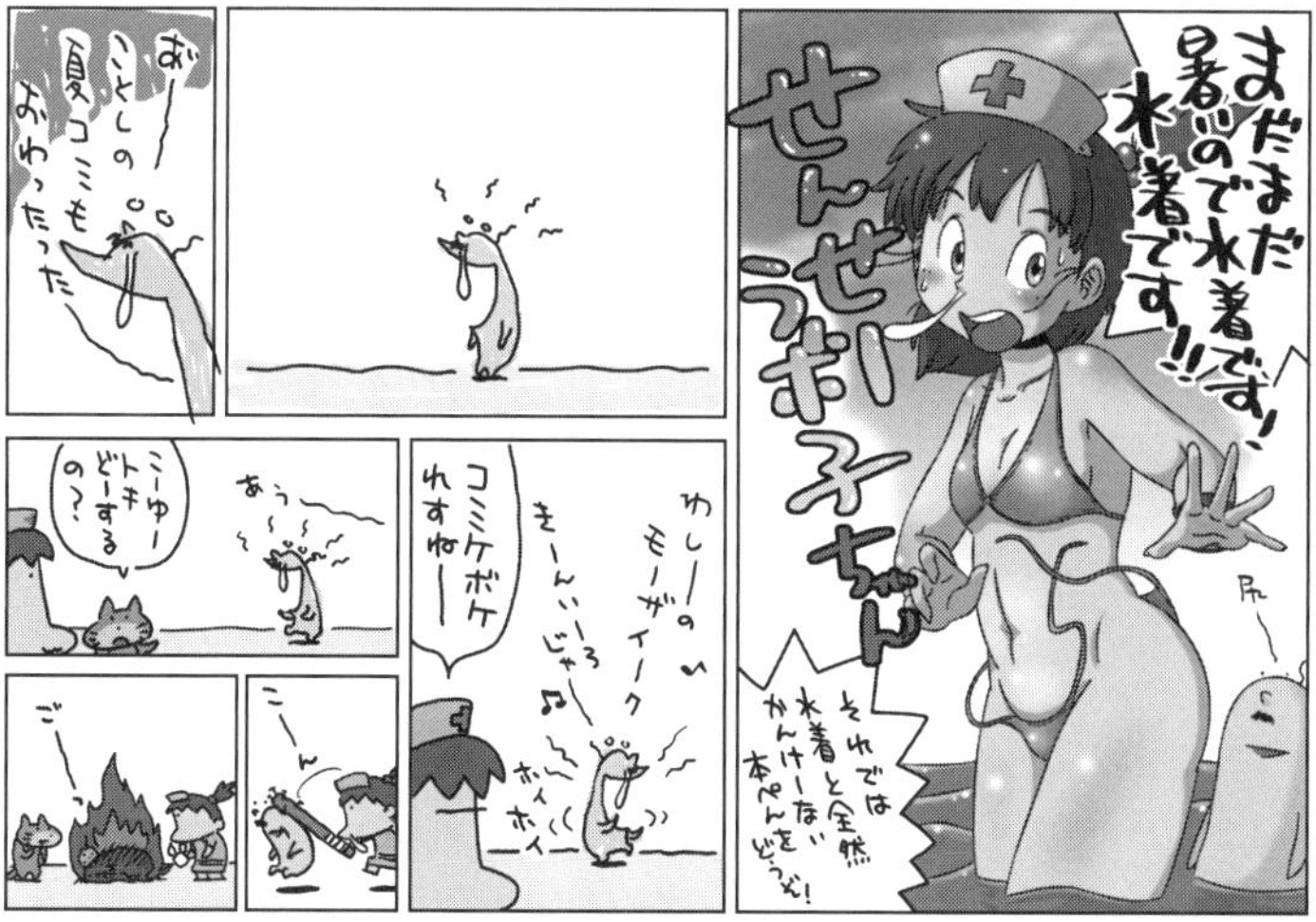

まだまだ暑いので水着です!!
水着です！
せんせーうおー子ちゃん
尻～
それでは水着と全然かんけーない本ぺんをどうぞ！
おー ことしの夏コミもおわったー
わしーのモーザイーク きーんいーろじゃ♪
ホイホイ
コミケボケれすねーー
あう～～
こーゆートキどーするの？
こーん
ごーっ

空のヒロインと疑似恋愛関係を作り上げ、彼女との対話を重ねながら、この物語を作り上げたんじゃないか。いまや堀辰雄と堀越二郎は同じ〝風〟のもとにある。本当にやりたいことをやりきったすがすがしさが、せんせいの胸にも残る。そんな素晴らしい作品だった。うん、異論は認めるけどね。

二〇一三年九月号

『パシフィック・リム』が見せつけた渾身の円谷魂

やあ。日本一「萌え」にくわしい精神科医だよ。

強いて言うなら、せんせいは萌えオタでもミリオタでもなく、特撮オタの仲間に分類される。一番好きな「キャラ」は一貫してゴジラだしね。自分で書いてて今気づいたけど、ガメラとかゴジラってでっかいキャラだよなあ、あれは。

このジャンルで一番古い記憶はアニメじゃなくて『ウルトラQ』（一九六六年）。あのシリーズ第一回のゴメス登場シーンの恐ろしさは今も自分の中で語り草だ。初回放送が一九六六年だから、せんせいまだいたいけな五歳だわ。『ウルトラQ』ってさ、怪獣を出した最初のTVシリーズで、社会的にも子ども中心にものすごいウケた。平均視聴率三〇％以上って言うから『あまちゃん』並み、いや日曜夜の番組だから『半沢直樹』並みと言うべきかな。この番組が後のウルトラマンシリーズにつながった。

もちろんせんせいは『ウルトラマン』も大好きだった。シリーズで言えばやっぱり初代マンかセブンかなあ。帰りマンの頃にはちょっともう子ども心についていけない感じが……しかしそれでも、あのシリーズの功績は偉大なものがあったと思うよ。

で、せんせいが熱狂してた当時の特撮番組は、だいたい「円谷プロ」が作ってた。創業者の「円谷英二」って名前は、せんせい世代のヒーローだね。なんたって戦時中に撮影した『ハワイ・マレー沖海戦』（一九四二年）って映画は、これを観た米軍関係者から「お前これオアフ島のどこで撮ったの？」って真剣に聞かれたらしい。で、円谷サンがドヤ顔で「ミニチュアセットに決まってんだろバーカ」と返したとか。いやゴメン、ちょっと話盛った。でもまあそんな感じ。

それはともかく、せんせいがオトナになったら就職するはずだった円谷プロが、今どんなことになってるのかを記した本が売れている。題して『ウルトラマンが泣いている』（講談社、二〇一三年）。書いたのは創業者の孫である円谷英明サン。

この本、なかなか泣けるよ。円谷プロっていう、おそらく日本一有名な中小企業が、怪獣ブームと著作権ビジネスに翻弄されて浮き沈みを繰り返す。ワンマン経営、どんぶり勘定やら不正な経理やらがまかり通る放漫な財政、著作権を巡る訴訟、テレビ局との確執、テーマパークの失敗など、なんで今まで倒産しなかったのか不思議なほどの不運続き。

で、しまいにどうなったかと言えば、現在の円谷プロはバンダイとフィールズ（パチンコ会社）に買収されて円谷一族は追放された。この本を書いた英明サンも、映像関係からは完全に足を洗って、今はブライダル会社の衣装を運ぶ仕事をしながら趣味の海釣りを楽しむ日々とか。切ないなあ。どうしてこうなった。いやマネージメントの失敗なんだけどね原因は。

巨大ヒーロー@アメリカ

でもね、思うにこれからの円谷魂を継承するのはもう日本人じゃなくてもいいんじゃね？　と思う。だっていまや、日本の特撮ファンは全世界にいるわけだし。せんせいがそう思うに至ったのは、ギレルモ・デル・トロ監督の映画『パシフィック・リム』（二〇一三年）をついさっき観たから。

いやこれはすごいね。まだのキミ、『ガッチャマン』観るヒマがあったら悪いことは言わないからこっち観るべし。なんというかコレ、日本特撮ファンが夢見た映像が、それを上回るスケールで実現されちゃった感じ？　また設定がいちいち「日本的」なのが嬉しいね。

だって怪獣は「kaiju」って呼ばれてんだぜ？　しかも出身が宇宙なのに、いちいち海から登場すんだぜ？　対する巨大ロボット、イェーガーは鉄人28号＋エヴァって

感じのがいたり、ザクっぽかったりと親しみやすいし、kaijuの造形にも円谷魂が継承されてる。しかもいきなりイェーガーがパイルダーオン！　して〝基地から発進〟してくれるし、男女二人で合体操縦なんて『バロム・1』か『ウルトラマンA』か。必殺技がロケットパンチだったりするし。

しかしやっぱり一番かぶるのは『エヴァ』かな。だってヒロインの造形は綾波レイとしか思えないし（髪に青のメッシュ、吹き替えは林原めぐみサンだ！）。ドリフトって要するに神経接続してシンクロすることだし、プログレッシブ・ナイフ（ちょい違うけど）も出て来るし、ヘリで吊り下げられて現地に向かうし、トラウマ思い出して暴走しかけるし……トロ監督は「エヴァ観たことないんすわー」って主張してるらしいけど、お前それ庵野センパイの前で同じこと言えんの？　って問い詰めたい。でもお前とか言ってすみません。

あと関係ないけど、ヒロインの子ども時代を演じる芦田

愛菜サン（もうサン付けでいいや）の熱演も良かった。『宇宙戦争』（二〇〇五年）でのダコタ・ファニングも超える恐怖演技。一言も喋らないのに「この子は家族全員ｋａｉｊｕに殺されたんだなあ」と伝わってくる。

ところが、この大傑作がアメリカじゃコケたらしいんだ。信じられん。そりゃストーリーはダメダメだけど、戦闘シーンをたっぷり見せるにはあのくらいがいいんだ。

せんせいが思うに、たぶんこういうことだ。アメリカでは巨大ヒーローは受けない。なぜなら「人間」じゃないから。アメリカで受ける典型的ヒーローにはいろいろ条件があって、まず等身大、成人、男性、個人、白人って感じ。まあ人種や性別は最近ユルいし、個人については『パワーレンジャー』や『Ｘ－ＭＥＮ』の成功があるように、集団もアリになりつつある。ただ「ヒーローは等身大の人間」って点だけは譲れない。ウルトラマンは巨大すぎるし、仮面ライダーはバッタ（虫）だからなあ。難しいわけだ。

でも考えようによっては、巨大ヒーローが受け入れられ

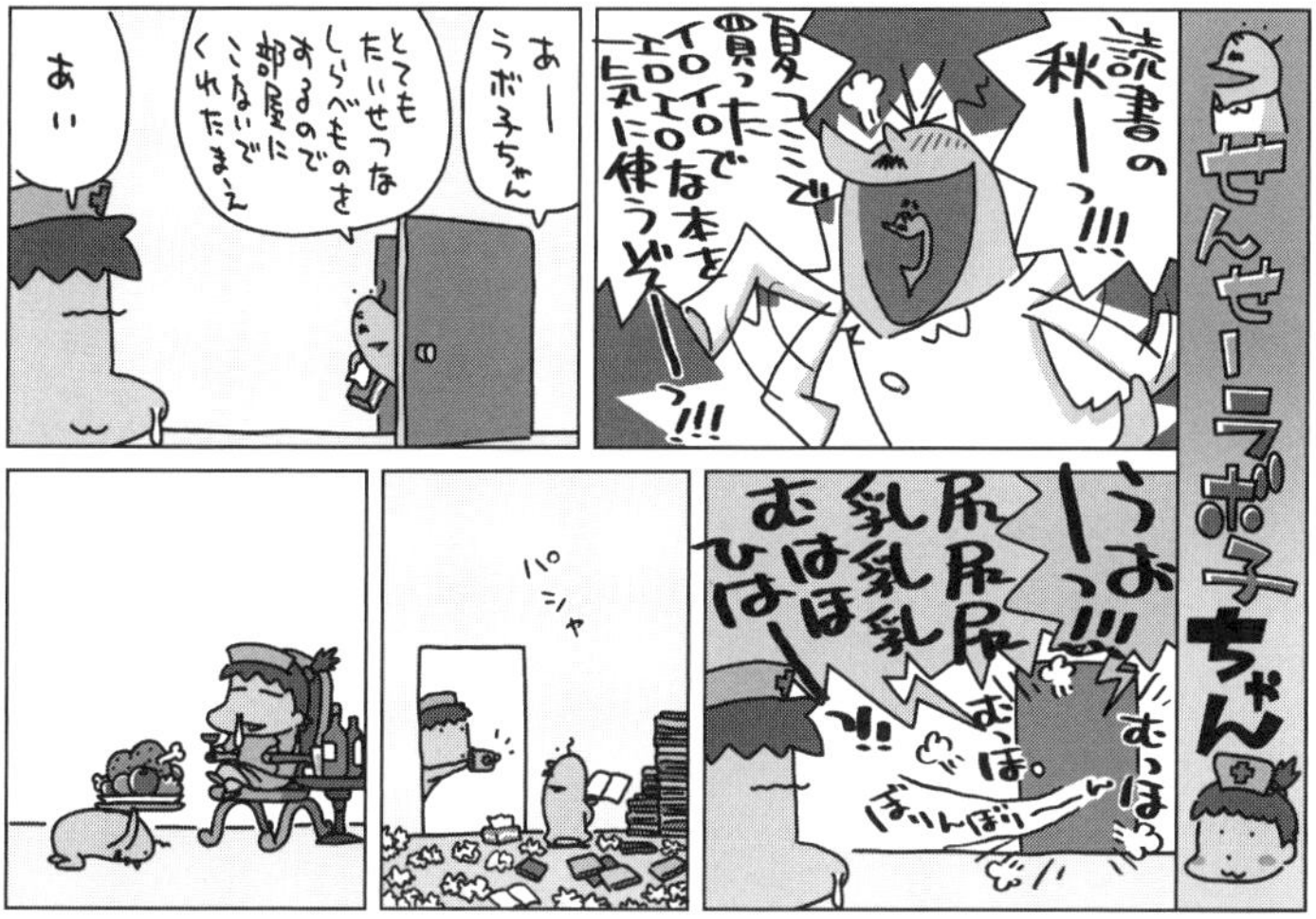

せんせーラボ子ちゃん
読書の秋ーっ!!!
夏コミで買ったエロエロでエロな本を一気に使うぞーーっ!!!
あーラボ子ちゃん
とてもたいせつなしらべものをするので部屋にこないでくれたまーえ
あい
うおーっ!!!
尻尻尻尻乳乳乳乳
むほほはひはー
むっほっ
むっほ。
ぼりんぼりーん
パシャ

る土壌を生み出したのは、まさに円谷プロのおかげ、なのかもしれない。その意味じゃ、円谷プロはひとつの「文化」を生み出したんだ。企業としてはダメだったけど、そういう天才集団がかつて存在したことへのリスペクトだけは、未来へ継承していかなくちゃね。

二〇一三年一〇月号

『あまちゃん』でクドカンが描いてくれたもの

やあ。日本一「萌え」にくわしい精神科医だよ。

ああ……『あまちゃん』が終わっちまった……本格的に「あまロス」だ……まさかドラマが終わったくらいでこんな気分になるとはな……。というわけで、今回は、せんせいのちょっぴりウザいあまちゃん語りを聞かせる気満々だけどいいかな？　返事は聞いてない！

でも『あまちゃん』って、けっこう萌え要素多かったよね。アイドルオタクもいっぱい出てきたし。ＧＭＴの衣装もももクロっぽかったし。あと注目すべきなのは「あま絵」！　まあその話は後にするけど、この連載にもうってつけの話題だから問題ないよね？

うん、だから返事は聞いてないよ！

でもホントのところを言えば、せんせいニワカもいいところなんだ。前半ぜんぜん観てなくて、東京編の後半から参入したから、半分も見てない身の上なんだよね。だってNHKの連続テレビ小説なんて普通観ませんよ、五二歳男子は。最近、テレビ自体ほとんど観なかったしね。ちなみにせんせいはBSで見る「夜あま」派。たまに出勤前に「早あま」もあったけど。

　そういえば朝ドラを最後に見たのは『おはなはん』（一九六六年）だったかな。古いよ！　せんせい保育園だよ！　終戦直後かよ（違）！　あ、あれも覚えてる。浅茅陽子の『雲のじゅうたん』（一九七六年）。またも昭和！　ロッキード事件かよ！　どっちも最高視聴率五〇％近いのな。

　しかし朝ドラも変わったなぁ。この枠ってさ、もうずっとけなげで明るいヒロインの一代記って縛りが決まってるから、だいたい戦中戦後の話が出てきて、わりと辛気くさかったり啓蒙っぽかったりするんだよね。今回みたいにヒロインが結婚もしない出産もしないあげくに成長もしないって珍しい。

　クドカン（宮藤官九郎）を起用したのも画期的で、この「毎朝一五分」って枠がすごく合ってたね。たぶんクドカンって「なんでもやりたいことやっていいよ」って言われると弱いと思うんだ。NHKの朝ドラって縛りを逆手にとって、ぎりぎりまで遊び尽くした感がいい。次は教育番組とかやるとイイと思うよ、割とマジで。

　あとキャストも良かったね。小泉今日子とか薬師丸ひろ子、宮本信子みたいな大御所クラスでメジャー感は確保しておいて、あとは大人計画の俳優とかピエール瀧とか片桐はいりとか、小劇場系の、言ってみれば「夜の文化」の濃い俳優たちが次々と登場したのも良かった。アイドルオタクのヒビキ一郎を演じた村杉蝉之介なんて、ちょっとテレビ的にギリギリな感じもあったしなあ。それにしても、まさか松尾スズキの顔を朝ドラで毎日見る日が来ようとはなあ。

　一般視聴者からすれば、すごく達者でキャラも濃いのに、見たこともない役者がどんどん登場して、けっこうカルチャーショックだったんじゃないかな。

あと言われ尽くしてることだけど毎回ぎっちり詰め込まれた小ネタの数々ね。洋楽ネタだけ拾っても、クイーン、ジェームス・ブラウン、ジミ・ヘンドリックス。あとアキが出演した幼児番組「見つけてこわそう」が、イギー・ポップの「サーチ&デストロイ」から来てるのも有名な話。

クドカンの作品がすごいのは、『あまちゃん』語ってる時って、みんな目線が同じになるのよ。誰の感想が上とか下とか、誰の深読みがすごいとか、割とどうでもいい感じになる。すごい開放感。

もっと言えば、これだけの傑作を書いて天才とか呼ばれながらも、クドカンという個人があんまり尊敬されたり崇拝されたりしてないっぽいところがいいね。本人自身もそんなに有名志向はなくて、ビデオ屋でAV借りられる程度には無名でいたい、みたいなことどっかで書いてたから、たぶん露出がうまいんだろうなあ。

猫背と震災

そしてヒロインの能年玲奈。彼女については、もう言うことなしだね。黒目がちとかピュアな感じとか以前に、あの猫背だよ猫背！　彼女の登場は全国の青少年に「猫背萌え」という三次元ヒロインでなければありえない萌え感情をインストールしたのだ！　いやその発想はなかった。これ画期的。

そうそう萌えっていえばさ、大御所クラスの漫画家サンたちがこぞって「あま絵」レースに参戦したのも前代未聞だ。江口寿史とか島本和彦、高田明美、吉田戦車、青木俊直、石川優吾とか、ちょっと豪華すぎる面子。太巻なら普通に金とっちゃうレベル。で、面白いのはね、誰が描いても能年玲奈だけは似てないの。

脇役はそっくりなのに、彼女だけはどういうわけか似ないんだよね。実際難しいって言ってた作家サンもいたけど。で、一番似ていたのが青木俊直サン。誰よそれ？　って、

『くるみのき！』（新潮社、二〇一一年）とか描いている作家サンだよ！　ついでにいえばせんせいの大学の先輩で、ちょっと知り合いでもある（自慢）。

　でもまあ、『あまちゃん』にはまった一番の理由は、なんたってせんせいの地元、岩手県の久慈市が舞台だから！　だから流行語大賞を狙えそうなＪＥＪＥＪＥが、他の地域ではＪＡＪＡＪＡだってことも知ってる。あと能年玲奈の岩手弁はほぼ文句がつけようがないレベル。宮本信子の夏ばっぱなんて、どこの地元民よ？　って感じ。

　これだけの作品だから、やっぱり気になったのは「３・１１」をどう描いたかだけど、これも完璧だった。被災シーンを直接描かず、東京での揺れと、トンネル内で電車が止まるシーン、あとはジオラマだけで表現しきった。テクニック以前に、この細やかな「配慮」がうれしいね、東北人としては。

　みんな気付いたかな？　『あまちゃん』にはまともな家族が出てこない。根暗少女とニートと、アイドルに憧れる痛

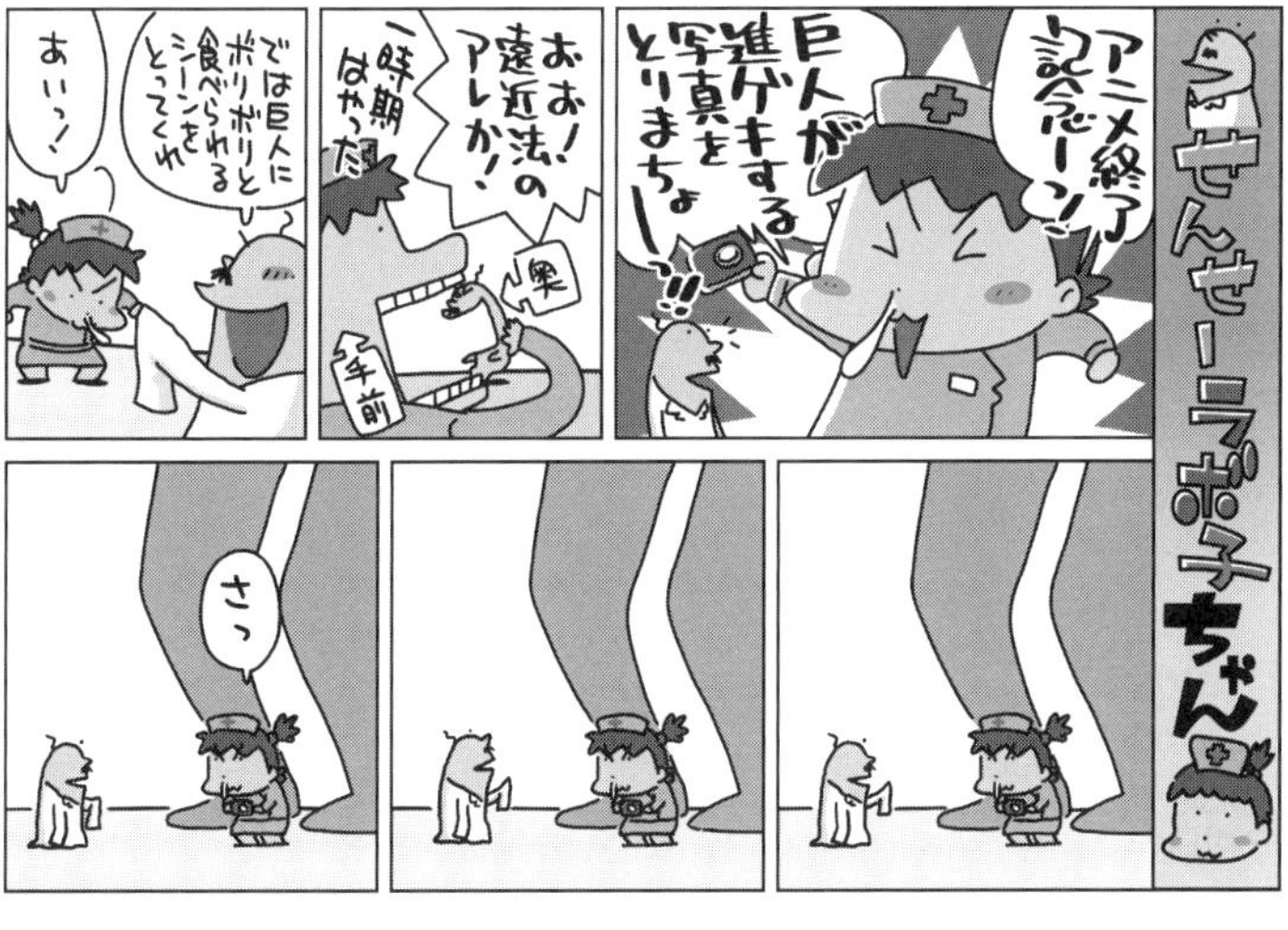
せんせーラボ子ちゃん
アニメ終了記念ーン！
巨人が進ゲキする写真をとりまちょ〜!!
おお！遠近法のアレか！
奥
手前
一時期はやった
では巨人にポリポリと食べられるシーンをとってくれ
あいっ！
さっ

い少女、くっついたり離れたりを繰り返すだらしない男女、家族を棄てて失踪する主婦、いやもうひどいもんだ。美しい「絆」なんてどこにもない。なのにそこには「希望」がある。被災してばらばらに孤立した人々の、ユルい連帯の向こうに見えるかすかな希望が。ここを描いてくれたから、せんせいはクドカンを信頼することにした。

二〇一三年一一月号

『進撃の巨人』はなぜ笑えるのか

やあ。日本一「萌え」にくわしい精神科医だよ。

せんせいは『エヴァ』から『まどマギ』まで、頼まれなくても森羅万象を語り尽くすウザい精神科医として一部で知られているわけだけど、実はまだ諫山創せんせいの『進撃の巨人』（以下、『進撃』、講談社、二〇一〇年）についてはぜんぜん語ってないことに気付いた。

しかし凄い人気だよね。単行本が累計二五〇〇万部。巻数を重ねても人気が衰えない。また良いタイミングでアニメ化が始まったから、いっそう拍車がかかった感じだ。

実はせんせい、つい先日まで、ドイツのフランクフルトってところへ、世界最大のブックフェアの取材に行ってたんだ。もちろん基本的に扱われるのはお堅い本が多いんだけど、ノリはほぼコミケだったね。なぜか最終日にはドイツ全土からコスプレイヤーがフランクフルトに終結！

どうやら彼らには〝着替え〟という概念がないようで、自宅でコスプレしたら基本その格好で電車に乗って、中央駅から会場まで歩いてくる！　まあ半分はハロウィンのノリなんでそんな違和感なかったけど、あの寒さじゃ露出の多いコスプレはキツかろう……。

いやそうじゃなくて、ともかく今回目立ったのは『進撃』が多かったこと！　人気はやっぱり「立体機動装置」かな。本格的なレイヤーも何人かいて、みんなに囲まれてた。あと、一人だけ肉肉しい巨人コスの女子がいて目立ってたなあ。一緒に行った編集者によれば、去年までは『ＮＡＲＵＴＯ』一色だったらしい。もちろん今年もいたけど、『進撃』ほどじゃなかった。

というわけで、『進撃』はドイツでも大人気！

……でも、なぜ？　これがわかるようでわからない。いろんな人がいろんな説明してるけど、ピンとこない。はっきり言えば絵だって決して巧くない。巨人そのものがデッサンの狂った体だからあんまり目立たないけど。

ただね、巧くはないけど巨人の「異形」っぷりや迫力はすごい。ちょっと真似できないレベル。このあたり、かの名作『寄生獣』（講談社、一九九〇年）を思い出すなあ。岩明均サンも当時は決して巧くはなかったが（失礼！）、それがあの異形の寄生獣を描く場合にはちゃんと武器になってた。そういや諸星大二郎センセイもこのタイプだ！　つまり諸星─岩明─諫山という系譜が見えてくるなあ。一種の「アウトサイダー漫画」としてのね。

それと世界観。ちょっと独特すぎて先が読めない。でも、壁の中に人類が閉じ込められたっていう設定は、箱庭的でそそるものがある。いろんなところに作者の「中二病」っぽいこだわりがちりばめられていて、これもいい。才能のある中学生が三年くらいかけてノート一〇冊くらいにびっしり構築した妄想世界という感じで、これが理屈を超えた迫力の元になってる。もう「このひとはこれしか描けない」

的な意味でね。

だからこの作品に「この戦略はない（笑）」とか「兵站どうなってるｗ」とか突っ込んでも意味が無いわけ。だって、巨人相手だよ？　まともな戦略が通じると思う？

シリアスな笑い

この作品って、要するに一種の「ゾンビもの」なんだよね。死んだ人間が、なんかのはずみで巨大化して襲ってくる作品、みたいな。今はゾンビものがブームだし、人気の一部はそれで説明ができる。

ほらゾンビってさ、人間にとってはいちばんわかりやすい化け物だから。だって「人間は人間がいちばん怖い」って言うじゃない。姿かたちは自分にそっくりなのに、ぜったい話が通じない相手ってものすごく怖いよね。しかも、いつ自分自身がそうなるかわからない、となればなおさらだ。


でもこうやって、つらつら考えてみたんだけれど、どれも決定打とは言えないなあ。

で、現時点でのせんせいの仮説はこうだ。『進撃』は笑える」。これが人気の秘密に違いない。

これ、あながちせんせいだけの意見じゃないんだよね。「進撃の巨人　笑える」で検索してみ？　別にパロディとかＭＡＤじゃなくても、素で笑えるコマがやたらと多い。

だってミカサってばシリアスな顔でこんなこと言うんだぜ？

「エレンは私と一緒にいないと早死にする」。うんわかった。だがそこは普通は「エレンは私が守る」とか言い方ってものがあるだろ常考。なんか気合い入ったメンヘラ予言少女みたいなことになってるぞミカサくん。

そしてミカサはこんなことも言う。

「あなた達は……腕が立たないばかりか……臆病で腰抜けだ……」「とても……残念だ」「ここで……指をくわえたりしてればいい……くわえて見てろ」

うんうん、これが『進撃』のグルーヴだ。マジなのかボケなのかわからない。そして誰も突っ込まない。それが『進撃』世界。

でもせんせい的には、やっぱり「サシャ・ブラウス」だな。放屁で壁を破る芋女。入団式の最中に芋を盗み食いして教官ににらまれたあげく、こんなやりとり。

「蒸かした芋です!(略)」「なぜだ……なぜ今……芋を食べ出した?」(略)「それは……『何故 人は芋を食べるのか?』という話でしょうか?」

いやいや「人」じゃなくて「貴様」って言われてるでしょーが! 哲学とかに逃げるな!

さらに極めつけはこれ。

「今しがた大きな音が聞こえたが……誰か説明してもらおうか……」ミカサ「サシャが放屁した音です」サシャ「えっ!?」

……まったく「えっ!?」じゃねーよ! だいたいお前はご飯が好きすぎるんだよ! 荒木せんせいならこう書くね。

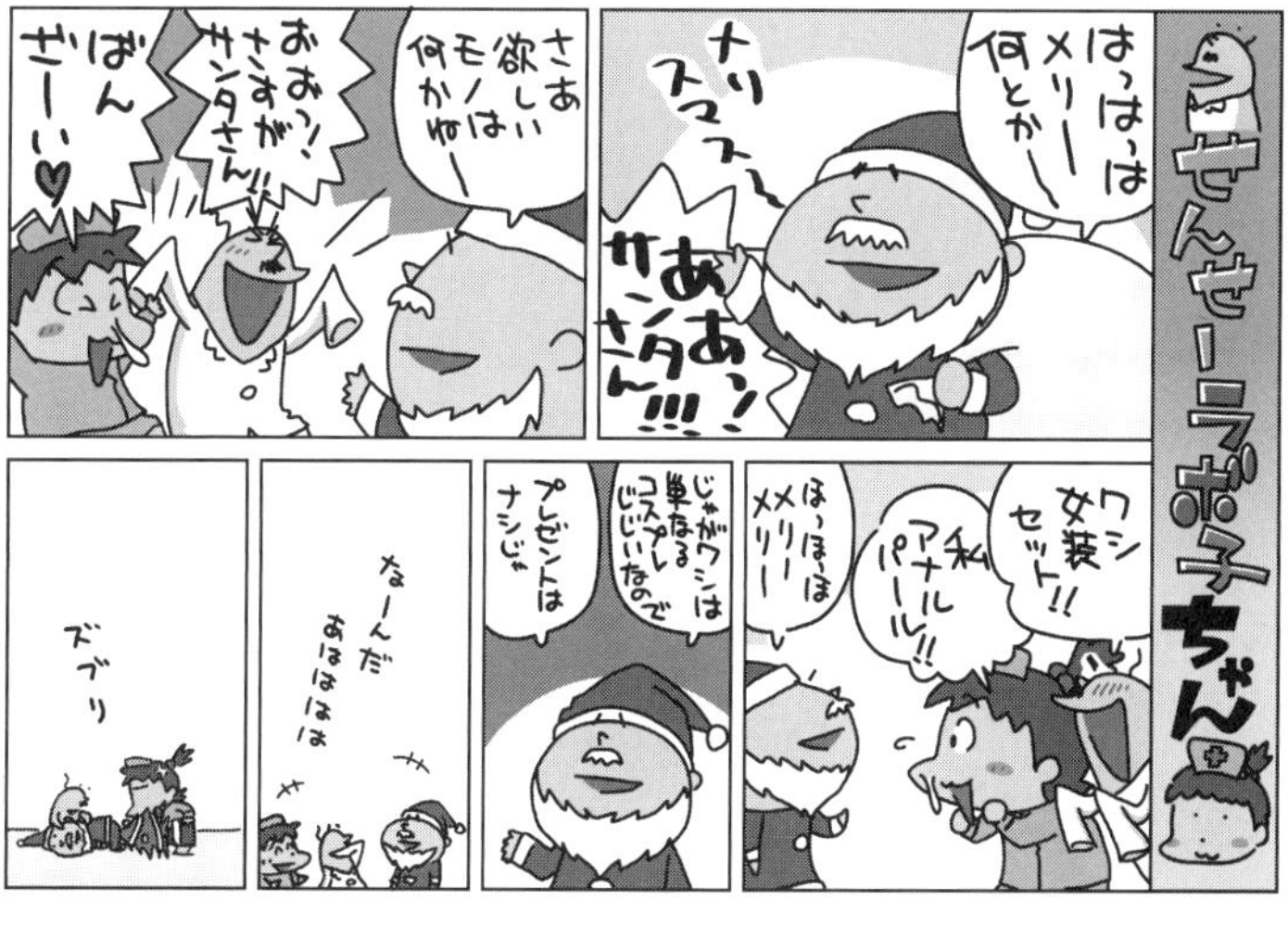
せんせーラボ子ちゃん
はっはっは メリー 何とかー
ナリスマス〜
ああっ! サンタさん!!!
さあ 欲しい モノは 何かね〜
おおっ! さすが サンタさん!!
ばん ざーい♡
ワシ 女装 セット!!
私 アナル パール!!
ほっほっほ メリー メリー
じゃがワシは 単なる コスプレ じじいなので
プレゼントは ナシじゃ
なーんだ あははははは
ズブリ

「芋！　喰わずにはいられないっ‼」とね。

ぜんぶシリアスなシーンでこのセリフ。たぶん作者もそんなに笑いを取ろうとは思ってないはずだ。この意図と効果のズレが、ときどき爆発的な笑いをもたらす。こういう「シリアスな笑い」が『進撃』の魅力を決定的なものにする。

実は「笑い」と「恐怖」は紙一重だ。『進撃』の笑いは、この作品の謎と恐怖を薄めない。むしろいっそうの拍車をかける。笑っちゃうほど恐ろしい迷宮、それが『進撃』の世界なんだ。

二〇一三年一二月号

Chapter.14 2014

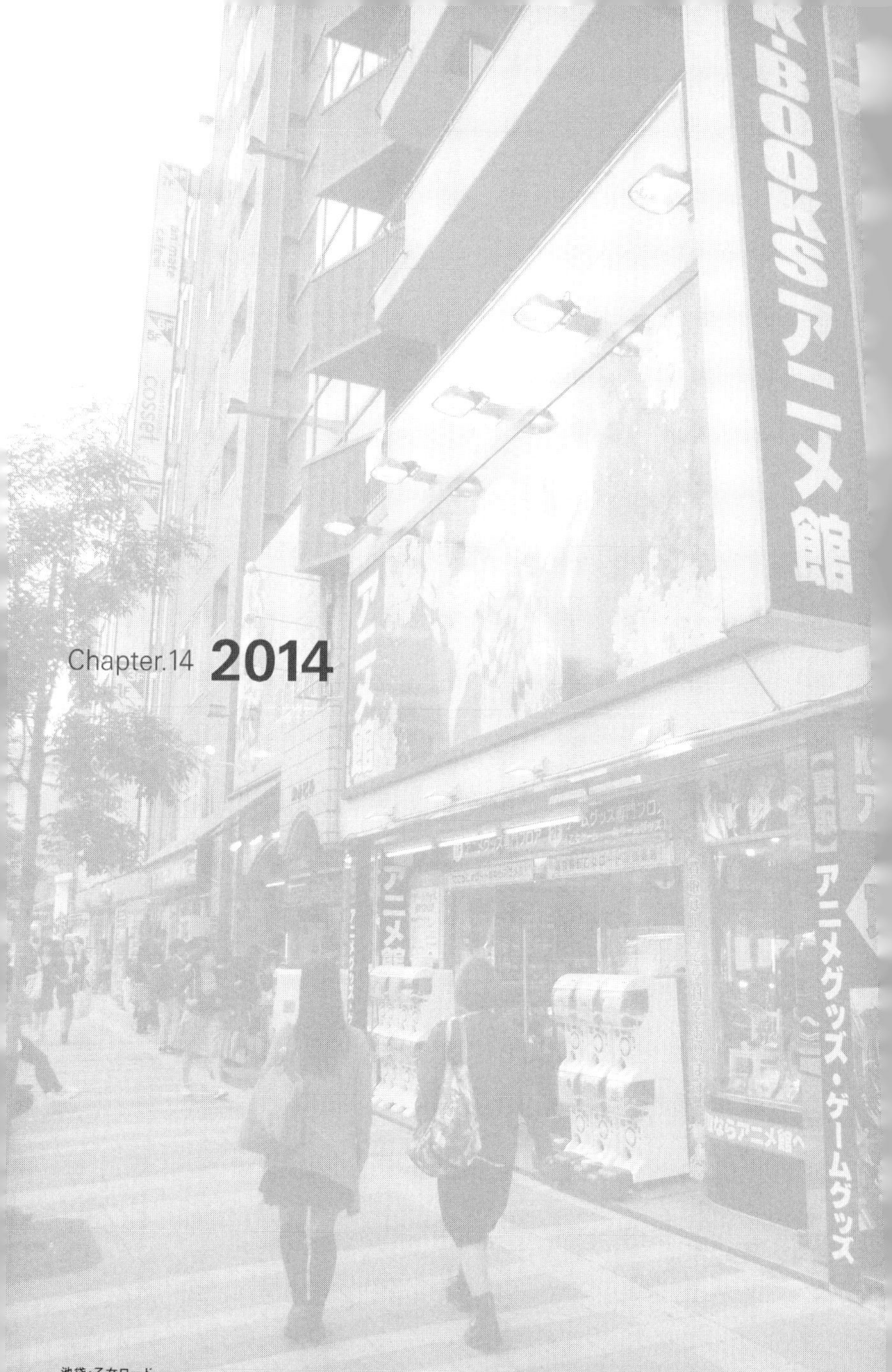

池袋・乙女ロード

「女の一生」と「少女の一生」

やあ。日本一「萌え」にくわしい精神科医だよ。

みんなジブリの映画『かぐや姫の物語』（二〇一三年）はもう観たかな？　もしまだなら、ちょっとこれは行っておいたほうがいい。マジでおすすめ。技術的な点だけ見てもかなりすごいことになってる。たぶん歴史に残る作品になるだろう。

新たな古典『かぐや姫の物語』

だって作画枚数五〇万枚って時点でいきなり桁違いだよ。ジェバンニでも一週間徹夜するレベル。内容的にもけっこうすごい。いや、基本原作（竹取物語）どおりなんだけど、

姫の「罪と罰」とは何か、みたいな独自解釈が素晴らしい。これを描くためにわざわざかぐや姫を現代人っぽく描いたりとかね。沢口靖子をＵＦＯが迎えに来た昔の怪作とはえらい違い。

予告編で有名になったあの場面、姫が十二単を脱ぎ捨てながら全力疾走するというランニングストリップシーンは、実は物語の進行上にはあんまり影響がない。でもここを観て、せんせいは確信したね。高畑監督は、かぐや姫を戦闘美少女として描きたかったんだ、とね。

このあたり、詳しくは「ユリイカ」二〇一三年一二月号の特集「高畑勲『かぐや姫の物語』の世界」に書いたので読んでもらいたいんだが、いやあやっぱりアニメは「女の一生」を描くには最強のメディアですな。これ見たらパヤヲですら引退宣言を撤回するレベル。あ、そりゃむしろ〝平常運転〟か。でもまあ、これは好き嫌いにかかわらず、これからのアニメの基礎教養になる作品ってことだけは間違いないから、みんなも観ておいて損はないよ。

で、それはともかく。

なんか巷の評判では『劇場版 魔法少女まどか☆マギカ［新編］叛逆の物語』（二〇一三年）の出来がえらくイイらしい。そう聞くと、ＴＶシリーズを高く評価しているせんせいとしては、観ないわけにはいきませんな。行ってきましたよ土浦のシネコンまで。いやさすがに五二歳のおっさんが一人で鑑賞するのは色々きつかったけど。周囲の視線とかね。

でも断言しよう。これもまた、二〇一三年を代表する傑作だ。

ただねえ、これがどんな感じで傑作かを語るには、ネタバレなしじゃ難しいんだよね。だから、これから観るみんなには悪いけど、以下ネタバレ全開で書かせてもらうよ。「まだ公開中なのに今やるの？　バカでしょ」とか言うなよ。

犠牲となるか欲望を取るか

実はせんせい、二〇一一年のＴＶシリーズを観た時点で、この作品はスピンオフはあり得ても続編は作りようがないって考えていた。ここで旧作のおさらいをしておこう。

この世界の設定＝「魔法少女システム」はこうなっている。世界は放っておくとエントロピーがどんどん増大して破滅に向かうので、それを防ぐエネルギー源が必要だ。『まどマギ』のすごいところは、それを化石燃料とか原子力とかじゃなく、「第二次性徴期の少女の希望と絶望の相転移」という設定にしたところ。それは「願い事をかなえる＝魔法少女になる＝絶望して魔女になる」という一連のサイクルからなる、「祈りから始まり呪いで終わる（by キュゥべえ）」システムだ。

旧作でまどかは、最後までキュゥべえとの取引を迷っていた。魔法少女になるかわりに、どんな願いでも一つだけ叶えるという契約を。しかし、たくさんの少女たちの悲しみを見てきたまどかは最後に契約を受け入れる。彼女が願ったこと、それは途方もない祈り。

「全ての魔女を生まれる前に消し去りたい　全ての宇宙

過去と未来の全ての魔女を　この手で」

　この祈りは本当は反則だ。なぜなら契約を成立させている世界システムそのものを書き換えろ、と言っているようなものだから。だからキュゥべえはびっくりして叫ぶ。「君は……本当に神になるつもりなのか!?」。そう、この物語は最初から「叛逆の物語」なのだった。

　ここから先はせんせいの解釈になるけど、この結末っていうのは要するに、世界設定を書き換える代償として、「まどかというキャラ」を完全に消滅させる、というものなんだよね。概念になる＝神になるっていうのはそういうことだ。一種の自己犠牲だ。

　で、この新作はその先を描く。

　物語は、まるでＴＶシリーズが存在しなかったかのように幕を開ける。魔法少女たちはいつのまにか「ピュエラ・マギ・ホーリー・クインテット」とかいう戦隊を組んで、邪悪なナイトメアと戦っている。戦闘シーン以外は、和気《わき》藹々《あいあい》とした少女たちの日常が描かれる。楽しそうだけど、どこか不自然だ。

　それもそのはず、ここは魔女が創りだした幻想世界。だから彼女たちは、その幻想の結界から外に出て行くことができないし、主要キャラ以外の人間は、顔立ちもはっきりしないような匿名的な存在として描かれている。

　どんな魔女がこの幻想世界を創ったか。実はほむら自身が魔女だった。こうなった背景にはキュゥべえの暗躍があったりするけどそれは省略。円環の理の外で死ぬこともかなわない存在となったほむらを救いにやってきたのは、観念＝神と化したまどか。

　しかし救済の瞬間に、ほむらはソウルジェムの濁りを解放して悪魔となり、まどかを人間化する。世界の秩序を崩壊させてまでほむらが望んだことは、〝まどかとともに在ること〟だった。

　すべての魔法少女を救うために自らのキャラを消去したまどかは概念＝神となった。しかし、自らの欲望を実現するべく、キャラを犠牲にすることもなく世界設定を書き換

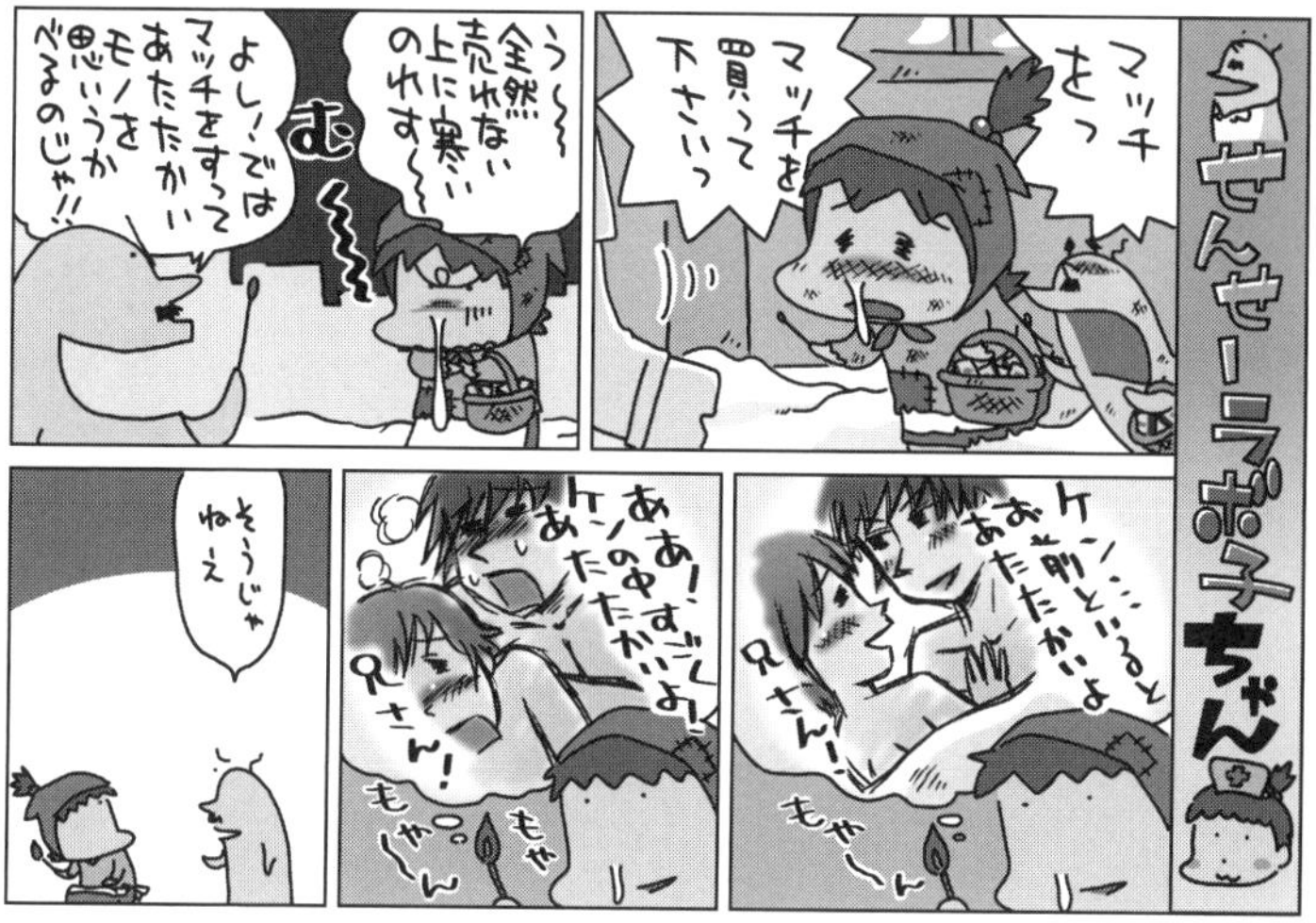
せんせーラボ子ちゃん
マッチをっ
マッチを買って下さいっ
うく～全然売れない上に寒いのれすく～
む
よし！ではマッチをすってあたたかいモノを思いうかべるのじゃ!!
ケン……お前といるとあたたかいよ
兄さん！
もや～ん
ああ！ケンの中すごくあたたかいよ！
兄さん！
もやもや～ん
そうじゃねえ

えたほむらは必然的に悪魔となる。見事な対比だ。まるで神話のようなすれ違い構造の悲劇がここにある。

ほむらの悲劇は、もともと異なった位相空間を生きるまどかを愛してしまったことなのだろう。何度時間を戻しても、たとえ自分が悪魔になっても、まどかとは決して同じ空間を共有できないということ。だから、エンドロール後に映し出されるほむらの孤独な姿は、ここから先に展開するだろう新たな悲劇を予告するかのように、せんせいには思えてならなかった。

二〇一四年一月号

ポエム化日本と奇跡の作曲家

やあ。日本一「萌え」にくわしい精神科医だよ。

まずはこいつを読んでみてくれ。どう思う？

「〝現代のベートーベン〟と呼ばれる日本人がいる。佐村河内守、四九歳。一四年前に病で両耳の聴力を失いながら、クラシックで最も困難とされる交響曲を書き上げた。佐村河内は今、東日本大震災の被災者への鎮魂曲『レクイエム』に取り組んでいる」

これ、全聾《ぜんろう》の作曲家・佐村河内守サンを特集したＮＨＫスペシャル「魂の旋律～音を失った作曲家～」（二〇一三年三月三一日放送）のナレーションね。もう番組冒頭からテンション上げまくり。

「鳴り止まぬスタンディング・オベーション。迎えられたのは作曲家・佐村河内守。……しかし、その賞賛の声は彼には届かない」。

そして画面にはロン毛サングラスで杖をついて歩く作曲家の姿が……いやぁカッコ良いなあ。Ｎスペって煽ると決めたらハンパなく気合入るからなあ。

佐村河内事件

……で、これ全部ウソでした、という話。え？　だから全聾も作曲もなにもかもね。実は一八年前からゴーストライターがいて、佐村河内名義の曲は彼が全部作曲してた。で、その曲がソチ五輪に出場する高橋大輔の演技に使われることになって、さすがにヤバイとゴースト氏が二月六日に記者会見。もうマーライオンかって勢いで曝露。マスコミは大騒ぎ。まあさんざん持ち上げてたからなあ。

いや肝心の本人はどこよ？　と思ったら、絶賛逃亡中だった。なんでも精神的に不調を来して謝罪会見できないって。
　せんせい的にやばい、と思ったのはあれ、識者コメント。
「佐村河内守さんの交響曲第一番《HIROSHIMA》は、戦後の最高の鎮魂曲であり、未来への予感をはらんだ交響曲である」（五木寛之・作家）
「二〇〇〇年ぐらい前の音楽から現代に至るまでの音楽史上の様々な作品を知り尽くしていないと書けない作品」「本当に苦悩を極めた人からしか生まれてこない音楽」（野本由紀夫・玉川大学教授）
「もっとも悲劇的な、苦渋に満ちた交響曲を書いた人は誰か？／世界中に存在するすべての交響曲を聴いたわけではないが、知っている範囲でよいというなら、私の答は決まっている。佐村河内守の交響曲第一番である」（許光俊・慶應大学教授）
　もうなんというかさ、こういうのって、ブンカジン逃げて〜！　とか言いたくなるくらいの地雷だよね。もし万が一、せんせいのところに「この曲、被爆者二世で全聾のひとが絶対音感を頼りに作ってますからコメントよろしく」とか依頼があったら、絶対やらかしてた、たぶん。「この感動の半減期は一〇万年だ！」とかなんとか。怖い怖い。

ポエム化する日本

　ちょっとだけゲスなところがあるせんせいは、あの物件をホメまくってた人たちに「今どんな気持ち？」と聞いて回りたいところだけどそれはせず、冷静かつ客観的に、このサムラゴーチ現象の分析をやってみようと思うわけだ。

　まず思ったのはね、これ完全に「ジブリモデル」ってこと。どういうことかって？　説明しよう。ドワンゴ社長でジブリ見習い社員の川上量生サンによれば、ジブリの販売戦略は「オタク（宮崎駿）が作ってヤンキー（鈴木敏夫）が売る」ってモデルらしい。もっとかみ砕いて言えば、オタクが作ったわかりにくいコンテンツに、ヤンキーが売れ筋のキャッチフレーズをつけてヒットさせるってこと。ほら、

「生きろ。」とか「生きねば。」とかあるじゃん、あれね。

あのサムラゴーチ氏はこのモデルを完璧に把握。オタクっぽい現代音楽の作曲家をみつけて無理難題を言って作曲させ、すごい勢いで営業。で、さらにその先を行った。キャッチフレーズの代わりにポエムをつければ売れるはずだ！　って思いついたんだ。ここでポエムってのは「被爆二世」みたいなアレね。

あと「独学で音楽をマスターして交響曲を作曲」「全聾だけど絶対音感」「光を避けるためにサングラス」「『聴覚障害を売り物にした』という誤解も避けられないだろう」「義手の少女のために作曲」「東北の被災地の鎮魂のために作曲」「一人しか救えない」こういうのぜんぶポエムね、異論は認めない。

というか、このヒトってもうね、やることなすことすべてがポエム。全身これポエマー。こういうの受けるんですよ、日本では特に。

前に「ゲームラボ」で連載持ってた小田嶋隆サンに『ポエムに万歳！』（新潮社、二〇一三年）って本がある。これ読むと、もう現代日本がポエムだらけになってることがよくわかる。

たとえばラーメン屋の壁にこんな言葉が貼ってあったりする。「好敵手とは　それは自分」「いま居る処が最後の砦
そしてすべての始まりなんだ　がんばろうぜ」みたいな。

いやまあ昔から居酒屋のトイレに相田みつをとかよく貼ってあったけどさ、だんだん店主が自分で考えたポエムが増殖しつつあるってわけ。でも一番すごいのは不動産系かな。「天空に舞い踊る星々のトレモロ。人々の営みを物語る地上に散りばめられた灯火のロマネスク。あるいは、早朝のまどろみから朝日に洗われつつ姿を現す都会のエクリチュール」

何言ってるかわかる？　これマンションの広告なんだぜ？　あとNHKといえばすごかったのは「クローズアップ現代」で特集してた「居酒屋甲子園」ね。一四〇〇店舗、五〇〇〇人以上が集まって何やってるかと思えば、とにか

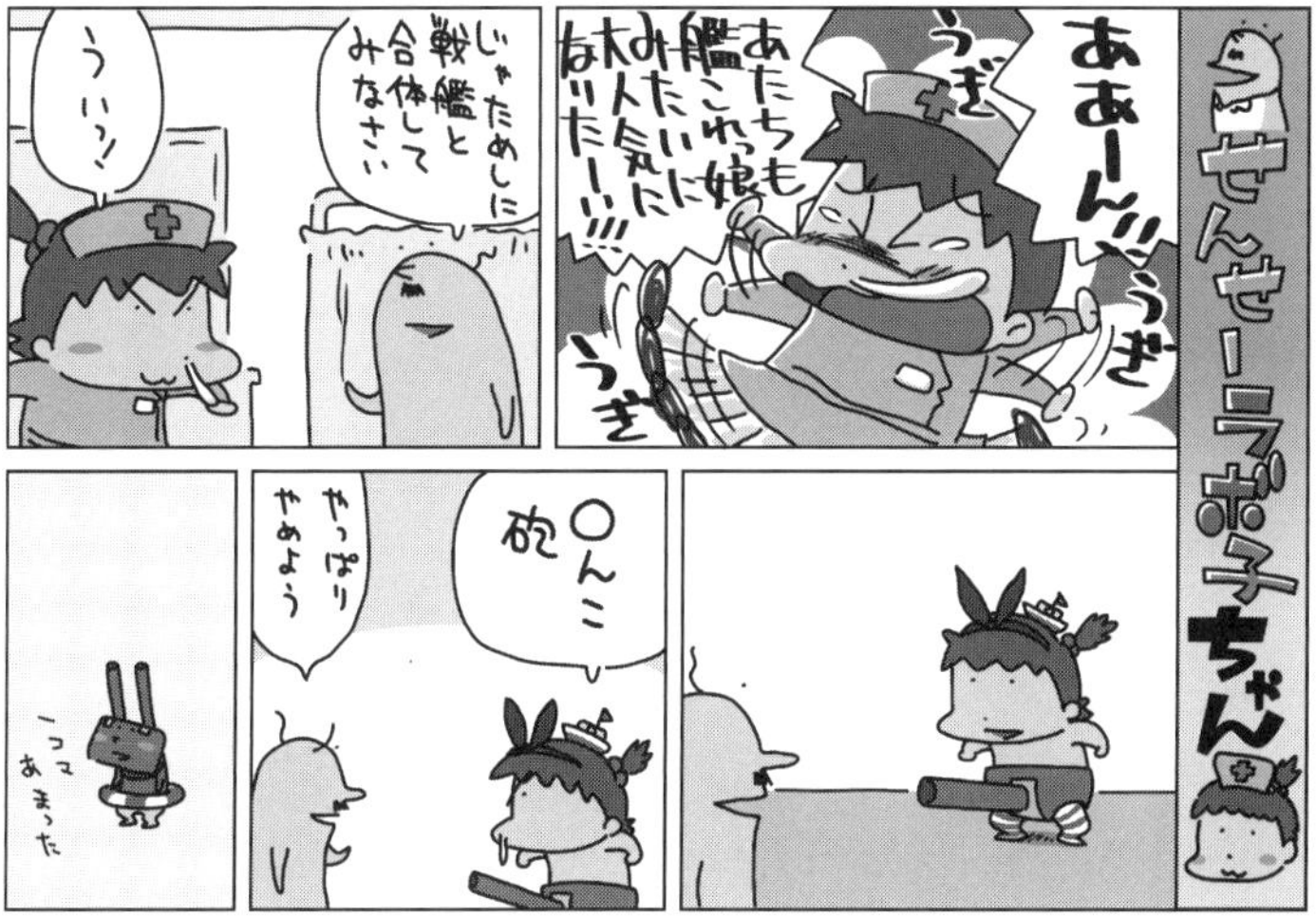
ポエせんせーラボポ子ちゃん
ああーん!!! うぎうぎ
うぎ
あたちも艦これっ娘みたいに大人気になりたーい!!!
うぎ
じゃためしに戦艦と合体してみなさい
うぃっ!
○んこ砲
やっぱりやめよう
一つあまった

くステージで思いを語る。料理とか味とかは関係なし。「夢はひとりで見るもんなんかじゃなくて、みんなで見るもんなんだ！　人は夢を持つから、熱く、熱く、生きられるんだ！」てな感じ。いやあ実にヤンキー臭いよねえ。

だからサムラゴーチ氏の一件は、出るべくして出た究極のポエム物件なんだ。たぶんこれが究極だけど、これはひとつの教訓だね。そう、オタクとポエムは食い合わせが悪い、ってこと。みんなも気をつけよう！

二〇一四年三月号

オリンピックと白い嘘

やあ。日本一「萌え」にくわしい精神科医だよ。

いや〜ソチオリンピック良かったねえ。日本はひさびさのメダルラッシュだったし、メダルには届かなかったけど浅田真央選手のすごい演技は見れたしね。

ショートプログラムでまさかの一六位に沈んでから、フリープログラムで自己ベストを更新するって、ちょっと素人には描けないシナリオだよね。二大会連続でトリプルアクセル成功っていうのは女子で初めてらしいしね。こういうのが〝記録より記憶に残る〟って言うんだろうなあ。

萌え視点的にも素材の豊富な大会だった。

こっちはなんと言っても金メダルを獲得した羽生結弦クンね。それまで男子フィギュアって、どっちかっていえば

ちょいイカツイ系が主流だったから。髙橋大輔選手とか織田信成選手とかね。織田クンはどっかでヒデヨシの血が盛大に混じった疑いを捨てきれないし。そこへあの女子力の超高い羽生クンが降臨したわけで、このコントラストは強烈だ。

碇シンジに似てるって理由でプラグスーツコラが出回ったり、ダイスケ×ユヅルのＢＬがさっそく書かれたりと一気にブレイク。どうも羽生クンは「小悪魔受け」らしいね。あのルックスで金メダルで早大生。「俺のあらゆるスペックを一〇倍ずつにしてもかなわん」って言ってた人がいたけど、どこの二次元から舞い降りたの？　って感じだったよね。

リプ子の氷の微笑

一方、女子フィギュアで話題をさらったのは団体で金メダルを獲得したロシアの若干一五歳、ユリア・リプニツカ

ヤ選手。

まだあどけない美貌もさることながら、インタビューで「良い練習ができました。メディアが邪魔でしたけど」と当のメディアに氷の微笑で答えるシーンでネット住民のハートを鷲づかみ。リプ子にぜひ「死ね」と言われたい若者が続出する事態に。どう見ても変態だが気持ちはわかるぞ。

そう、彼女ならあの空気読まない元総理にも「老害はカチンの森で粛清すんぞコラ」とかバッサリやってくれそうだ。

ほかにもリプ子ときたら「キムヨナの演技は見たことない」「浅田真央のことは尊敬している」「愛読書はキューバ革命に関する本、愛犬の名前はチェ・ゲバラ」みたいな語録はあるわ、部屋にコロ助のぬいぐるみは飾るわ、その狙ったようなキャラ立ちぶりに日本では萌え死にする者の死屍累々。

絵師は競うように擬人化リプ子を発表していたし、それを本人が見て気に入ったとかなんとか怪しげな情報も聞こえてきて、なかなか楽しい五輪だったな。

「萌え」の深層を描く漫画

さて、話は変わるが、せんせいが最近注目している漫画家に鳥飼茜サンって人がいる。彼女の最新作『先生の白い噓』（講談社）の話をしよう。

「先生の」ってあるように、とある高校に赴任したての、まだ二〇代の女教師・原美鈴先生が主人公だ。たぶんかなり底辺のこの学校は、授業は崩壊しているわスクールカースト全開だわで相当ひどい。大した情熱もなしに教師を選んだ美鈴の、惰性と倦怠の日々が続いていく。

そんな美鈴が、ある日高校からの〝親友〟、美奈子から結婚の報告を受ける。待ち合わせにはいつも遅れ、頼んでもいないのに彼氏を連れてきてはドヤ顔を決めたがる彼女を、美鈴は惰性で受け入れ、〝親友〟の微妙に不快な言動も曖昧な笑顔でやり過ごす。一方そのころ、彼女の担任するクラスでは、女子から「童貞」とアダ名される大人しい男子・新妻がギャルからいじられていた。

ここまで読むと「あ〜また負け組が痛い目にあってから絆や魂が再生（笑）したりするハナシね、はいはい共感共感」という反応が予想されるけど、ところがどっこい。このお話にはウラがある。

実は美鈴は美奈子の彼氏とデキている。というか初対面でレイプ同然に処女喪失をさせられてから、半ばおどされるように関係を続けている。いっぽう新妻は、同級生の女子に告られてＯＫしつつも、バイト先の人妻とも不倫関係を続けていた。

なんだそりゃリア充ってか上級者だろーがいますぐ爆発しろと言いたいところだろうがちょっと待て。この漫画が描いているのは、そういう非モテとかリア充とかのテンプレの先にあるものだ。

性欲を持って生まれた悲しみ、性欲を性別を通じてしか表現できない苦しさ。セックスをすれば快楽はある。でも、

望んでそうなったわけじゃないという違和感。征服する性としての男に生まれた辛さがある一方に、受け身でありながら責任を感じてしまう損な性役割としての女がいるということ。

最近ネットで拾った言葉に「女の子コンプレックス」っていうのがあった。きれいにおしゃれをして、ガールズトークで盛り上がる「女の子」たちに対して当の女の子が覚える違和感。自分自身がおしゃれをしたり、きれいに着飾ったりすることが恥ずかしいと思う気持ち。修学旅行の夜なんかにされる、女の子だけの恋バナ系のひそひそ、キャーキャーに参加できない気後れ。

これって、その根底にあるのは、「男とはこういうもの」「女とはこういうもの」っていう社会的な性役割を、なんの疑いもなく受け入れることへの違和感だ。この漫画で「仮想敵」になっている「美奈子」や「早藤」、あるいはスクールカーストに君臨する「和田島」や「ミサカナ」たちは、まさにそうした違和感を感ずることがない「勝者」たちな

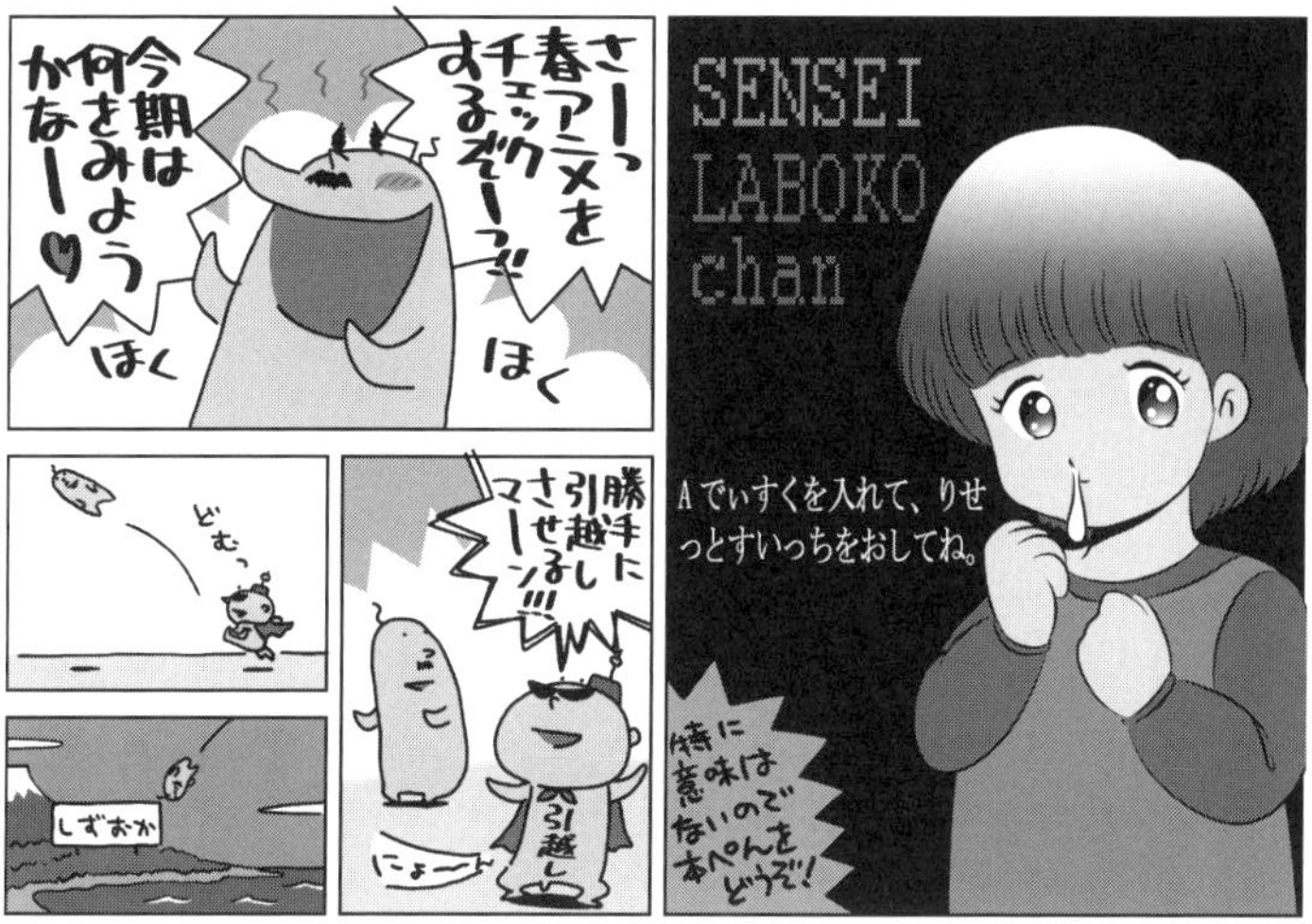
SENSEI
LABOKO
chan
Aでぃすくを入れて、りせっとすいっちをおしてね。
特に意味はないのでおぺんをどうぞ!
さーっ春アニメをチェックするぞーっ!!
ほく
今期は何をみようかなー♥
ほく
勝手に引越しさせるしマーン!!!
引越し
にょー
どむっ
しずおか

のだ。

　だから作品の後半、違和感を抱くものどうしである、美鈴と新妻の「対決」には、性に対するコンプレックスをさらにえぐりあうような鋭い痛みがある。出てくるキャラクターの誰にも感情移入できないのに目が離せないのは、まさに作者が身を削って描いているのが伝わってくるからだ。たまにはこういう作品を読んで、「萌え」の深層にあるモノに思いをはせてみるのもいいだろう。

二〇一四年四月号

渡邊博史くんは死なないほうがいい

やあ。日本一「萌え」にくわしい精神科医だよ。

一年半くらい前に、この連載で『黒子のバスケ』脅迫事件を取り上げたことがあった（二六四ページ参照）。この事件、二〇一二年一〇月に発生してるから、その直後くらいになるね。とある『黒バス』ファンの腐女子、略して〝黒バス腐〟が激おこだったので、これは面白いとすかさずネタにさせてもらったわけだ。

ずいぶん長いこと犯人が捕まらなかったけど、ようやく昨年暮れに、大阪市東成区に住む三六歳の男が逮捕された。逮捕された渡邊博史容疑者は脅迫文をポストに投函しようとしたところを警官に取り押さえられ、「負けました」と容疑を認めたという。逮捕の決め手は、防犯カメラの映像だったらしい。

人生格差犯罪

その渡邊容疑者の初公判が、二〇一四年三月一三日に東京地裁で行われた。このとき渡邊被告が読み上げた冒頭意見陳述の内容が興味深い。ネット上に全文が転載されて、かなり評判になっている。せんせいもさっそく読んでみた（Ｙａｈｏｏ！ニュース　二〇一四年三月一五日付　篠田博之「月刊創」編集長「『黒子のバスケ』脅迫事件の被告人意見陳述全文公開1」）［★1］。

なるほど、確かにこれはよく書けている。むしろよく書けすぎているくらいだ。数年前に秋葉原事件ってあったじゃん。あの事件の後で、いろんな人が論評を書いた。僕もいっぱい書いたし喋った。なんというのかな、犯人の陳述書って、ああいう評論文を学生に読ませて「犯人の気持ちを想像しながら作文しましょう」って書かせてみたら、一番優秀な学生が提出してきたレポート、みたいな印象があったんだよね。自分のことを書いているのに他人事みたいな突き放した視線を感じるというか。

渡邊被告は、事件を「人生格差犯罪」と呼んでいた。彼が話す半生は、確かにけっこう悲惨だ。小学校に入ってすぐいじめに遭い、家では父親に殴られるなどの虐待を受け、小さい頃から自殺を考えていた。三〇代で「人生オワタ」と感じ、そんな自分とあまりにもかけ離れた境遇の成功者、『黒子のバスケ』作者を自殺の道づれに一太刀浴びせてやろう、と考えたんだそうだ。

彼が逮捕された時「負けました」と言ったのは、人生の負けがこれで確定したという気持ちからで、「ゲーム感覚」は関係なかった。送検時に笑っているように見えたのは、有名になってうれしかったからではなく、とうとう自分は統治権力に罰せられることになったと思ったら、自嘲の笑いがこみあげたんだとか。

いやあ、こういう動機は珍しくないけど、ここまで事細かに自己分析してくれた犯人は、わりと史上初なんじゃないかな。被告は陳述の最後に「こんなクソみたいな人生やってられるか！　とっとと死なせろ！」と叫んだらしい。

「無敵の人」の最大の敵

被告の書いた文章から、気になるところを拾ってみよう。

まず動機。彼が『黒子のバスケ』作者にロックオンした理由は、彼が「手に入れたくて手に入れられなかったもの」、つまり「上智大学の学歴、バスケマンガでの成功、ボーイズラブ系二次創作での人気の三つ」なんだそうだ。そうなった背景も詳しく書いてあるけど省略。ただ、彼自身が同性愛者だったことも無関係ではないらしい。

つまり、せんせいが前に書いた「犯人は熱狂的な『黒バス』ファンだから原作よりも二次創作を主なターゲットにした」云々は大ハズレってわけね。いやあハハハ、お恥ずかしい。

彼は一連の犯行の最中に「燃え尽きるまでやろう」と自分を励ましていた。「人生で初めて燃えるほどに頑張れたのが一連の事件だったのです。自分は人生の行き詰まりがいよいよ明確化した年齢になって、自分に対して理不尽な罰を科した『何か』に復讐を遂げて、その後に自分の人生を終わらせたいと無意識に考えていたのです」。その「何か」の代わりが「黒子のバスケ」作者だったってわけ。

彼は自分をネットスラング表現を借りて「無敵の人」と呼ぶ。失う物が何もない人、という意味だ。地位も名誉も、家族も恋人も友人もいない。失って惜しい仕事もない。これから日本社会に「無敵の人」が増えるというのはせんせいも同感だ。だって、そもそも「ひきこもり」や「ヤングホームレス」って無敵じゃん。もちろん無敵の人がみんな犯罪に走るわけじゃない。無敵の人にとって最大の敵は自分自身なので、他罰に向かう人は少数派だ。

せんせいはこの文章を読んで思ったね。彼は自分が死ななければならない理由を、懸命に自他に向けて説得しているんだなあ、とね。でも、彼には悪いけど、そう簡単には死ねないよ。死ぬためにはまず、君自身のその自己愛と戦う必要がある。自己愛ってしぶとくってね、時には自己否定って形で生き延びようとすることもある。だから君は、誰かの「死なないでほしい」の一言に、案外抵抗できないと思う。その誰かをいかに論破し尽くしてもね。

それにね、きみはもう希望を語ってしまっている。だってそうだろう。君は留置場に入って、他の留置者と仲良く話ができたんだろう。そして君はこう書いている。「若い被留置者と話していて『こんなにかわいい弟がいれば、自分はやらかしていなかったろうな』とか『こんなに明るくて、カッコ良くて、ノリの良い友人が子供の頃にいたら、自分の人生も違っていたろうな』」とね。

君の悪意は幸いにして根が深くない。大切なパートナーが見つかったり、規則正しい生活をしたり、みんなと気楽なお喋りをしたり、そういうちょっとした、でも長らく縁がなかった経験さえ重ねられれば、そんな悪意はきっと乗

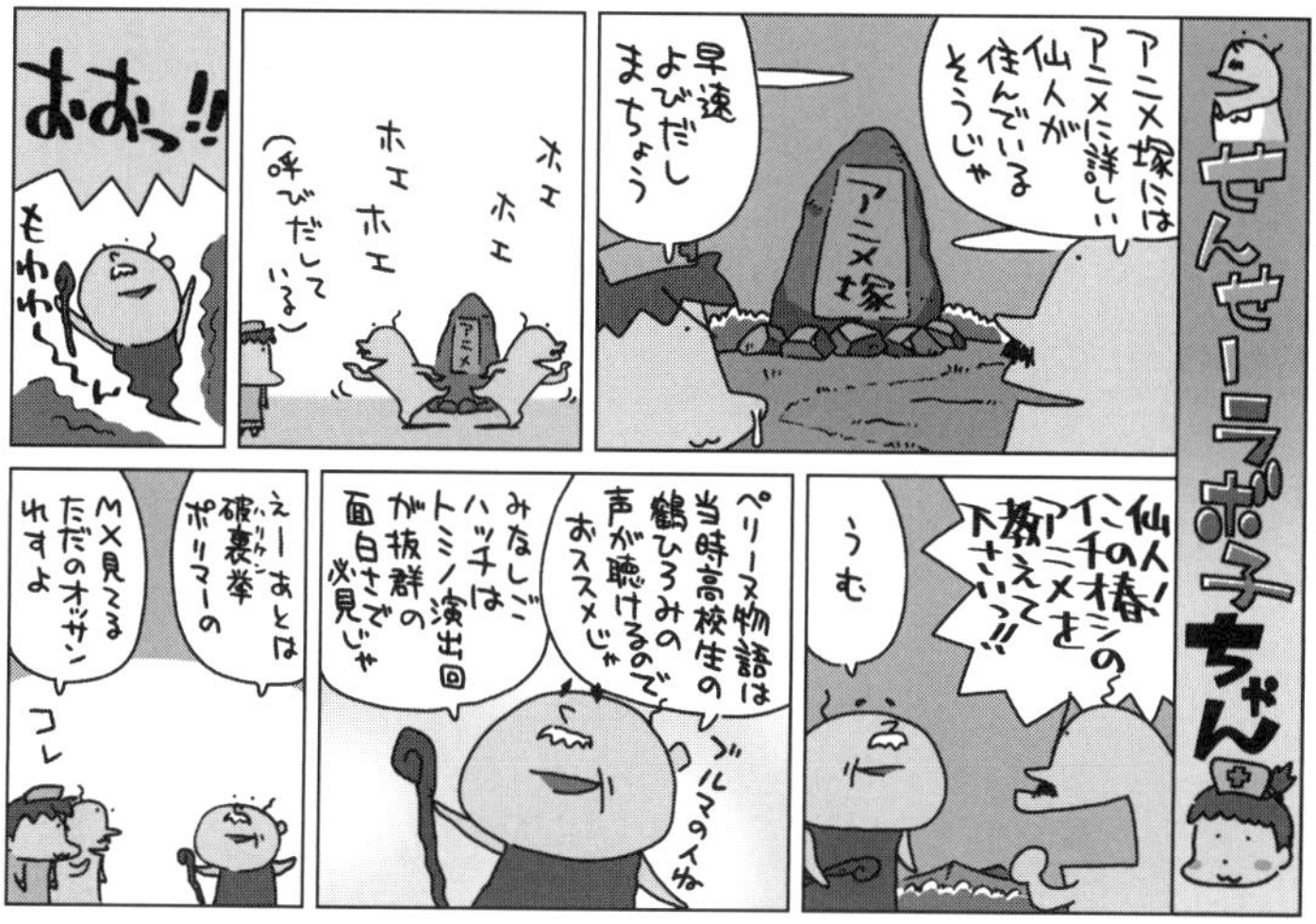
せんせーラブポ子ちゃん
アニメ塚には アニメに詳しい 仙人が 住んでいる そうじゃ
アニメ塚
早速 よびだし ましょう
ホエ ホエ ホエ ホエ
(呼びだしている)
おおっ!!
もわわ～ん
仙人!
アニメを 教えて 下さいっ!!
うむ
ペリーヌ物語は 当時高校生の 鶴ひろみの 声が聴けるので おススメじゃ
ブルマの人ね
みなしごハッチは トミノ演出回 が抜群の 面白さで 必見じゃ
えー あとは 破裏拳《ハリケン》 ポリマーの
MX見てる ただのオッサン れすよ
コレ

り越えられる。僕はそんな「無敵の人」を何人も知っている。

そのことを「自分自身への裏切り」と感じる必要はない。だから、本当はすごく迷っているはずの自殺に向けて、自分自身を追い込まないでほしい。まずはきっちり服役して罪を償うこと、そのこと自体が社会参加だ。また精神科医がトンチンカンなことを、と思うなら、筑波大学の僕あてに抗議文でも何でも送ってくれればいい。しっかり対応するよ。約束する。

★1 http://bylines.news.yahoo.co.jp/shinodahiroyuki/20140315-00033576/ 現在は冒頭部分のみ掲載。渡邊博史は二〇一四年九月に実刑確定、一〇月に『生ける屍の結末――「黒子のバスケ」脅迫事件の全真相』(創出版)を出版した。

二〇一四年五月号

「レリゴー」って、いったい何を?

やあ。日本一「萌え」にくわしい精神科医だよ。

今せんせいが住んでいるつくば市にはシネコンが五つもあるんだが、こないだついうっかりディズニーアニメなんてものをね、観てしまった。ほら、いま日本中で大人気になっている『アナと雪の女王』(二〇一三年)ね。まあせんせいはもともと、アンデルセンの童話『雪の女王』が好きだったってこともあるんだけど。

この劇中歌が全世界的に大ヒットして、動画サイトが「歌ってみた」動画で溢れている。おかしいなあ、あの著作権にやかましいディズニーがねえ。だってあの会社、小学生がプールにミッキーの絵を描いたらクレームを付けて消させるわ、無人島に漂流した男が浜辺にミッキーの絵を描い

たら一時間後に社員が著作権料を徴収に来るなんていう話があるわ、えげつないほどそのへんは徹底してるはずなのに。

だから「ディズニーでも『歌ってみた』を容認するレベル」とか書こうとしたらとっくに実現してたってわけ。まあでも、今回については、みんなに歌ってもらうことがすごく良いプロモーションになると判断したんだろうなあ。実際、せんせいもそれで興味持ったってこともあるし。

でもね、それ以外にもけっこう事情があるのかも知れない。

アナ雪パクリ疑惑?

実は『アナ雪』が、日本のとあるアニメをパクってるんじゃないか、って噂がけっこう盛り上がってるらしいんだな。それがよりにもよって『聖闘士《せいんと》星矢』(一九八六年)!

熱心なファンの比較によれば、キャラデザからストーリー

から、ほとんど「完全に一致」のレベルだとか。例えばこんな感じ。
「姉妹は王女、姉が国を治める」「姉妹が住むのは氷の国」「姉には凍らせる超能力がある」「妹に超能力はない」「姉が黒化し、妹が助けようとする」「妹に恋愛イベント発生」「キャラクターのデザイン（髪、服のカラーリング、妹の特徴的なお下げ髪などなど）」「妹の三角関係の相手は『幼なじみの下男』と『外世界からきたイケメン王子様』」……（しかし「下男」て……参考ＵＲＬ挙げようと思ったけどやめた。自分でググってくれ）。

もちろん擁護派の意見もあるから一概には言えないんだけどさ、ディズニーは『ライオンキング』（一九九四年）とか『アトランティス 失われた帝国』（二〇〇一年）とか、いろいろやらかしてくれたからなあ。パクリが事実なら、「歌ってみた」くらいじゃあんまりうるさいことは言えないやね。

でも『星矢』といえばＢＬだけどさ、『アナ雪』はダブルヒロインブームの先がけになるかも。ジブリの新作『思い出のマーニー』もそうだしね。ＢＬと百合なんだから、違うと言えば大違いだネ！

エルサはそんなことでいいのか

まあ、そんなことはいいとして（いいのか）、せんせいはこのアニメ、別の意味でも興味深かった。なにがって？あのヒット曲、「レリゴー」こと「Let It Go〜ありのままで〜」がね、ちょっと気になったもので。

というのもさ、あの歌、雪の女王ことエルサが、生まれて初めて自分の魔法を解放した時に歌われてるんだよね。つまり歌詞どおり、ありのままの姿とか見せちゃった結果、巨大な氷の城は建つわ王国は永遠の冬に閉ざされるわ、いろいろとマズい状況になってしまうわけ。

でもね、あのシーンは『アナ雪』の中では実質的に一番盛り上がるクライマックスシーンだ。なんというかな、異様な解放感があるんだよね。まあロケーション的には王国のそばに住んじゃったから王国も冬にしちゃったわけだけど、どうせなら北極点あたりに城を建てて、どんどん気温下げまくって地球温暖化に対抗してくれたら、エルサは人類の恩人になってたかもよ？　それにエルサなら、どんな原発でも冷温停止にしてくれそうだしね。

　それはともかく、せんせいが言いたいのはこういうことだ。レリゴーってぜんぜんポジティブな歌じゃないよね、ってこと。だって、エルサが力を解放して、これからはたった一人で氷の城にひきこもろう、ってことなんだから。ひきこもりで超ＯＫ！　みたいな歌だよ？　みんなも脳天気に合唱とかしてる場合じゃないと思うんだけどなあ。

　だから、あのラストもあんまりハッピーエンドに見えないんだな。要するに、妹アナの自己犠牲と愛に心を打たれて、愛があれば自分の魔法をコントロールできると気付くわけだ。王子様のキスじゃなくて妹の力ってあたりは、いかにも最近のディズニー映画だけど、せんせいはエルサに聞きたいことがある。「アンタはそれで満足なのか？　ホントに幸せって言えるのか？」ってね。

　だってさ、エルサの「ありのまま」の力って、ハンパないパワーじゃん。一国の季節を変えるってどんだけ万能だよ？　って話。それが妹の愛とかに影響されて、アイスショー芸人になって一件落着って、おかしくね？　それって男女共同参画的にどうよ、って話。

　ややこしく言えばさ、エルサは愛の力で「去勢」されたってことになる。氷に関しては全能の女王が、愛のパワーでその力を奪われて、人々から愛される女王になって社会復帰。でもエルサは孤独なままだ。アナは下男クリストフと恋仲になって、ちゃっかりリア充化してるっていうのにね。これ、この瞬間を切り取ればみんな満足してるけどさ、ちょっと先行きが思いやられるよ。

　むしろこのパロディ動画にあるみたいに（ＹｏｕＴｕｂｅなどで公開「How Frozen Should Have Ended」）〔★1〕、「エルサはＸ－ＭＥＮとして平和のために戦うのでした」みたいな

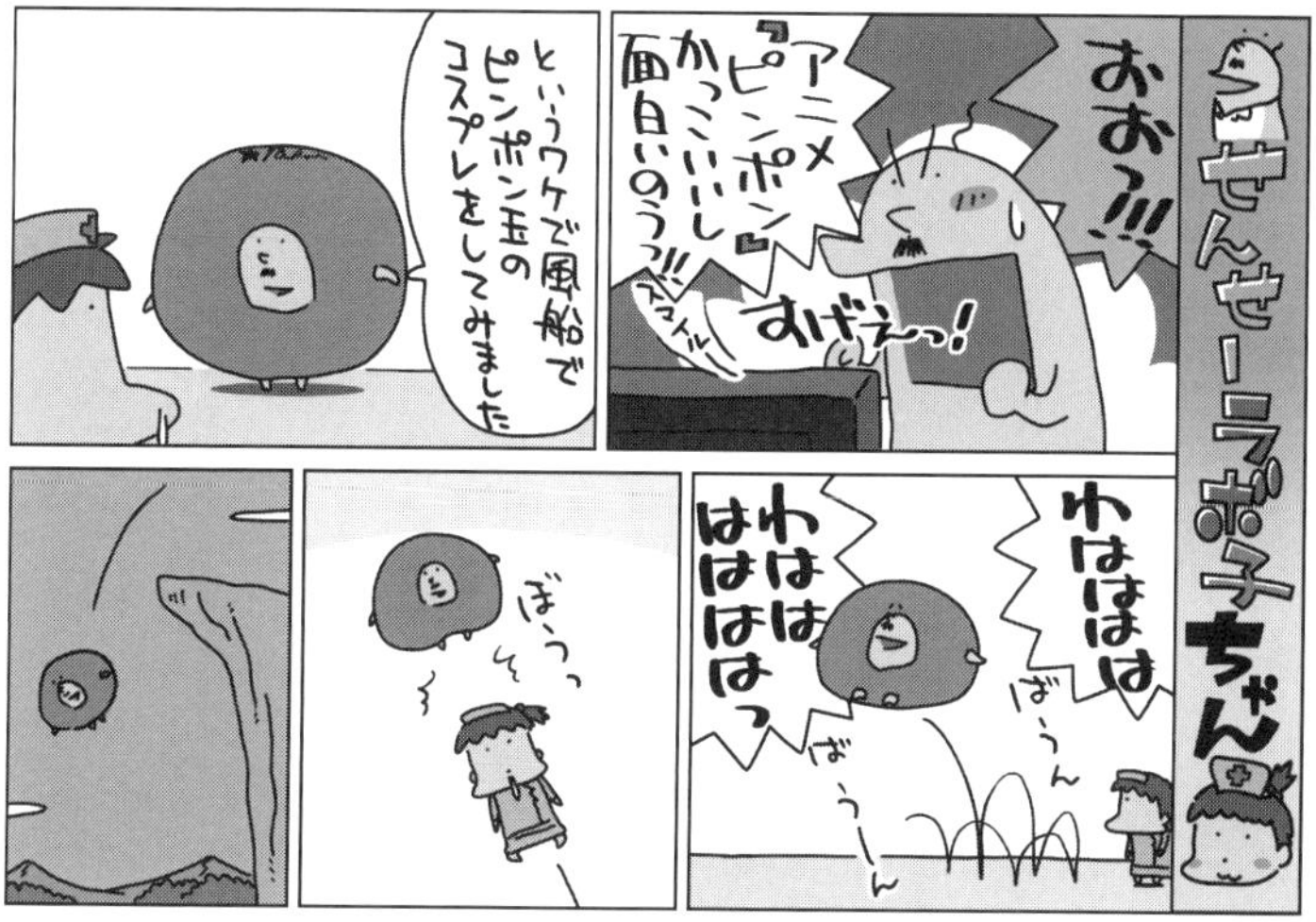
せんせーラボ子ちゃん
おおっ!!!
アニメ『ピンポン』かっこいいし面白いのう!!
すげえーっ!
というワケで風船でピンポン玉のコスプレをしてみました
わははははは
わははははははっ
ばうん
ばう〜ん
ぼうっ

展開のほうが納得がいくよ。

たぶんこのあたり、フェミニズム問題と女性の社会参加に絡めていろいろ深読みできそうだけど、このへんでやめとく。そんなわけでせんせいは納得できないところもあったけど、いろんな意味が読み取れる傑作には違いない。みんなも観るといいよ! あ、ディズニーだけに萌えはカケラもないけどな!

★1 https://www.youtube.com/watch?v=Dach1nPbsY8

二〇一四年六月号

自動生成システムは児童ポルノの夢を見るか？

やあ。日本一「萌え」にくわしい精神科医だよ。

この連載的にはちょっと無視できない法案が衆院本会議で可決したので、まずはその話から。

ずっと懸案だった児童ポルノ法案、どうやら改正案が成立する見込みだね。今回の改正で重要なポイントは、児童ポルノの単純所持の禁止。自分の性欲を満たすために児童ポルノを持っているヘンタイは一年以下の懲役または一〇〇万円以下の罰金、みたいなね。

それと、マンガやアニメ、ＣＧの取り扱いについては「表現の自由がヤバイ」といった懸念から、規制しないことになった。絵も含める件は、せんせいもどちらかといえば大反対だったから、まあよかった。まずはこれで、あと数年

はひと安心。もちろん「絵もダメ、ゼッタイ」派はそこいら中に潜伏しているから、油断はできないけどな。

今回、この法案成立に向けて、実はもうひとつの運動があったんだよね。それが「児童ポルノ」という言葉を使わずに「児童性虐待記録物」と呼ぼう、というもの。せんせいは良いアイディアだと思っていたんだが、さすがにこれは採用されなかったみたいだ。

せんせいは個人的には、少女が陵辱されたりするアニメとかよりも、一部の違法すれすれを狙ったジュニアアイドルもののほうがはるかに問題だと思ってる。だってそれは、まさに「虐待記録物」なんだから。ああいうのは単純所持も含めて、きっちり取り締まるべきなんだ。

あと、以前にこの連載で話題にした、実在のモデルをトレースした3ＤＣＧアニメのポルノはどうかって話、これにしたって完全にアウトだ。このタイミングだからこそ、〝その手〟の業者サンにお願いしたい。そういうギリギリの線を狙った挑発はマジでやめてくださいね、めっちゃ迷惑

なんで。自分で自分の首を絞めるって言葉の意味、わかります？

創造は「自動化」されうるか？

話は変わって、最近のネット界隈では「二次創作」をめぐる議論がアツイらしい。発端は大塚英志サンのエッセイだった。タイトルは「大塚英志緊急寄稿『企業に管理される快適なポストモダンのためのエッセイ』」（星海社サイト「最前線」編集部ブログ「太田克史のセカイ雑話」二〇一四年五月一七日付）［★1］。なんで「緊急」かっていうと、例の「ＫＡＤＯＫＡＷＡ・ＤＷＡＮＧＯの合併劇」についての文章だから。とはいえ、それは新会社の名前をＫＡＷＡＮＧＯにすべきか否か、みたいなくだらない話じゃない。

詳しくは原文を読んでほしいんだけど、内容を超簡単に要約するとこういうことだ。ＫＡＤＯＫＡＷＡは膨大なコンテンツを持つ大手出版社と思われてるけど、実はそうじゃない。その本質は「限定的なオタク的市場に最適化するためのメディアミックスシステム」、つまり「インフラ」だ。

一方のニコニコ動画を擁するドワンゴも基本的にはインフラを提供する会社なんだから、今回の合併は「インフラとインフラの合併」なのだ、という目からウロコの指摘が前半。大塚サンは立場上、ＫＡＤＯＫＡＷＡの内部事情には通じてるから、このあたりの論証はさすがに説得力がある。

で、後半はどうなるか。ＫＡＤＯＫＡＷＡのメディアミックスは基本モデルがＴＲＰＧ（紙と鉛筆を使ったＲＰＧ）だ。それは物語を生産するシステムだ。

つまり世界観とキャラクターが与えられて、サイコロでストーリーが進行する。これを大塚サンは物語の「工学化」と呼ぶ。こういう視点から考えると、「ＫＡＤＯＫＡＷＡ・ＤＷＡＮＧＯ」はもはやコンテンツを制作する会社じゃない。「ユーザーのコンテンツ制作を誘発し回収するシステム」だ。そういうシステムの中では、もはや特別な才能を持ったクリエイターはいらなくなる。

　プラットフォームごとに最適化された物語を自動的に生成してくれるシステムの中で、個々人はまるで消費活動のようにして、創造性を快調に発揮できる。これを大塚サンらしい言い回しで説明すると「システムに創作させられていながら、しかしそれが少しも不快でない環境」であり、「企業によって管理されたポストモダン」の誕生、ということになる。

　う〜んどうでしょう。さすがにそれはどうでしょう。

　この後半部分の主張は、なんとなく「ワープロを使うと漢字を忘れる」とか「グーグルのせいで教養が破壊された」みたいな主張とかぶるんだけど、せんせいだけの錯覚かしら。快調に自動生成されたコンテンツ、って需要あるのかしら。ってかすでに自動筆記みたいに一定水準の作品を快調に量産してる作家サンは存在するわけだけど（誰とは言いませんよ、誰とは）、その作品は売れたり評価されたりしているのかしら。

　むかし星新一っていうSF作家、というかショートショートの名手がいてね、彼が言うには「優れた作品とは、手間のかかった作品のことだ」と。ここは「手間」、つまり「自動化（工学化）できない人間の力」への信頼があるよね。その意味じゃ、せんせいは星サンの意見に賛成だなあ。

　ってかまあそれ以前に、いちばん工学化できそうな「萌えキャラ」の自動生成がまだなんですけど。ぎりぎり「世界観」と「キャラ」までは自動生成できるとして（それだって本当は疑わしいけど）、「萌え」とか「笑い」あるいは「対話」まで快適に作れるものなのか。

　これはせんせいの「予言」と思ってもらっていいけど、たぶん無理だ。一〇年後にこの話題を振り返ってみれば、それははっきりすると思う。理由はいろいろあるけど、ここではひとつだけ指摘しておこう。「システムの中」で快調に「メタゲーム」ができないからだ。児童ポルノが問題になり続けるのは、そこにいつでも「現実」というメタレベルが介在してくるからだ。おそらく一〇年先、二〇年先にも児童ポルノは批判され続けているだろうし、僕らは人間の「手間」がかかったコンテンツを消費し続けているだろう。

★1　http://sai-zen-sen.jp/editors/blog/sekaizatsuwa/otsuka-%20essay.html

二〇一四年七月号

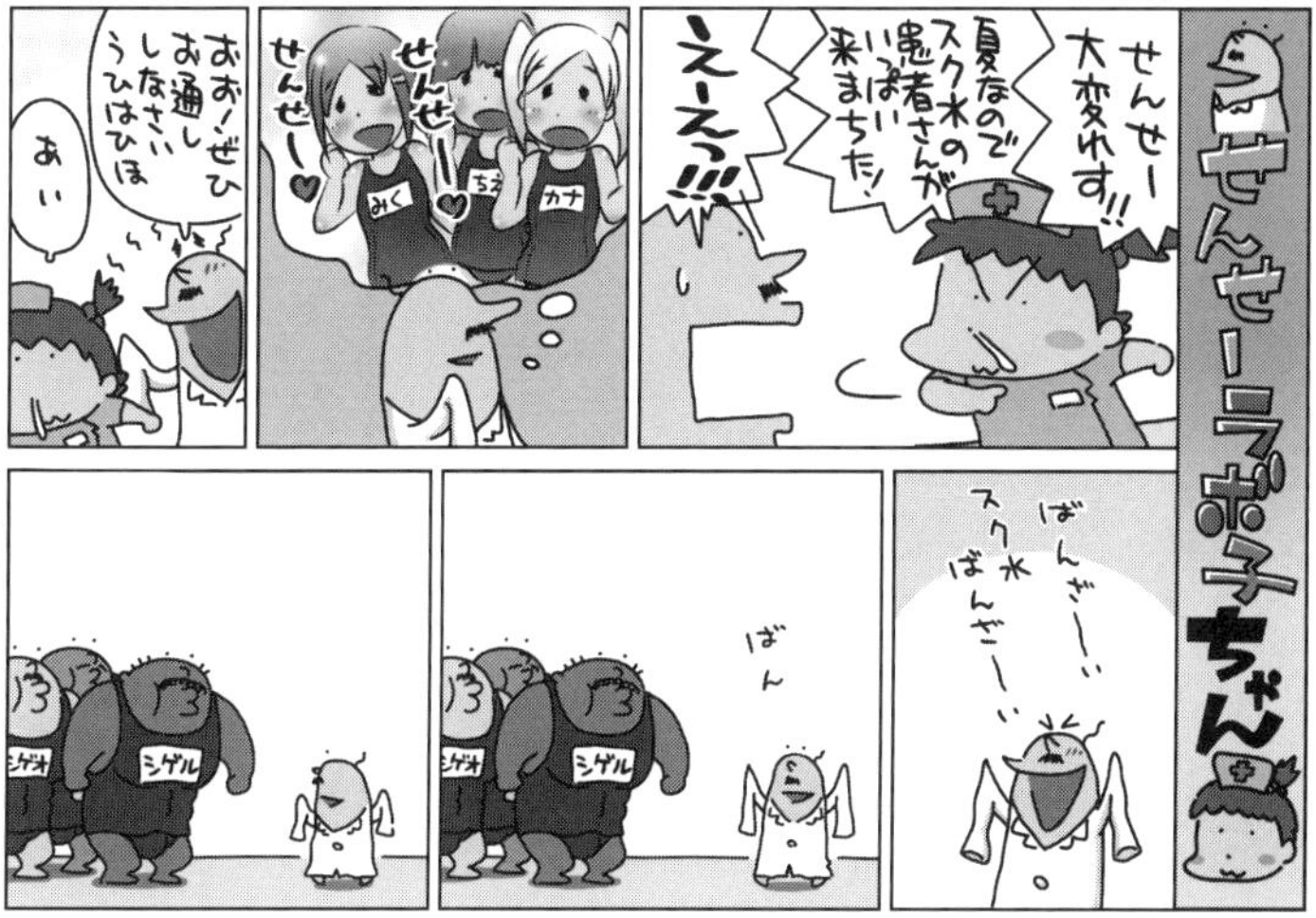

せんせーコラボ子ちゃん
せんせー大変れす!!
夏なのでスク水の患者さんがいっぱい来まちた!
えーえっ!!!
せんせー♥
せんせー♥
みく
ちえ
カナ
おお!ぜひお通ししなさい うひはひほ
あい
ばんざーい スク水ばんざーい
ばん
シゲル
シゲオ
シゲル
シゲオ

キャラ化という刑罰

やあ。日本一「萌え」にくわしい精神科医だよ。

いままで一回だけ、記者会見というものに出たことがある。

といっても開いたのはせんせいじゃなくって、尾木ママ、もとい教育学者の尾木直樹サンだ。もう一〇年以上前のことになるかな。あのときはひきこもり問題がようやく知られかけていた頃で、尾木サンは独自にひきこもりの調査をして、その結果を発表するために記者会見を開いたんだった。で、当時ひきこもり専門家としてバリバリ売り出し中のせんせいが呼ばれたってわけ。

噂には聞いてたけど、記者会見って誰でも開けるんだよね。会場費とか自分持ちで。だから、せっかく案内出しても完全スルーで過疎会見、って可能性もあるんだけど、そのときはそこそこ満席だった。まだひきこもりもアツい時代だったからなあ。

泣き乱れメルトダウン

もっとも、そんな経験は後にも先にもその一回だけ。あ、そういや尾木ママがらみではつい最近も、生まれて初めて「囲み取材」ってもんを受けたけど、それはまた別の話。まずは今世界中（いやマジで）で大人気、野々村議員の雄叫び（一部）をごらんください（ｌｏｇｍｉ【書き起こし】野々村竜太郎県議、〝号泣〟記者会見「キッチリ報告してんのに、何で自分を曲げないといかんのや」より）［★1］。

（略）そういう問題ッヒョオッホーーー！！　解決ジダイガダメニ！　俺ハネェ！　ブフッフンハァァア！！　誰がね゛え！　誰が誰に投票ジデ゛モオンナジヤ、オンナジヤ思っでぇ！　ウーハッフッハーン！！　ッウーン！　ずっと投票してきたんですわ！　せやけど！　変わらへんからーそれやったらワダチが！　立候補して！　文字通り！　アハハーンッ！　命がけでイェーヒッフアーー！！！　……ッウ、ック。サトウ記者！　あなたには分からないでしょうけどね！　平々凡々とした、川西（市役所）を退職して、本当に、「誰が投票しても一緒や、誰が投票しても」。じゃあ俺があぁ！！　立候補して！！


　う〜ん泣いてるなあ。ちょっと想像してた以上に泣き乱れてる。

　まあ知らん人はいないと思うけど、これ兵庫県議の野々村竜太郎センセイね。政務活動費の不自然な支出を指摘され、自分で開いた記者会見の席上で号泣しちゃったという。その姿がニュースで報道されたらさっそく動画サイトに転載され、あっという間に一〇〇万回再生突破。ってか気がついたらCNNやらBBCやらでも大きく報道されて、メルトダウン会見として世界的にも有名に。ちなみに欧米では、公式の場での涙は政治家にとっちゃけっこう致命傷。人格的な弱さの印みたいに思われちゃうからね。

　しかしまあ、この書き起こしも秀逸だよなあ。擬音表現ときたら、せんせい的には「デュフフコポォオウフドプフォ　フォカヌポウ」に匹敵しそうな勢いだ。あと「泣き乱れる」って表現、せんせいははじめて知ったけど、これ観ちゃうともうそうとしか言えない。

　いやもちろん、これに限らず、あっという間にいろんな職人サンたちがネタにしてコラやら動画やらジョジョ化（エシディシ「あァあんまりだアアアア」のパロディね）やらをはじめたもんだから、大変な騒ぎに。なんかもう、この件についてはみんな秀逸すぎるよ。会見をエレキギターで再現した傑作まであった。いやまったく、生まれてから一番笑ったギタープレイだったよ。

　それにしてもさあ、なんでキミたちは、こういうくだらんものにそこまで情熱を注ぎ込めるの？　しかもそのスピードで？

逸材ぞろいの二〇一四年

今年の上半期はいろいろと逸材ぞろいだったって言われてる。この連載でも取り上げた佐村河内サンでしょ、STAP小保方サンでしょ、あとなぜかセクハラ野次を受けたほうの塩村都議センセイとか。この人たちを全員同じハコに入れるのは乱暴な気もするが、なんかこう、相通ずるものがあるんだよね。

さあ、彼らに共通するものって何なんだろう。記者会見を開いたこと？　決め台詞で有名になったこと？　まあ「STAP細胞はあります！」は流行語大賞候補くらいはいけそうだけど、「新垣さんを訴えます！」とか「そういう問題ッヒョオッホーーー‼」じゃちょっと弱いな。

ウソがばれて誹謗中傷にも晒されたけど、支持者が意外に多いこと？　それはちょっとあるかな。とりあえず塩村サンだけは普通に被害者だから別としても、彼らのしたことは、別に取り返しが付かないような悪事じゃない。悔い改めればやり直しもできるだろうに、こんなことでキャラが立ったばかりにそれも難しくなった。

そう、たぶんこの「キャラ」がキーワードだ。当初そういうつもりがあったかどうかは別として、彼らは記者会見という最大の処刑場を自分で用意したんだ。そこで受ける罰が「キャラ化」ってわけ。なにしろ昔と違って、今は記者会見の映像が永久に保存されるし、加工もパロディもやり放題だしね。

世間の笑いものになるという点ではリスクも抱え込むことになるけど、実は「キャラ化」っていうのは、「笑いをともなった承認」でもあるんだ。世間は彼らを馬鹿にするけど、同時にちょっとだけ愛してもくれるってこと。社会的に抹殺されるよりは、「キャラ化」されて人々の記憶に残るほうがずっと価値がある。少なくとも彼らは、今そのことに気づいているはずなんだ。

その意味で一連の記者会見は、去年の夏に流行した「バカッター」のバージョンアップ、とも言える。

なにも彼らをネタにしちゃいけないとか、社会にはもっと大事なことがあるとか、そういうことが言いたいわけじゃないよ。そもそも、ネタ化のビッグウェーブをコントロールすることなんてできないし。ただせんせいは、この「キャラ化」という刑を受けた人々の「その後」にけっこう関心がある。病気でいえば「予後」ってヤツだ。

ちょっと不謹慎かもしれないけど、せんせい的にはそういう生温かい視線で、彼らの今後を見守っていきたいなあ。

二〇一四年八月号

★1 http://logmi.jp/16387

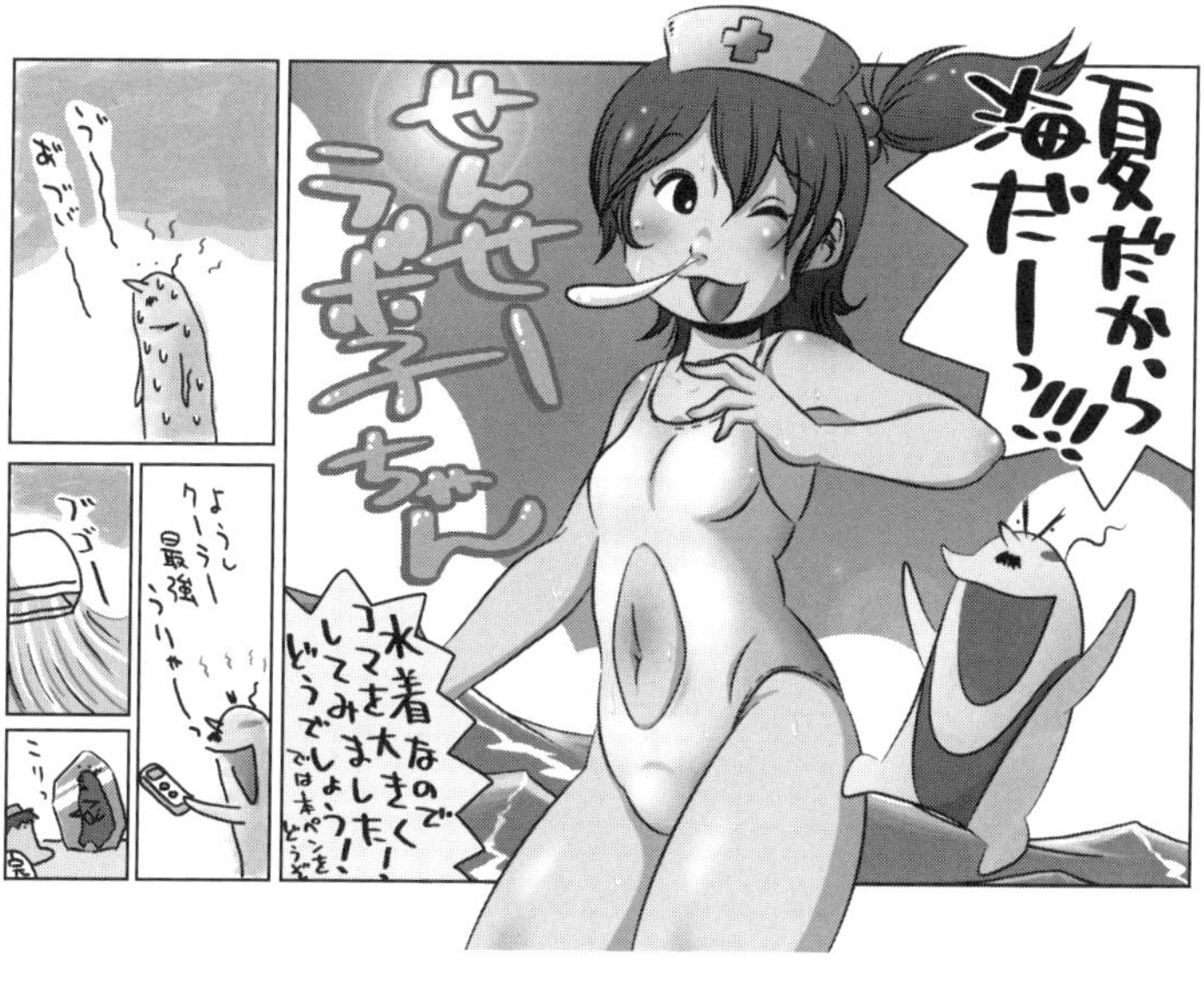
夏だから海だーっ!!!
水着なのでコマを大きくしてみました!! どうでしょう!
では本ペンをどうぞ
ブゴー
よっしクーラー最強 うりゃーっ
こりっ
完

ジブリがラッセンになる日

やあ。日本一「萌え」にくわしい精神科医だよ。

さて今年もやってきたね。ジブリ祭りの季節が。というわけで、いま、絶賛公開中の米林宏昌監督『思い出のマーニー』（二〇一四年）観てきたよ。

うん、普通に傑作でした。いや傑作なんだからフツーとか言うなよ、と言われそうだけど理由は後で説明する。米林監督作としては最高傑作だと思うし、宮崎・高畑両巨頭が関わってないって話がホントなら、とりあえず、うまいこと世代交代できて良かったネ！　と言ってあげたいレベル。

ジュブナイル小説の傑作が原作だけあって、ストーリーもいい。思春期を迎えつつある少女が感じる周囲＝世界への

違和感を繊細にすくい取っているという点では、あの『魔女宅』を超えたかも。パヤヲのヒロインって、すごく幼いか腹が据わってるかで、こういう人目を気にして病んじゃうキャラは滅多にないからね。

『思い出のマーニー』は本当に傑作

ヒロインの杏奈は幼い頃、事故で両親を亡くして、養父母に育てられた。そのせいもあって、杏奈はずっと、周囲に違和感を覚えている。

「この世には目に見えない魔法の輪がある。輪には内側と外側があって、私は外側の人間。でもそんなのはどうでもいいの。私は、私が嫌い。」

米林サンのうまいところは、原作にあるこの「内側」と「外側」の問題を、スクールカーストで下位にはみ出してしまう子の悩みと重ね合わせているところ。この設定が後々効いてくる。

一夏を過ごしにやってきた北海道のある町で、杏奈は親戚夫妻の家にやっかいになっている。地元の夏祭りに誘われ、気乗りしないまま出かけるシーン。杏奈はおしゃべりでおせっかいな地元の中学生に、自分の瞳の色（けっこう重要な伏線！）を指摘され、キレて思わず「屋上へ行こうぜ……」、じゃなくて「ほっといてよ、ふとっちょブタ！」と叫んでしまう。

「ふとっちょブタ！」ってアンタ……そんな頭痛が痛いみたいなこと言われましても……でも中学生も黙ってないんですなこれが。「普通のフリをしてもムダ。だって、あんたは〝あんたの通り〟に見えてるんだから」

この切り返しはお見事。ブタの勝ち（おい）。外見のことを言われたらこう切り返せばいいね。参考にしよ。

さて、このピンチを切り抜けて杏奈を成長させてくれるのがマーニーなわけだが、それこそダブルヒロインものとしての『アナ雪』にも通ずるオチがあったりして、終わらせ方も上手い。個人的には『アナ雪』より良かった。

許せるウソ、許せないウソ

……という感じで、ホメるだけで終わると思った？　残念！　そこは人の悪いせんせいのこと、そんなわけはないんでした。

実は『マーニー』には、ちょっと見逃せない問題があってだな。

原作の舞台はイングランドのノーフォーク。本作はその設定を北海道のどこかの町に変更している。海に面した湿地帯が舞台だから、道東の、釧路湿原あたり（実際にロケもしたらしい）。

問題は、物語の中心となる「湿っ地屋敷」。美術監督の種田陽平サンが書いた屋敷の風景があって、これはウェブサイトでも見られるけど、この絵見てキミたちはどう思った？　「きれいな湖畔の家」って思った？　残念！　これ海辺の家だから。

なんかヘンだな、と思ったキミは正しい。そう、この絵が海辺の家に見えないのは当然なんだ。なぜなら植生がおかしいから。

汽水（淡水と海水がいりまじるところ）の水辺なら、サンゴソウとかが生える可能性はある。でもね、お屋敷の前、もうがっつり海だから。干満の差、超激しいから。で、悪いけど海水には草とか生えない。南の方ならマングローブがあるけど、この話にマングローブは似合わないな。

ということを、せんせいがとあるジブリファンにドヤ顔で話したら、そのあと滅茶苦茶反論された。

「そんなのいつものことじゃん。科学的なウソはいけません、ってか？　それ言い出したら『もののけ姫』だって本土の話っぽいのに屋久島の風景コピペしてるし。いやそれ以前にヤックルとかモロとかありえねーし。海水とか言うんだったらポニョはどうよ？　あいつ塩素まみれの水道水に突っ込まれてもピンピンしてんだぜ海水魚なのにｗｗｗフォカヌポウ」

まあフォカヌポウとは言ってないのだが、そんなふうに返されてせんせいもちょっとは考えた。こいつの言い分も、もっともだ。でもなんか違う。

せんせいは別にウソをつくなと言いたいわけじゃない。〝アニメ的リアリズム〟のための「ウソ」はどちらかといえば大歓迎だ。ジブリファンの言う「ウソ」は、パヤヲの言う「ウソのレベル」、つまり世界観を一定に保つためには、むしろ必要なんだ。

でもやっぱり「湿っ地屋敷」の植生、あれはダメだ。これはそういう話じゃない。この物語は、亡くなった祖母……ゲフンゲフンのタイムスリップものなんだから、このウソを信じてもらうために、周囲はリアリズムで固めるべきなんだ。もし杏奈がマーニーと手を取りあって空を飛んだりしたらちょっと引くでしょ。そういうこと。

でね、そういう意味で、まるで「湖畔の家」みたいな「海辺の家」って、ぜんぜんウソとして役に立ってない。あれは単に「間違えたリアリズム」だから。なら普通に「美しい海辺の屋敷」を描けば良かったのにね。

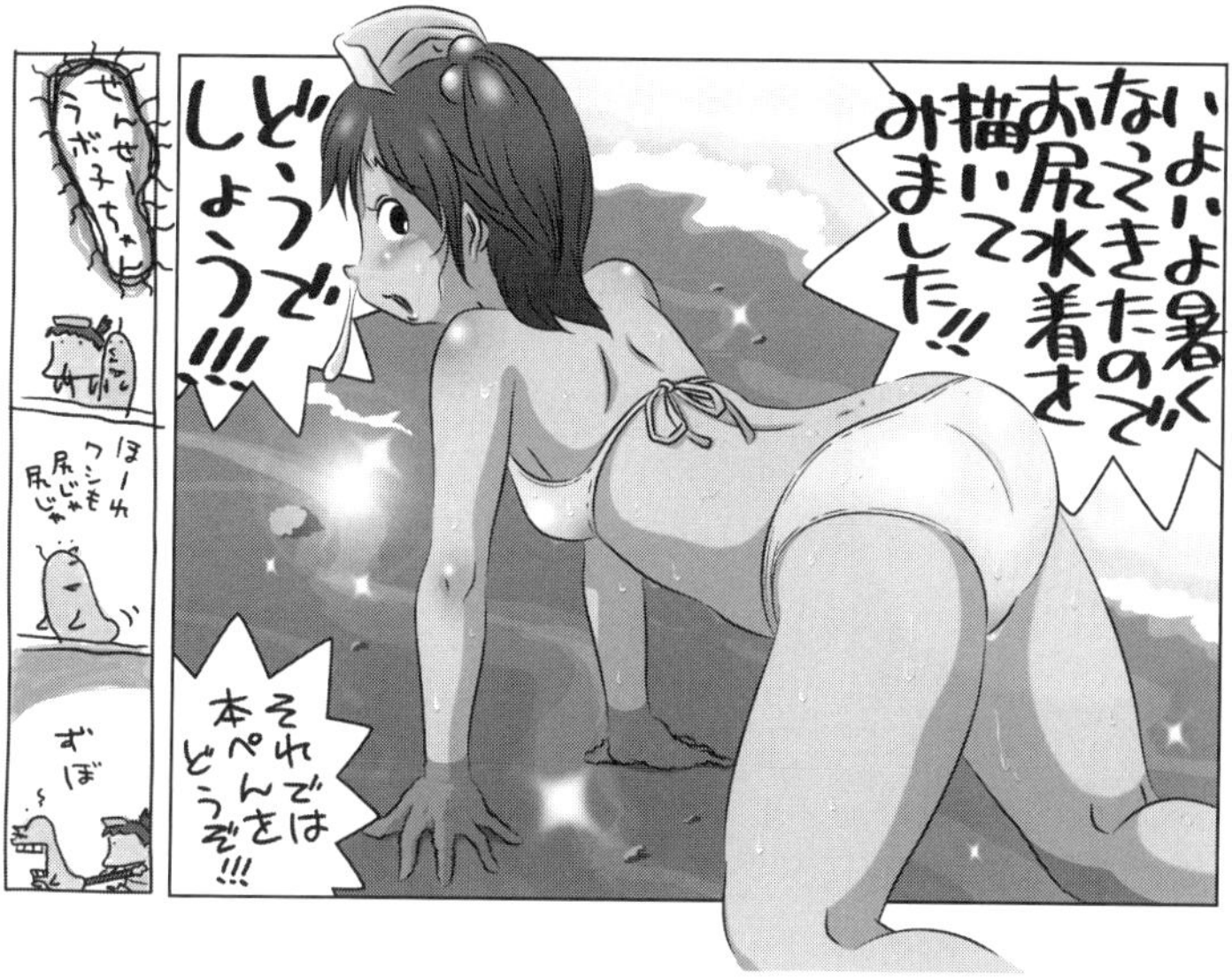
いよいよ暑くなってきたのでお尻水着を描いてみました!!
どうでしょう!!!
それでは本ペンをどうぞ!!!
ほーれワシも尻じゃ尻じゃ
ずぼ

物語の都合上、お屋敷は海に面している必要がある。でもせっかくロケした湿地帯の美しさも取り込みたい。なら一緒にしちゃえ！　くらいの軽いノリかなあ。

でも、キレイなもの全部載せって、それクリスチャン・ラッセンだから。僕の知ってるパヤヲはそういう「下品」なことはしない。もうね、ウソのレベルが不安定なので、物語に没頭できないよ！

というわけで、全体としてはとっても良い作品なんだけど、米林監督はもっと自然とか海とか草とかに詳しくなった方がいいね、という残念な感想もあったのでした。

二〇一四年九月号

いきなり最終回だ！

やあ。日本一「萌え」にくわしい精神科医だよ。

……というご挨拶も今回で最後かあ。いや実に感慨深いな。え？　いやつまり、今回でせんせいの素晴らしいこの連載も最終回ってこと。ちょっと前に来たメールでわかった。ついにゲームラボ最高齢執筆者に引退勧告が！（ちなみに表紙絵を描いている人はもっとご高齢らしい）

いま昔の原稿をチェックしてみたら、二〇〇一年五月号が連載第一回だった。これって考えてみたら、せんせいが今まで担当してきた連載ではたぶん最長不倒記録。だって一四年間だよ？　われながら五〇過ぎてまでよく頑張ったなあ。せんせいのゼロ年代はゲーラボとともにあった！と断言してもそれほど過言ではないような気がしてならないよ。

誰も言ってくれないから自分で言うけど、やっぱり連載タイトルがいいよね。「おたく神経サナトリウム」。せんせいはこう見えてタイトルに凝るほうなんだけど、こいつは会心の出来だったんだぜ？　最終回だからバラしちゃうけど、これ、せんせいが若かりし頃勤務していた某病院の名前からいただいたんだぜ？

一四年間を振り返ろう

冒頭の挨拶（「やあ、日本一～」）は、もちろん「せんせい何やってんすか」というツッコミねらいの定型文をやってみたくてね。でもときどき言ってたけど、せんせい日本一くわしくないから。精神科医の集まる学会で石投げればおたくに当たるから。でも頼むから学会シンポジウム後に「まどマギで付き合うならどのキャラっすかｗｗフォカヌポウ」とか質問するのはやめてください。もうあんたが日本一でいいですから。

わかってると思うけど、せんせいはおたくとか腐女子の言動を愛でてやまない「おたく愛好家」。

その正体は映画と洋楽が好きなサブカル系偽装物件ですから。この連載がなかったら、たぶんコミケも行ってなかっただろうしね。アーケードゲームは「ゼビウス」しかやったことないし、テレビゲームは最近は触ったこともない。マンガは大好きだけどアニメはそれほど熱心に見てない。

しかし第一回を読み直してみたけど、取り上げてるのは『エイリアン9』……はいいとしても『地球少女アルジュナ』って……もう誰も知らねーよ！ ちなみに監督の河森正治サンはその後、『創聖のアクエリオン』で大〝合体〟ブレイクして良かったね。ほかにも「ガンパレード・マーチ」とかさ、真面目に無理してたなあ四〇過ぎのおっさんが。楽しかったけどね。

「ゲームラボ」ってさ、マニアックなゲームネタに加えて、エッセイは妙に文化系だったんだよね。せんせいが連載はじめた当初は、今をときめくエッセイストの小田嶋隆サンがコラム書いてたし。あと有名どころでは東浩紀サンとか、伊藤剛サンとかね。伊藤サンとやっていた年忘れマンガ対談は楽しかったなあ。課題マンガ読むのは大変だったけど、あとは秋葉原で中華料理を食べながら三時間ほど雑談するだけの簡単なお仕事。しかも翌月の連載はお休みできるっていうね。でも、けっこう中身の濃いトークだったと思うし、あの企画だけはどっかで続けられないかな。うん、次は「ダ・ヴィンチ」とかが希望です。

〝PADS〟を越えて

「萌え」といえばせんせいが思い出すのは、やっぱり『あずまんが大王』だなあ。これについては原作漫画だけじゃなく、アニメを見始めてから完全にはまった。もちろん連載のネタにもしたけどね。あれは良い作品だった。今放映中の『ジョジョの奇妙な冒険』並みに、原作への愛が感じられたけど。
ゼロ年代以前のアニメ絵ってどうにも好きになれなかったけど、あのへんから潮目が変わってきた気がするね。それだけに、最終回を見終わったあとの喪失感がね、もうハンパなかった。四二歳にしてDVDボックスを購入……まではまあ普通だけど、まさか自分が全キャラクターCDシリーズをコンプリートする羽目になろうとは！　一枚丸々「よみ」の歌とか入ってたんだよ！　ちなみに今でも持ってます。

今振り返ってみれば、たぶん当時のせんせいは〝PADS〟に罹患してたんだろうなあ。え？　知らない？　二〇一三年からアメリカの診断基準「DSM－5」に取り入れられた診断名（嘘）で、「ポスト・アニメ・デプレッション・シンドローム」の略称だ。日本語訳はまだ決まってないけど、ベタに「アニメ最終回後抑うつ症候群」がいいと思う。

この症患はアニメシリーズ（とくに日常系作品）を見終わった後に、うつ気分、無気力、自発性の減退などが生ずるもの。このほか、常にそのアニメのキャラについて考えていたり、関連グッズを大量に衝動買いしたり、その作品を批判する人に理不尽にキレたりするなど、さまざまな症状が知られている。

でも日常系に多いっていうのは、なんかわかるな。ストーリーがしっかりしてる作品は終了にも必然性があるから、寂しさと同時に満足感もある。でも日常系は終わる理由がないからね。だいたい卒業とか進学とかがひとつの節目でしょ。『あずまんが大王』も『けいおん！』も、高校卒業でいったん終わったよね。

『あずまんが大王』以来の伝統（？）で、日常系の「キャラ」はちゃんと年をとる。ふだんは互いのキャラを確認しあうだけの毛づくろいっぽい会話を楽しむのが日常系の醍醐味だけど、最終回とか卒業式とかで、僕たちは彼女らが実は「キャラ」じゃなく「キャラクター」だったことに気づかされるわけだ。あの喪失感はそのへんから来るんじゃないかな。

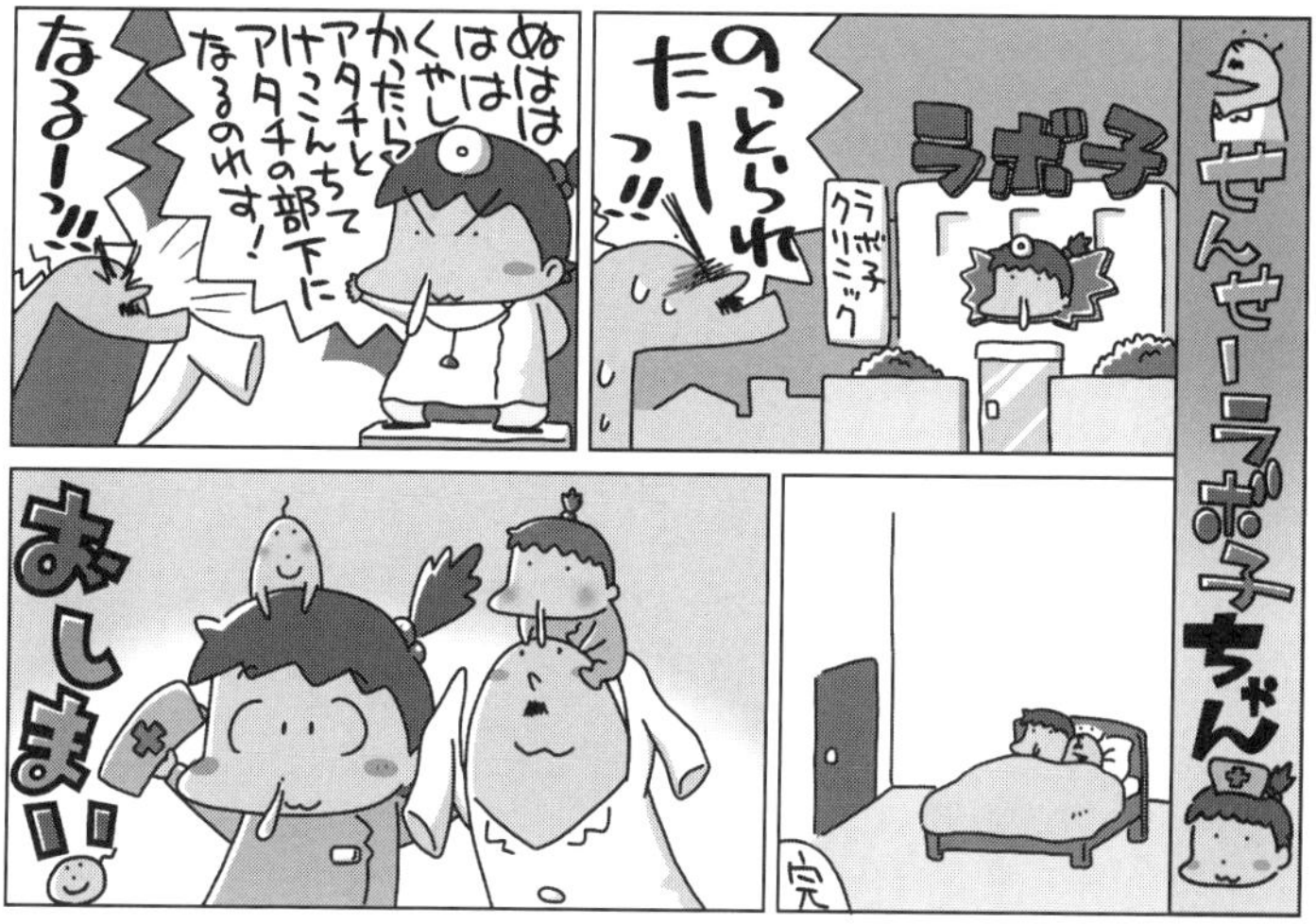
せんせー!ラボ子ちゃん
ラボ子
ラボ子クリニック
のっとられたーっ!!
ぬははははくやしかったらアタチとけっこんちてアタチの部下になるのれす！
なるーっ!!
完
おしまい!

というわけで、「おたサナ」はこれにて終了。せんせいも「日本一『萌え』にくわしい精神科医」キャラからこれで卒業だ。みんな一四年間、このユルい文章につきあってくれてありがとう。締め切りを守るどころか、毎月のように校了をめぐるチキンレースに耐えてくれた編集部に感謝。そして最後に、素敵イラストで連載終盤を盛り上げてくれた漫画家・すがわらくにゆきさんにありがとう。それじゃまたいつか！　フォカヌポウ！　じゃない、アディオス！

二〇一四年一〇月号

あとがき

やあ、ひさしぶり。日本一「萌え」にくわしかった精神科医だよ。

一四年続いた連載がやっと本になった。まずはめでたい。最終回にも書いたけど、これ僕の連載では最長不倒記録だし、けっこう楽しみにしていた読者もいたみたいだったから、こうしてまとめてもらえるのは本当にありがたい。

原稿は毎月締め切りが過ぎてから、二～三時間で書き上げるという気軽な連載だったけど、こういうふざけた文章を書ける場所はほかになかったから、けっこうのびのび遊ばせてもらったなあ。今読んでる諸君としては、文体がキモいとかギャグがすべってるとかいろいろ言いたいこともあるだろうが、そこは連載の性質上、いろいろと大目に見て欲しい。

しかし今回あらためて読み返してみたけど、この本、おたくネタの定点観測としてはけっこう面白いんじゃないだろうか。せんせいはプロパーなおたく（なんだそれは）じゃないから、ネタは少々かたよっているかもだが、こういう〝ゼロ年代おたくクロニクル〟的な本って、案外ないんじゃないかな。時代の証言としては、けっこう貴重な本かもだ！

しかし連載終了後もいろいろあったなあ。なんといっても「艦これ」や「アイマス」がこんなに盛り上がるとは予想もしてなかったし。せんせいも職場が大学に移ってからは、めっきりその界隈はフォローしてないや。キョージュとして、学生の指導が忙しいからね！　しかし、今担当している学生が、留学生も含めて全員特濃おたくっていうのはどういうことなんだ。いやまあどういうことも何も、全部せんせいのせいなんだけどね。

でも最近の一番の衝撃は、スタジオジブリの「解散」かなあ。せんせい個人的には、ジブリの新作は出る度に取り上げてきたし、ロリコンだなんだと言いながらも忠実なパヤヲ信者だったわけだから、これから長編の新作が拝めないのはつくづく寂しい。細田守サンも頑張ってくれてるからいいんだけど、これからは旧作をみなおす日々になるのかな。まあでも最近の高齢者は元気だから、絶対何かやらかしてくれるとは信じてるけどね。

最後に謝辞を。まずはゲームラボの歴代担当編集者に感謝。せんせいみたいな、一度たりとも締め切りを守らないダメ執筆者と、長い間よくぞつきあってくれました。入稿の遅さでは毎号熾烈なトップ争いの常連だったからなあ。でもホラ、せんせいは締め切りは守らないけど、絶対原稿は落とさないことで定評があるから！　そういう信頼関係あっての長期連載だったんだよね！

連載中からイラストをお願いしていた、すがわらくにゆき画伯には、ついに念願の表紙イラストも描き下ろしていただいた。「せんせーラボ子ちゃん」の人気キャラ、釘バットをたずさえたラボ子ちゃんが街を見ている。ただそれだけの絵なのに、ここに籠められた複雑な情感はどうだろう。すがわら画伯はギャグもいけるけど、実はこういうリリカルなタッチもすごく上手いんだよね。だからせんせい、今回はかなり無理難題をふっかけた。

「全体のトーンはリリカル＋ナンセンスな感じで」、「ラボ子ちゃんの表情は宮崎駿『On your mark』の飛翔する直前の天使の表情で」、「構図的にはベンヤミンの『歴史の天使』っぽく」などなど……

こういう無茶振りを全部入りで絵にしちゃうんだから、やっぱりプロはすごいよね。

ちょっと解説しておくと、ラボ子ちゃんが左を向いて座ってるあたりが重要。左側って言うのは、絵画テストとかでは、「過去」の方向なんだよね。そう、ラボ子ちゃんは秋葉原という「未来の廃墟」を眺めている。この構図に、思想家ベンヤミンによる「過去の廃墟を見つめながら、進歩という名の強風に吹き飛ばされて未来へと運ばれる天使」のイメージを重ねたってわけ。この絵に漂う「明るい寂寥感」には、そういう事情があったんだよ！　すがわら先生ありがとう！

さて、おしまいの感謝はなんといっても、この本の編集をしてくれた二見書房の千田麻利子さん！　このヒトが企画してくれなかったら、たぶんこの本は永遠に出なかっただろうね。なんたって一四年分の連載記事は全部で一五八本あったわけだけど、全部はさすがに無理だから、そこから厳選して半分くらいにしないといけない。前に単行本の企画が持ち上がったときは、せんせいにこの作業が任されたもんだから、ぜんぜん先に進まなかった。

千田さんはまずこの難儀な作業をきっちりこなして、章ごとの扉のデザインや注釈をつけ、なんと索引まで作ってくれた。すっごい大変なんだよね索引作りって。もちろん表紙のデザインも、せんせいの無理難題をすがわら画伯に的確に伝えてくれたからこそ、想像の斜め上を行くような素晴らしい本ができあがったんだ。いやあ、まさかあの連載が、こんな立派な本になるとはねえ。というわけで千田麻利子さん、direction Q の大西隆介さん、ありがとう。お疲れさまでした。

二〇一五年一〇月一五日　水戸市百合が丘にて　斎藤環

索引

あ

斎藤環（さいとう・たまき）

一九六一年岩手県生まれ。筑波大学医学研究科博士課程終了。医学博士。爽風会佐々木病院等を経て、現在、筑波大学医学医療系社会精神保健学教授。専門は思春期・青年期の精神病理学、病跡学。主な著書に『戦闘美少女の精神分析』『キャラクター精神分析――マンガ・文学・日本人』『ひきこもりはなぜ「治る」のか？――精神分析的アプローチ』（以上、ちくま文庫）、『アーティストは境界線上で踊る』（みすず書房）、『「社会的うつ病」の治し方――人間関係をどう見直すか』（新潮選書）、『世界が土曜の夜の夢なら ヤンキーと精神分析』（角川文庫）、『承認をめぐる病』（日本評論社）、『オープンダイアローグとは何か』（医学書院）、他多数。

装画　すがわらくにゆき
装丁　大西隆介＋山口潤（direction Q）
ＤＴＰ　横川浩之
写真協力　アフロ／PIXTA／Kichiverde／Jmho
M・O／わたなべりょう／tooru sasaki

日本音楽著作権協会（出）許諾第1511902-501

おたく神《しん》経《けい》サナトリウム

著者　斎藤環《さいとうたまき》

発行所　株式会社　二見書房
東京都千代田区三崎町2-18-11
電話　03（3515）2311［営業］
03（3515）2313［編集］
振替　00170-4-2639

印刷　株式会社　堀内印刷所
製本　ナショナル製本協同組合

落丁・乱丁本はお取り替えいたします。定価は、カバーに表示してあります。

ISBN978-4-576-15169-4
http://www.futami.co.jp/